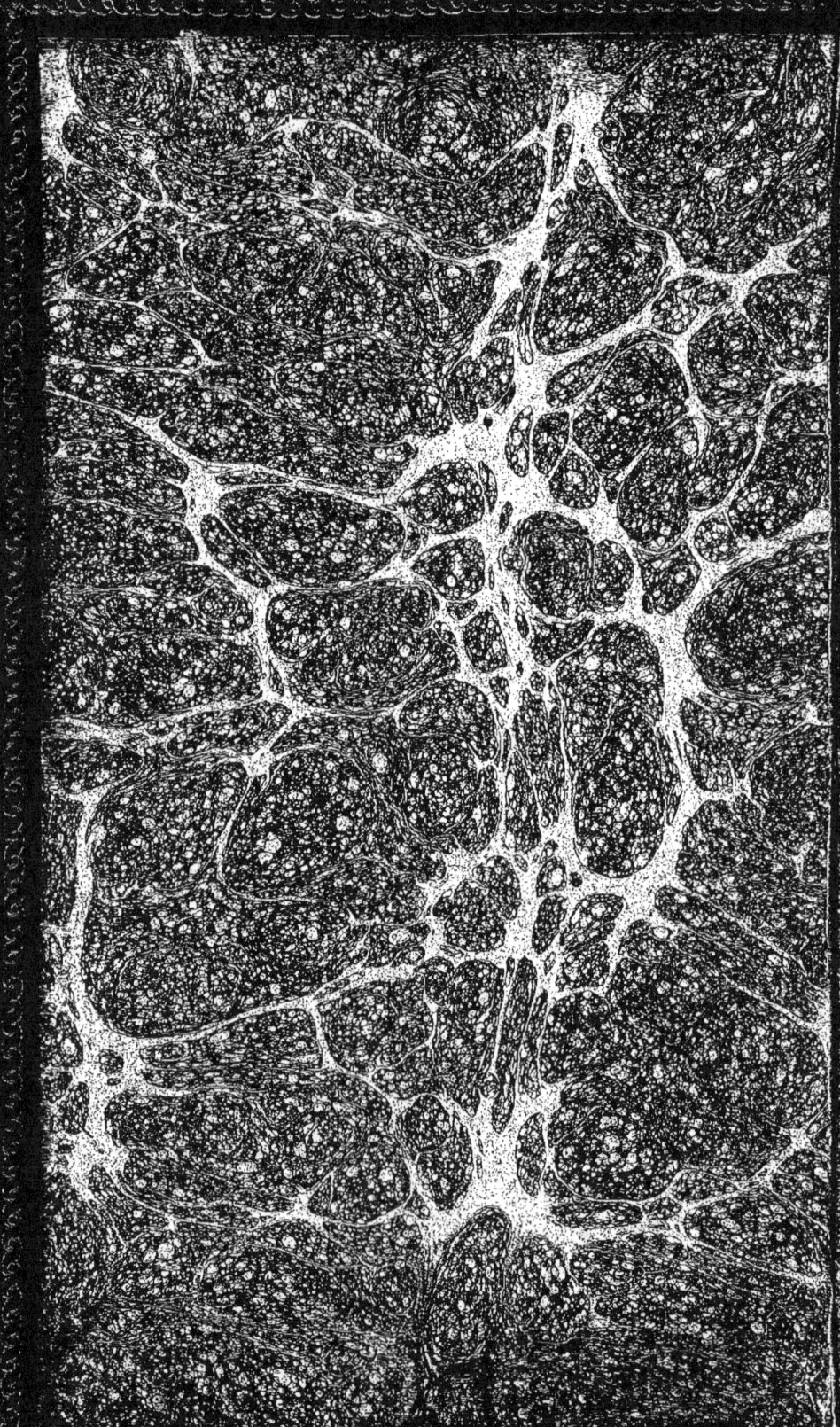

donné à la Bibliothèque
nationale de France, le
30 juin 2000 par Madame
Marthe Gras, veuve du
docteur Robert Gras

Olivier 2652 Forn° 12

Rés. p-T-
120

00-0484

DON RÉS. 00-0484

ESSAI

SUR LES MALADIES

ET

LES LÉSIONS ORGANIQUES

DU CŒUR

ET DES GROS VAISSEAUX.

ESSAI
SUR LES MALADIES
ET
LES LÉSIONS ORGANIQUES
DU CŒUR
ET DES GROS VAISSEAUX,

PAR J. N. CORVISART,

Premier Médecin de LL. MM. II. et RR., Baron de l'Empire, Officier de la Légion d'Honneur, Membre de l'Institut, Professeur honoraire de la Faculté de Médecine et du Collège de France, Médecin en chef adjoint de l'Hôpital de la Charité, Président honoraire perpétuel de la Société médicale d'Émulation, Médecin Consultant du premier Dispensaire; de l'Académie Joséphine Impériale de Vienne, de celle de Madrid, de Tolède, de Naples, de Saint-Pétersbourg, etc.; Membre de la plupart des Sociétés savantes de l'Empire Français.

SECONDE ÉDITION, CORRIGÉE ET AUGMENTÉE.

...... Hæret lateri lethalis arundo.
VIRG. Æneid.

DÉDIÉ A S. M. L'EMPEREUR ET ROI.

PARIS,
CHEZ H. NICOLLE, LIBRAIRE, RUE DE SEINE, N° 12.

DE L'IMPRIMERIE DE MAME.
1811.

A SA MAJESTÉ

L'EMPEREUR ET ROI.

SIRE,

Votre MAJESTÉ, en me permettant de lui offrir cette seconde Édition de mon Ouvrage, accorde à mon faible travail la plus noble récompense.

C'était, SIRE, une tâche pénible autrefois pour un auteur, lorsqu'il dédiait son Livre à un Monarque, que de trouver des motifs d'éloges qui ne parussent pas exa-

gérés; aujourd'hui, pour louer dignement NAPOLÉON, l'exagération même paraît insuffisante.

Mais si la raison, SIRE, me commande le silence, le sentiment m'ordonne de publier vos bienfaits et ma reconnaissance.

Je suis, avec respect,

SIRE,

DE VOTRE MAJESTÉ,

Le très-humble et très-
obéissant serviteur et
fidèle sujet,

CORVISART.

AVERTISSEMENT.

La première édition de cet ouvrage étant épuisée depuis long-temps, j'offre cette seconde au public. Le lecteur qui aura le loisir de comparer celle-ci à la première observera facilement les corrections assez nombreuses que j'y ai faites, les réflexions que j'y ai ajoutées, quelques explications que j'ai hasardées, et plusieurs observations dont je l'ai augmentée : le fond de l'ouvrage est resté le même. Cet ouvrage étant de pure pratique sur un genre déterminé de maladies, fondé sur l'observation et l'expérience, il ne m'a paru susceptible, quant au fond, d'aucun changement important.

Je n'en ai fait aucun notable non plus au plan que j'ai suivi dans la première édition ; malgré les imperfections palpables qu'il présente, je n'en ai point imaginé de meilleur.

Celui-ci m'a paru se prêter facilement à une distribution satisfaisante des matières que j'avais à traiter. Cet ouvrage est une monographie presque complète, c'est-à-dire la description des diverses maladies, ou du moins du plus grand nombre de celles auxquelles le cœur, ses enveloppes et ses annexes sont sujets : or, comme différens tissus entrent dans la composition de cet organe et de ses dépendances, le moyen de n'omettre de parler d'aucun m'a paru être de traiter à part des affections de chacun de ces tissus, et des maladies qui paraissent les attaquer tous à la fois.

Cet ouvrage se trouve donc naturellement divisé en cinq classes :

Je traite dans la première des affections *des enveloppes membraneuses du cœur.*

La seconde traite des affections *de sa substance musculaire.*

J'expose dans la troisième les lésions *de son tissu fibreux ou tendineux.*

Dans la quatrième je parle des affections

AVERTISSEMENT. ix

qui intéressent à la fois plusieurs tissus de l'organe, et des états contre nature qui peuvent être considérés comme autant de lésions organiques du cœur.

Je traite en abrégé, dans la cinquième, *des anévrismes de l'aorte*, et j'arrête un instant l'attention du lecteur sur la couleur rouge que l'on observe assez souvent sur la membrane interne de cette artère.

J'ai refondu dans chaque classe les appendices que j'avais mis à la fin de chacune dans ma première édition : par-là le lecteur est moins distrait, et mes observations ou mes réflexions se trouvent immédiatement fortifiées par ce que j'emprunte à différens auteurs, sinon pour compléter la matière, du moins pour l'enrichir un peu. A l'article de la persistance du trou ovale et de la perforation de la cloison des ventricules, j'ai cru devoir dire un mot de la *Maladie bleue* de quelques modernes : je l'ai accompagné des réflexions que mon expérience m'a suggérées.

Je termine, comme dans la première édition, par des corollaires sur les causes, les signes, la marche, le pronostic et le traitement des maladies du cœur; sur les moyens de les distinguer d'autres affections avec lesquelles on les a souvent confondues, etc.; enfin l'état des cadavres, la décomposition du sang après la mort, des idées succinctes sur les concrétions polypeuses, etc., n'ont point échappé tout-à-fait à mon attention et ne sont point omises ici; j'ai joint à ces articles beaucoup de réflexions qui manquent dans la première édition.

Je ne dissimulerai point un des inconvéniens graves de cette distribution; c'est de n'avoir pu permettre de traiter dans la même classe de l'inflammation du péricarde et de celle du cœur: *la péricardite* appartient aux affections des enveloppes, c'est-à-dire à la première classe; et la *cardite* vient dans la quatrième. Je demande grace pour ce vice, né de la disposition du plan de l'ouvrage.

Je l'implore aussi pour quelques incorrections typographiques échappées dans le cours de ce livre : à l'égard du style, la nature du

AVERTISSEMENT.

sujet ne permet guère l'emploi d'un style ni agréable ni relevé, et l'intérêt doit naître du fond des choses plutôt que de la manière dont elles sont écrites. Pour atteindre ce but, d'ailleurs, il aurait fallu mettre dans mon travail plus de suite que je ne l'ai pu.

Enfin, il faut le dire, la définition que j'ai donnée de ce que j'entends par *maladies organiques* n'a point échappé à une sévère et juste critique. Je passe volontiers condamnation à cet égard; la controverse et le polémique ne sont point de mon goût; d'ailleurs chaque esprit a sa direction et ses bornes, je me suis laissé aller à la *manière* du mien : si j'eusse voulu faire mieux, j'aurais peut-être fait plus mal : *in vitium ducit culpæ fuga*..... Je n'ai eu qu'un seul but, celui d'appeler l'attention trop divertie des médecins sur les maladies si fréquentes de l'organe le plus laborieusement et le plus incessamment agissant dans la machine humaine, après le poumon. Les observations qui se multiplient tous les jours, les différens traités qui ont paru depuis que j'ai publié la première édition de mon ouvrage, ceux qui se préparent peut-être, me prouvent que je l'ai atteint. Ce service rendu à la science par un long enseignement, par des observations nombreuses, exactes et authentiques, doit faire excuser la médiocrité ou les défauts du livre dans lequel j'ai cru devoir les consigner.

DISCOURS
PRÉLIMINAIRE.

J'appelle *lésion organique* toute espèce d'altération qui survient, par quelque cause que ce soit, dans les élémens, dans la texture des parties solides dont le concours et l'arrangement déterminés sont nécessaires pour former un organe ou viscère, et pour en établir l'action, la loi et le mode de cette action, sa durée, etc. Ces lésions doivent être bien plus fréquentes que la plupart des médecins ne l'ont cru jusqu'à présent, si l'on en juge par le silence remarquable des auteurs sur cette classe, si nombreuse pourtant, de maladies.

Mon but n'est point de parler de toutes les lésions organiques connues; d'un côté, j'empiéterais sur le vaste domaine de la chirurgie sous le rapport seulement de l'immense variété des causes externes, agissant tant au dehors qu'au dedans; de l'autre, je dépasserais de beaucoup les bornes que je me suis prescrites dans cet ouvrage, et son but principal.

J'essaie de prouver d'abord, sommairement, qu'il s'en faut bien que les lésions organiques intérieures soient rares; je me borne ensuite à la recherche des lésions organiques du cœur, et à démontrer leur fréquence.

Une première question se présente, avant tout, d'elle-même : c'est de se demander d'où vient cette négligence, ou cette inadvertance soutenue des médecins relativement à la recherche de ces maladies? La plus forte raison, sans doute, par rapport aux anciens, c'est leur ignorance forcée dans l'anatomie : leur respect pour les morts ne leur permettait pas de cultiver cette science; Galien, dit l'histoire, fit le voyage d'Alexandrie pour aller voir un squelette humain. Si cela prouve son zèle, cela confirme aussi dans l'idée qu'il ne connaissait pas l'anatomie humaine. Faute de corps humains, on disséquait des singes : mais, en supposant même que l'on pût en sacrifier à volonté, il est évident que, malgré une grande similitude d'organes que présentent ces animaux, les anciens devaient peu cultiver cette anatomie, qui ne leur donnait qu'une instruction douteuse, et qui devait aiguiser douloureusement leur curiosité par rapport à l'anatomie humaine, que leur interdisaient les institutions civiles, politiques et religieuses. Rien de moins surprenant dès-lors qu'ils n'aient point parlé des lésions des organes.

Les siècles de la barbarie qui désola si long-temps ensuite l'Europe ne favorisèrent pas l'étude de l'anatomie; et ce ne fut point cette branche de la médecine que la science, transfuge chez les Arabes, travailla à enrichir : aussi leurs auteurs n'offrent-ils pas de travaux de quelqu'importance sur les maladies organiques intérieures.

A la renaissance des lettres, en Italie, en France, et successivement dans les autres contrées européennes, à mesure que la civilisation faisait des efforts pour se rétablir, et les lettres pour dissiper les ténèbres de la plus profonde ignorance, les sciences furent cultivées, et l'anatomie s'éleva tout à coup à un grand éclat, que n'ont point obscurci les brillans travaux des modernes; de telle sorte que le point où cette étude est aujourd'hui parvenue ne laisse qu'un avenir désespérant aux anatomistes futurs.

D'un autre côté les anatomistes, occupés tout entiers à développer la structure intime des parties, négligeaient presque tous ce qui avait trait aux lésions organiques des viscères. Plusieurs notaient cependant celles que le hasard leur présentait; et ces observations éparses ont donné naissance à des ouvrages recommandables, dont quelques uns même ont immortalisé leurs auteurs : il suffit, pour prouver ce que j'avance, de nommer *Morgagni*. Mais son bel ouvrage, monument d'une judicieuse et vaste érudition, a plus fourni d'ornemens à celle des autres médecins, qu'il n'a favorisé ou accéléré l'art de reconnaître les maladies organiques (1).

---

(1) Dans un des mémoires que j'ai lus anciennement à l'Insti-

Le but désirable cependant, l'unique but même de la médecine-pratique, doit être, non pas de rechercher, par une stérile curiosité, ce que les cadavres peuvent offrir de singulier, mais de s'efforcer à reconnaître ces maladies à des signes certains, à des symptômes constans; à moins qu'il ne se trouve encore aujourd'hui des hommes assez hardis pour soutenir que, pour bien guérir les maladies, il n'est pas nécessaire de les bien connaître (1); et, il faut en convenir, cette assertion misérable n'a pas manqué de défenseurs, même parmi ceux qui se prétendent médecins. De là l'idée assez accréditée que l'anatomie un peu recherchée est inutile au médecin. Je n'hésite point à affirmer que cette opinion, qui a favorisé beaucoup la négligence de l'étude de la médecine pratique, ne soit une des principales causes du peu de progrès de l'art dans la connaissance des maladies organiques: *Morgagni* l'affirme textuellement.

---

tut, j'avais émis l'idée d'un ouvrage analogue, mais en sens inverse pourtant, à celui de Morgagni; il aurait eu pour titre: *De sedibus et causis morborum per signa diagnostica investigatis, et per anatomen confirmatis.* Mais pour un tel ouvrage il faudrait au moins un autre Morgagni.

(1) On pousse aujourd'hui la chose plus loin; on avance que la certitude du diagnostic, dans les maladies du cœur, est inutile, puisqu'elles sont incurables....... Que ce soit là le langage des gens du monde, à la bonne heure; mais que des soi-disant médecins osent émettre un tel paradoxe!....... C'est bien pour ceux-là que l'on pourrait dire que *l'art est court, la vie longue, l'expérience muette, le jugement nul*, etc.

Et pour faire sentir plus fortement encore cette source d'ignorance et d'erreurs, appliquons à toutes les maladies organiques ce que *Sénac* dit seulement de celles du cœur : « Si on ne les connaît pas, dit-il, « on prononcera témérairement sur une infinité de « cas; on fatiguera les malades par des remèdes nui- « sibles ou inutiles; on hâtera la mort en traitant « de tels maux de même que ceux qui sont entiè- « rement différens; on sera exposé à être démenti « honteusement par les ouvertures de cadavres; « enfin le danger sera pressant quand on croira qu'il « est éloigné, etc. » Combien de médecins ont su échapper au fâcheux démenti dont *Sénac* menaçait ceux de son temps, en s'abstenant prudemment de s'instruire, sur le cadavre, des fautes que l'ignorance de l'anatomie leur ont fait commettre !

Ainsi donc, s'il est bien prouvé, comme l'ont pensé des auteurs dont l'opinion ne peut pas être récusée, que le défaut de connaissances précises et étendues en anatomie a nécessairement entraîné l'ignorance de la plus grande partie des lésions organiques, la proposition inverse s'offre d'elle-même : *plus l'anatomie exacte sera cultivée par les médecins, plus ils parviendront ensuite, par de bonnes observations, à reconnaître et à constater avec certitude, parmi les maladies, un grand nombre de lésions organiques dont l'existence n'est pas même soupçonnée par la plupart d'entre eux.*

Mais ce serait une grande erreur de penser que l'anatomie cadavérique suffit pour atteindre ce but : il s'en faut bien que la chose soit ainsi ; le médecin qui n'unirait point la physiologie (1) à l'anatomie resterait toujours, à la vérité, un prosecteur plus ou moins adroit, industrieux et patient, mais il n'aurait jamais qu'une pratique chancelante et incertaine, sur-tout dans le traitement des lésions des organes. Combien n'ai-je pas vu au lit des malades émettre de faux diagnostics, les uns accusant le foie, l'estomac d'être malades, lorsque la poitrine était attaquée, et réciproquement ; les autres prenant pour toute espèce d'hydropisie, pour l'asthme, etc., une maladie du cœur, etc., etc. : enfin j'affirme, avec toute la véracité dont je suis capable, qu'il n'est point d'organe que je n'aie vu accusé faussement, soit d'être malade, soit de ne l'être pas, par des personnes auxquelles on ne pouvait pas reprocher le manque de quelques connaissances anatomiques.

Quelle est donc la source de pareilles méprises ? Je l'ai dit : c'est le défaut d'une bonne physiologie. Sans elle, en effet, à quoi bon l'anatomie ? Il ne suffit pas au médecin de connaître tous les ressorts

---

(1) Quand je dis la *physiologie*, j'entends, une fois pour toutes, la physiologie d'observation, la physiologie pathologique, (toujours en garde contre les trop faciles inductions par analogie), et non la physiologie systématique, qui suppose souvent, et qui explique toujours.

du corps humain par leurs noms, leurs formes, leur place et leurs rapports de situation, même par leurs principes, s'il se peut : s'il n'anime point par la pensée tous les rouages de cette étonnante machine; si, outre la lecture des bons livres sur cette importante partie, il n'étudie pas sans cesse sur l'homme vivant tous les phénomènes sensibles de l'action des parties; s'il ne compare pas constamment ces phénomènes sensibles et propres de la vie et de la santé de chaque organe, avec les dérangemens que chacun d'eux présente dans sa lésion (1), jamais, j'en réponds, il n'arrivera à reconnaître, d'une manière sûre, les dérangemens organiques menaçans ou confirmés.

J'ai dit les *phénomènes sensibles* : car, il faut l'avouer, quelle que soit la perspicacité du plus subtil physiologiste, il est loin encore de bien connaître intuitivement, et par des signes non équivoques, l'action intime de chaque organe, et de ne la jamais confondre, par exemple, avec des phénomènes purement sympathiques.

Convenons, d'un autre côté, que ces mouvemens intimes qui se produisent ou s'exécutent dans l'intérieur des viscères, et qui, par conséquent, ne se prononcent aucunement au dehors, et sont ainsi hors de la portée de tous nos sens, posent des

_____

(1) C'est là ce qui constitue la physiologie pathologique, sans laquelle presque tout est vague et incertain en médecine clinique.

bornes évidemment trop resserrées à la physiologie positive, et ouvrent un trop vaste champ à la physiologie systématique et abstraite. Et c'est malheureusement à la faveur de la perturbation des lois et des actes de ces mouvemens intimes des viscères que la Nature jette les fondemens cachés des maladies organiques, dont nous n'apercevons inévitablement que trop tard les développemens, déjà souvent irrémédiables.

Je dis plus : tous les hommes doivent être, pour le vrai médecin, un mobile tableau perpétuellement offert à sa constante observation : sans cesse il doit s'appliquer à l'étude, non seulement de l'homme physique, mais aussi de l'homme moral ; et (sauf le lien qui unit ce double être, et qui est à jamais dérobé à ses regards) le médecin doit saisir jusqu'aux influences perceptibles les plus déliées, de l'un sur l'autre, et de leur réciprocité d'action. Celui-là, en effet, serait le plus grand médecin qui lirait le plus profondément dans la pensée, comme il apercevrait d'un œil plus sûr les phénomènes les plus déliés de la vie, et qui prévoierait de plus loin le genre de maladie qui menace un individu, celle à laquelle il doit succomber, excepté les cas violens et hors de la route ordinaire de l'existence.

Où trouver, s'écrie-t-on, un médecin aussi clairvoyant ? Nulle part; j'en conviens : mais je ne suis pas moins profondément convaincu que l'une des qualités sur lesquelles se fonde solidement *le tact* du grand médecin consiste principalement dans cette pénétration, fortifiée sans cesse par l'exercice, qui lui fait apercevoir dans un malade donné la scène des affections morales, comme il observe tous les phénomènes physiques qui les décèlent, qui les produisent ou qui en résultent : l'histoire d'Antiochus et d'Erasistrate est assez connue.

A quelles erreurs, en effet, ne s'expose pas le médecin qui, dans sa carrière pratique, néglige cette importante étude de l'homme moral ? La plus légère attention sur l'état social, sur-tout dans les grandes cités, où toutes les passions et tous les vices, dans toutes leurs nuances et sous toutes leurs formes possibles, animent, excitent, stimulent, et font mouvoir le système entier, et le nerveux sur-tout, de mille manières diverses et opposées, en donne la preuve frappante et journalière ; et si l'on pense ensuite au trouble que cette éversion porte dans les viscères, dans l'économie entière, on verra toutes les fonctions lésées, tantôt superficiellement, tantôt profondément par ces causes toujours agissantes, ou sans cesse renaissantes. On verra le médecin inadvertant se perdre en conjectures, flotter dans ses opinions, s'égarer dans le choix des moyens, et presque toujours abusé dans les résultats qu'il se promettait.

Dans quelles erreurs plus décevantes encore ne

se trouvera pas entraîné le médecin qui, à l'attention suivie qu'il doit faire aux influences des passions et des affections de toute espèce, ne joindra pas, dans mille circonstances différentes, la légitime méfiance qu'inspirent les perfides apparences de cent maux simulés? Citerai-je les attaques de nerfs feintes, poussées parfois jusqu'à imiter l'épilepsie, la catalepsie; les fausses hémorrhagies, la torsion d'un membre ou de plusieurs, les ulcères artificiels, etc.; parlerai-je de la gestation, supposée quand elle n'existe pas, ou niée quand elle existe, des corps étrangers introduits dans diverses cavités, etc., etc.? Ici du moins les phénomènes de ces maux factices, perceptibles aux sens, peuvent, le plus souvent, être reconnus par un médecin clairvoyant (1): mais que dirai-je de ces pièges plus certains encore qui lui sont tendus quelquefois, et à quels signes reconnaître les douleurs feintes de migraine, d'estomac, de rhumatisme, etc.? Le plus en garde n'échappera pas toujours à ces insidieuses déclarations; faut-il encore grossir ce tableau des exagérations des malades dans leurs maux réels, soit pour exciter autour d'eux un intérêt plus grand, soit pour fixer davantage l'attention du médecin?

---

(1) Quel est le médecin, ayant pratiqué dans les hôpitaux, celui chargé de visiter les militaires, les individus qui sollicitent leur admission dans des maisons de retraite, etc., auxquels ces pièges n'aient souvent été tendus?

C'est ainsi que, placé trop souvent entre la vérité et le mensonge, le médecin crédule, inexpérimenté ou trop confiant, s'est vu plus d'une fois le jouet ou la risée des perfides, l'instrument involontaire d'intrigues cachées ou d'intérêts coupables, et que sa réputation en a quelquefois reçu de funestes atteintes; c'est ainsi qu'ajoutant aux difficultés réelles de la médecine, la société vient encore y mêler tout ce que ses passions et ses intérêts peuvent y apporter de complications, et répète ensuite cette inculpation surannée, que *la médecine est un art conjectural.*

Je pousserais trop loin cette digression, déjà trop étendue, si, par récrimination, je recherchais le degré comparable d'incertitude, et même de charlatanisme, de la plupart des autres sciences et même des arts (1). Je dirai seulement que, quelle que soit l'incertitude reprochée à la médecine, tout, autour d'elle, conspire à l'accroître dans une proportion indéterminée, suivant la valeur et la multiplicité des pièges qu'on lui tend sans cesse, ou des obstacles qui lui sont perpétuellement opposés. Revenons :

J'ai voulu prouver que, si les maladies organiques,

---

(1) La législation, la politique, l'art de la guerre, et tant d'autres sciences et d'arts, n'ont-ils pas leur partie conjecturale? et mille pièges ne sont-ils pas placés en outre pour faire naître l'incertitude et l'hésitation dans les esprits qui n'ont point cette force, cette trempe rare qui fait les hommes de loi supérieurs, les hommes d'état profonds, les grands capitaines, etc.?

dans leur nombre et dans leur histoire, ne sont pas encore bien connues; que si l'on s'est souvent mépris à cet égard, la faute en est depuis la renaissance des lettres aux médecins qui ont, ou ignoré, ou négligé l'anatomie jointe à la physiologie, telle que je l'ai définie; que cette faute a conduit nécessairement dans une autre, celle de négliger l'ouverture des corps; que de là dérivent des méprises fréquentes, et j'ose dire grossières, en substituant souvent des effets à leurs causes, en prenant les maladies les unes pour les autres (1).

C'est, je n'en doute point, à cette négligence de l'étude de l'anatomie, unie à la physiologie d'observation, qu'il faut attribuer la propension de la plupart des jeunes médecins, aux théories, aux systèmes, aux explications qui en découlent, jusqu'à ce que l'expérience soit venue régulariser les seuls principes qu'ils doivent conserver, effacer de leur mémoire les mensongères impressions que l'imagination y avait mal à propos gravées, et remettre leur jugement sur la voie désertée de l'expérience et de l'observation.

J'ai voulu prouver aussi, en passant, que la con-

---

(1) Les nombreuses ouvertures que j'ai faites, et celles que l'on a tant multipliées depuis, ont établi jusqu'à la démonstration ce que j'ai tant prouvé et mille fois répété, que les maladies organiques de toute espèce étaient si communes, qu'il était rare de rencontrer un cadavre qui n'en présentât pas quelqu'une.

naissance du moral, ou, comme l'on dit, du cœur humain, n'était pas moins nécessaire au médecin philosophe que celle du corps, pour éviter souvent un autre ordre d'erreurs multipliées...

Avec plus de loisir et plus de goût pour l'abstraction, j'aurais pu étayer cette partie de mon discours de considérations et de preuves métaphysiques empruntées des autorités les plus graves : j'ai atteint mon but, si j'en ai dit assez pour les lecteurs de bonne foi.

Mais il ne suffit point d'avoir établi les causes de l'ignorance de l'existence commune des maladies organiques, ou de l'oubli dans lequel on les a laissées ; prouvons pourquoi elles doivent être fréquentes.

D'abord c'est une idée à laquelle le plus grand nombre des auteurs n'a pas même daigné s'arrêter, que celle de l'altération et de la lésion des parties de nos organes, par le fait même de leur action. Dire que nos organes doivent s'user ou s'altérer, selon la durée, l'intensité ou l'irrégularité de leur action, c'est, selon eux, s'arrêter à des considérations triviales ; c'est comparer le corps humain à une machine ; c'est le confondre avec les produits, plus ou moins parfaits, à la vérité, des arts mécaniques. Ces reproches, qu'on a toujours exagérés, et auxquels on a souvent associé le ridicule, ont détourné l'attention des médecins de ce point de vue de l'observation : et, l'imagination sans cesse tendue vers l'étude abstraite du principe de la vie, de sa nature, de ses lois, de sa force conservatrice, réparatrice, etc., on a négligé de regarder quelles dégradations successives ou accidentelles survenaient dans la machine humaine par cela seul qu'elle agit.

Certes je suis loin de me refuser au juste tribut d'éloges que méritent les efforts qu'ont faits de puissans génies pour jeter quelque jour sur l'obscurité qui couvre la nature du principe qui anime les animaux, qui entretient les fonctions de leurs organes, qui répare sans cesse, *autant qu'il le peut*, les dommages causés par leur action, ou par celle des agens malfaisans, tant internes qu'externes ! Cette recherche est sublime, et elle ne peut être le patrimoine que d'un petit nombre d'esprits solides et transcendans à la fois, certains, à la faveur d'une imperturbable méthode, de ne se point égarer dans ces hautes et abstraites considérations.

Mais en supposant que leurs méditations profondes les aient conduits à la découverte de quelques lois d'un principe dont on avoue ignorer encore la nature, il ne s'ensuit pas moins que les organes qu'il fait mouvoir ne soient sujets, par leur action propre, ou par celle de mille agens divers, à des altérations dont ne les défend point toujours victorieusement ce principe moteur, conservateur et réparateur; et ce sont ces altérations, dont on a trop négligé la recherche, dont j'essaie de prouver la fréquence.

Me permettra-t-on une comparaison dont je sens autant que personne, je crois, l'énorme disparité, et presque l'inconvenance ? Eh bien ! je compare le corps humain à une *machine* (1); certes tous les arts réunis n'en produiront évidemment jamais une aussi compliquée, ni aussi exactement en harmonie admirable et parfaite : mais supposons ce qu'ils peuvent de mieux : dans les *machines* qu'ils produisent, la matière mise en œuvre, le principe de l'action de toutes leurs parties, le moteur commun est toujours connu; l'air, les gaz, les vapeurs, l'eau, l'élasticité, les poids, les leviers, etc., en un mot la puissance et la résistance et tous les mouvemens qui en résultent, etc., sont connus et presque rigoureusement soumis au calcul.

Rien de tout cela n'est aussi bien connu, rien ne peut être calculé mathématiquement dans la machine humaine; voilà, j'en conviens, une énorme différence.

Le physicien voit les altérations des parties de sa

---

(1) Quel que soit le principe de la vie, sa nécessité, sa puissance, et *l'adoptant dans toute l'extension de sa plénitude inconnue*; je l'isole ici de mes recherches; et, pour me mieux faire entendre, ne considérant que le matériel du corps, je cherche les dérangemens des parties qui le constituent; car enfin, le corps seul tombe sous nos sens, presque tout le reste est exclusivement du ressort de la métaphysique.

machine, il en modère, il en suspend l'action partielle ou totale, ou il substitue une partie nouvelle à une défectueuse (1). C'est encore là une grande différence.

Ce que fait le physicien, le principe vital le fait, il est vrai, mais médiatement, c'est-à-dire à la faveur des élémens dont il s'empare, qu'il élabore, qu'il applique, enfin des parties mêmes qu'il anime; et voilà encore une immense différence :

Mais quels que soient les efforts du mécanicien, quelle que soit la puissance des facultés occultes du principe de la vie, les rouages de la *machine*, et les organes du corps n'en sont pas moins perpétuellement exposés, soit à l'altération résultante de leur action propre, soit de l'action d'une foule d'agens extérieurs qui, l'emportant sur les résistances de ces principes, établissent dans leurs parties constituantes des dérangemens, lesquels, dans une *machine* comme dans le corps humain, sont de véritables maladies organiques.

Et ces dérangemens organiques seront en raison composée de l'activité ou de l'énergie d'action de la *machine* ou des organes, ou de la force de l'agent destructeur d'un côté, et de la solidité et par consé-

---

(1) En médecine, l'art peut apercevoir quelques altérations des parties; parfois il peut en modérer l'action, très-rarement la suspendre; mais rien ne lui est possible quant à la substitution d'une bonne partie à une mauvaise.

quent, de la résistance de l'organisation de l'autre; de telle sorte, qu'à force égale de l'agent et de l'action, la *machine* ou le corps résisteront plus ou moins, suivant que les parties de l'une ou les organes de l'autre seront formés d'élémens meilleurs, de formes, de proportions, de rapports plus exacts, plus parfaits.

Ainsi donc la machine humaine résistera d'autant plus à tout ce qui tend à en altérer les ressorts, que ces ressorts auront une constitution primitive meilleure : cela est évident, nonobstant le principe vital et sa puissance, et quel que soit le système que l'on ait adopté.

Or, par une raison inverse, le corps humain résistera d'autant moins, que les élémens de ses organes, leur texture, leurs rapports, etc., seront plus faibles, plus viciés, plus mal assemblés, plus désunis dans leur action :

Et ce vicieux assemblage peut être porté au point de constituer un corps qui résistera au principe vital lui-même, c'est-à-dire qui ne sera point viable. Tels sont les monstres végétant diversement dans le sein qui les nourrit, et qui périssent à l'instant même, ou plus ou moins promptement, lorsque, de cette vie empruntée, ils paraissent au jour, pour lequel ils ne sont point formés.

Or, de cette impossibilité physique de vivre par soi, à cause d'une monstrueuse conformation, jusqu'à cette précison d'organisation qui rend capable de la longévité la plus rare, les degrés des défauts de cette précision sont incalculables sans doute, mais ils n'en sont pas moins réels.

Donc une mort nécessaire, pour l'immense majorité des êtres, à tous les termes moyens entre ces deux extrêmes, est une triste, mais irrécusable vérité.

Et la médecine serait arrivée à un haut degré de connaissances fondamentales, si elle apprenait à évaluer la viabilité de chaque être, abstractivement, c'est-à-dire par l'estimation de la valeur des organes, et indépendamment de l'action des causes externes destructives, etc., etc.

Que si une précision mathématique, à cet égard, est évidemment impossible, ce serait une absurdité de jugement, ou le fait d'une insigne mauvaise foi, de refuser à cette science des données approximatives. Or, une attention suivie, par conséquent un coup-d'œil exercé, des sens droits, qui rapportent une impression pure à un jugement sain, doivent fortifier et affermir cette estimation approximative, la seule possible.

Si, à cette vérité de fait, que, par les vices mêmes de leur organisation, ainsi que par l'action seule des parties qui constituent une bonne organisation, un grand nombre d'hommes doit périr sur différens points de leur carrière, on ajoute l'énorme série des causes physiques et morales qui attaquent la vie, tant au dehors qu'au dedans, on sera étonné que la mortalité journalière ne soit pas portée plus haut, et c'est là sans doute le triomphe du principe de la vie dans les êtres organisés.

Maintenant considérez le médecin, imbu de ces vérités profondes, auquel une foule d'êtres destinés à une fin mal-à-propos dite précoce, viennent demander des jours que leur constitution leur refuse, qui ont apporté en naissant le germe d'une vie de douleurs, et les causes d'une mort prématurée, et appréciez enfin les reproches de la multitude, qui sont aussi ceux des *esprits forts* (1).

Avouons donc qu'il est, pour une foule d'individus mal organisés, aussi injuste de demander à l'art du médecin la santé, et de prétendre à la longévité, qu'il serait ridicule d'exiger du plus fameux architecte de rendre solide et durable une maison bâtie contre tout principe, et avec les plus mauvais matériaux. Telle chaumière, à peine élevée,

---

(1) Qui n'a pas fait à quelque médecin (avec cet air de supériorité que donne la confiance dans un argument soi-disant *sans réplique*), ce sophisme de J. J. Rousseau, *qu'il faudrait que la médecine vînt sans médecin ?* Il pouvait dire aussi qu'il faudrait que les maladies vinssent sans malades : Et en suivant cette ridicule idée, que n'a-t-il souhaité la physique sans physiciens, les arts sans artistes, etc. Disons le mot, autant valait demander le monde sans personne : quelle pitié ! Molière et l'auteur de *Gil-Blas* ont mieux frappé le but.

c

chancelle déjà, et s'écroulera bientôt, malgré toutes les ressources de l'art ; tandis que tel édifice à fondemens inébranlables affrontera, long-temps au moins, la succession des siècles et les efforts des élémens.

Ainsi l'on voit de ces êtres privilégiés pour qui rien n'est excès ou abus, tandis qu'il en est à qui tout semble nuire, contre qui tout paraît conspirer. N'y aurait-il pour tous les êtres créés qu'une somme de vie, dont l'inégale répartition aurait donné *en plus* aux uns ce que les autres ont *en moins* ? Et n'est-ce pas un besoin nécessaire, pour les premiers, de prodiguer cet excédant-là même, et de le perdre, sans que, par malheur, il soit possible de le faire tourner au profit des autres ? Question oiseuse sans doute, parce qu'elle est insoluble (1).

Mais laissons là toutes ces considérations abstraites, et écartons la foule des idées qu'elles font naître ; abordons enfin la question principale : j'en ai dit assez, je crois, pour que personne ne conteste

Que les maladies organiques sont plus fréquentes qu'on ne l'a pensé jusqu'à présent ;

Que les médecins de tous les temps n'ont pas

---

(1) Que serait-ce si l'on offrait ici le contraste du soin que l'on prend pour la conservation et l'amélioration des races parmi les animaux, et des mélanges mille fois répétés de toutes les espèces de vices de conformation, de virus, etc., etc., chez les hommes ?

fait, pour s'en convaincre, les recherches convenables;

Qu'un grand nombre de ces lésions, ou la disposition à leur développement, est souvent héréditaire, originel ou constitutionnel;

Que, quelle que soit la force de la vie, ou l'énergie du principe vital, cette force, cette énergie ne suffiront jamais pour défendre les mauvais ressorts d'une organisation défectueuse, non plus que ceux qui sont le mieux établis, des lésions auxquelles ou leurs fonctions, ou les causes tant internes qu'externes, les exposent.

Voyons à présent si les maladies organiques du cœur doivent occuper une place principale parmi ces trop nombreuses lésions.

J'avance sans hésiter que les maladies organiques les plus fréquentes, la phthisie pulmonaire exceptée, sont celles du cœur (1). Et, sans passer en revue

---

(1) Pour prouver cette assertion, comparons seulement la position, la structure et l'action des deux organes :

Le cœur, dans la région qu'il occupe, est à l'abri de toute impression et de toute modification immédiate de la part de l'air et de ses intempéries variables, brusques et multipliées; on peut affirmer en général qu'il n'en est point sensiblement modifié, et qu'il n'en contracte point de maladies. On peut dire qu'il vit dans un *milieu*, toujours le même quant à la température.

Le poumon, quoique occupant aussi le dedans de la poitrine, est, par l'immense étendue de sa surface intérieure, en communication et en contact nécessaires, immédiats et perpétuels avec

tous les organes principaux du corps, et le nombre multiplié des lésions diverses dont je les ai trouvés

l'air extérieur : que de causes morbifiques dérivent déjà de ce seul contact, soit comme température (que l'on compare seulement la différence de la température de l'air sous les pôles et sous l'équateur, au Sénégal, etc., etc.), soit comme véhicule d'une foule de miasmes connus ou inconnus ! Que de rhumes, que de pneumonies et leurs suites ; enfin, que d'affections catarrhales ou inflammatoires, aiguës ou chroniques, sporadiques ou épidémiques, malignes et pestilentielles, etc. ! que de dyspnées, etc., etc., etc., par cette seule raison de situation et de rapports !...

La structure du cœur est simple, facile à connaître; elle est forte et solide, et son action est aisée à comprendre.

La structure du poumon est déliée, délicate, compliquée, et à peine les anatomistes sont-ils, aujourd'hui même, d'accord sur son organisation intime; la différence seule de ce qui est connu est énorme.

Enfin, on peut dire que l'action du cœur est simple et bornée, presque entièrement mécanique : se dilater pour recevoir le sang, se contracter pour s'en donner à lui-même, et le chasser plus ou moins fortement dans toutes les parties, selon sa force et selon qu'il en est plus ou moins fortement stimulé, là se borne à-peu-près son action; je ne sache point qu'on en ait jamais fait un organe sécrétoire.

Quelle immense différence dans l'action du poumon ! On peut la considérer comme physique ou mécanique, et comme chimique. En tant que mécanique, la voix, les cris, le chant, la déclamation, le jeu des instrumens à vent, les excès et l'abus de ces actes, à diverses températures, en plein air, contre le vent, etc., etc., combien de lésions déjà de cet organe par ces causes !.... Sous ce rapport, du moins, il a quelquefois du repos.

Mais comme chimique !...... on ne connaît point l'étendue ou les bornes de cette action; on ne les connaîtra jamais, malgré toutes les découvertes des modernes : changer la tempéra-

PRÉLIMINAIRE. xxxv

atteints, j'affirme que cette maladie (celles du cœur en général) s'est offerte bien plus fréquemment à mes recherches que les autres, tant dans l'hôpital de la Charité, que dans la ville ; or, comme il n'y a point de raison pour que les malades de cette affection se soient plutôt rendus à cet hospice qu'à tout autre, il n'est pas déraisonnable d'avancer qu'un nombre proportionnel, à peu près égal, a dû se présenter tant dans les autres hôpitaux que dans la ville.

Et si, comme je crois qu'il est prouvé dans cet ouvrage, la plupart des asthmes, des hydropisies de

---

ture de l'air reçu, le décomposer pour lui soustraire de ses élémens, lui en rendre d'autres ; être, selon quelques-uns, le foyer et la source de la chaleur animale, consommer, pour la plus grande partie, l'œuvre important de la sanguification, assimiler le chyle, *tamiser*, comme un vrai *crible vivant*, les molécules délétères ou vicieuses du sang tandis qu'il le traverse ; être perpétuellement en contact par conséquent avec les élémens externes et intérieurs de tous les miasmes, de tous les virus, soit pour ne pas absorber les uns, soit pour expulser les autres ; être à la fois un organe sécrétoire et un émonctoire, sans cesse agissant, tant en santé qu'en maladie, etc., etc., quelle puissance et quelle importance d'action ; mais quelle source féconde de maux ! quelle source profonde de réflexions et de considérations, quel objet d'admiration et d'anéantissement, tout ensemble, pour l'esprit sincère et exempt de la commune vanité !..... A l'aspect de cette esquisse, que les bornes d'une note ne permettent pas de terminer, qui ne sera pas pénétré de la vérité que j'ai avancée (*) ?

(*) Si l'on suivait cette comparaison avec méthode dans tous les développemens dont elle est susceptible, on ferait un traité philosophique et pathologique de la plus haute importance.

poitrine, des leucophlegmaties, etc., ont souvent pour cause une maladie du cœur; si la méprise, à cet égard, est commune dans les asiles publics, et tout aussi fréquente, peut-être, dans la pratique particulière, on peut en conclure hardiment que la mort, par affection organique du cœur, est bien moins rare que celle par lésion du cerveau, de l'estomac, du foie, de la rate, des reins, etc., peut-être même prises ensemble. Cette assertion me paraît tellement démontrée, que je crois superflu d'essayer d'établir un calcul d'approximation à cet égard (1).

Mais d'où vient, demandera-t-on, la fréquence de ces maladies? D'une foule de causes, sans doute, mais de deux principales : de l'action de l'organe et des passions des hommes.

J'ai avancé plus haut, et je crois avoir prouvé que nos organes, malgré l'action conservatrice et réparatrice du principe vital, pouvaient s'altérer par cela même qu'ils agissent. Or, quel est le viscère dont la continuité d'action soit comparable à celle du cœur? Il n'y en a pas (2). *Bichat* a dit avec vérité que

---

(1) Tout ce qui a été dit et fait sur les maladies organiques du cœur depuis la publication de cet ouvrage me venge assez du pitoyable reproche que l'on m'a fait, en disant que je voyais des maladies du cœur par-tout. J'avoue que je me crois le coup-d'œil plus sûr et le jugement plus sain qu'une assertion aussi légère les suppose.

(2) Il ne faut pas oublier que j'ai excepté le poumon de toutes ces considérations.

les organes de la vie animale ont leur *intermittence d'action* ; il a également bien vu que ceux de la vie organique n'agissaient pas toujours avec la même intensité, et il aurait pu très-bien appeler cette diminution *rémittence d'action*. Mais le cœur, lui seul dans le corps, n'a, absolument parlant, ni intermittence, ni rémittence, il a rigoureusement *pérennité* d'action.

Considérez l'embryon : à peine peut-on en découvrir les rudimens ; c'est le cœur que l'on voit battre, c'est le *punctum saliens* d'Harvey.

Or, depuis ce *punctum saliens*, et même avant, sans aucun doute, jusqu'à la mort sénile, que je supposerai à 90 ans, qui a nombré les millions de pulsations que le cœur aura battues sans une seconde de repos ? Leur somme s'élève à 2 milliards 838 millions 240 mille, à ne partir que du moment de la naissance, et à ne compter qu'à 60 pulsations par minute.

Du moins si le cœur accomplissait cette énorme série de pulsations, sans que rien tendît à la troubler, sans qu'aucun obstacle le contraignît à des efforts et nombreux et puissans !... mais qu'il s'en faut que son activité soit uniforme et modérée ! Déjà, sans doute, au centre de l'embryon qui se forme, les organes du tronc, la tête, les extrémités, tout végète et s'accroît, mais dans le silence presque absolu de leurs fonctions propres. Le cœur a commencé seul le premier, et seul il continue long-temps la sienne ; il donne la vie à tout le reste : mais qui sait quels efforts il doit déjà produire, quels obstacles déjà lui sont opposés par la résistance même des parties qui s'augmentent et s'accroissent par ses efforts en partie, quels principes d'irritation et de trouble entravent déjà son action, soit par la nature des humeurs qui lui sont envoyées, soit par les influences morales de la mère, etc.?

Mais sans parler de l'action trop sûre de ces causes pour en déranger l'organisation, ou du moins pour jeter les fondemens d'une désorganisation future, par les actes d'autres agens auxquels il sera exposé, voyez le fœtus sorti du sein de sa mère : dès cette époque commencent des obstacles à l'action du cœur, auxquels il n'avait point été exposé jusque-là ; et ces obstacles, loin de s'affaiblir pendant la durée de la vie, semblent s'accroître à mesure.

Sans parler des changemens organiques qui s'opèrent dans ces premiers temps, tels que l'occlusion du trou ovale, l'oblitération du canal artériel, le développement de l'artère pulmonaire, etc., quelles entraves naissent de l'acte seul de la respiration et de ses modifications diverses ! Les cris, les vagissemens de l'enfance, les ris, les pleurs, la danse, la course, le saut, la lutte, l'escrime, l'usage des instrumens à vent, la lecture, la déclamation, le chant, l'acte et les excès vénériens, les efforts de tous les genres, les attitudes de toutes les espèces, la toux et toutes les autres affections morbifiques des organes de la respiration, l'action musculaire, les influences atmosphériques... Voilà certes une immensité effrayante de causes dont les effets sont inévitablement ressentis par le cœur, et qui sont autant d'entraves plus ou moins fortes à la facilité, à la liberté et à la régularité de son action ; et, chose bien remarquable, toutes ces causes nécessitent toujours, de la part du cœur, des efforts plus grands et des contractions plus fréquentes ; de telle sorte que l'on n'établirait pas un calcul très-éloigné de la vérité, en portant à un tiers de plus le nombre déjà énorme des pulsations supputées dans l'état naturel de la vie (1).

Oserai-je grossir ce tableau des entraves opposées à l'action libre du cœur, par la nature ou l'abus de mille alimens ou assaisonnemens divers, des boissons fermentées, des âcres, des *virus*, des émanations, des métiers, etc. ? Certes, si l'on cédait aux réflexions qui dérivent naturellement de ces considérations, on regarderait comme un miracle l'existence de quelques heures pour ainsi dire ; à moins que, par une hardiesse irréfléchie, ou en mentant à sa propre

---

(1) Que l'on joigne ces considérations à la note sur l'action du poumon, que l'on fasse attention à la dépendance immédiate, mutuelle et réciproque d'action des poumons et du cœur, et que l'on soit encore étonné de la fréquence des maladies organiques de l'un et de l'autre viscère !

conscience, on osât nier l'influence évidente de toutes ces causes pour modifier les phénomènes de l'action du cœur.

Mais ce n'est pas tout : achevons le tableau des causes qui agitent le cœur, soit en augmentant la fréquence de ses battemens, soit en nuisant à la liberté de son action : parlons de l'influence des causes morales, et sur-tout nommons les passions.

Qui niera l'immense puissance de ces causes? la colère, la fureur, la crainte, l'envie, la jalousie, la peur, la terreur, l'amour, le désespoir, la joie, la tristesse, l'avarice, la cupidité, l'ambition, la vengeance, les évènemens inopinés, les oppositions subites, et les nuances infinies de ces passions et de tant d'affections, dont la plupart sont misérables, quelques-unes criminelles, et beaucoup d'autres funestes dans leurs résultats, et qui n'en sont pas moins le triste apanage de la condition humaine? enfin oserai-je dire que, par une fatalité déplorable, les plus nobles passions, les plus beaux sentimens réagissent aussi sur le cœur, et souvent pour troubler son action.

Je laisse au législateur philosophe et politique le soin d'adoucir ou d'énerver la plupart de ces passions par des lois sages, ou de les frapper par de justes châtimens ; au moraliste sévère, celui d'en détourner par de bons préceptes ; au prédicateur véhément, la tâche d'en éloigner en épouvantant les consciences ;

au rhéteur éloquent et au poëte ingénieux et sensible, l'art d'effrayer l'imagination par de vives peintures; cette médecine morale est nécessaire, sans doute, mais trop souvent égale en impuissance à la nôtre.

Si quelqu'un pouvait nier de bonne foi, ou douter seulement des fatales influences physiques des passions sur le cœur, qu'il lui suffise de savoir qu'il se déchire dans un accès de colère, et cause la mort subite; et je ne suis pas le seul médecin qui ait pensé que ses lésions organiques ont été plus fréquentes dans les horribles temps de la révolution que dans le calme ordinaire de l'ordre social.

Maintenant, quelles que soient la restriction ou les modifications que l'on croie devoir faire à l'action de tant de causes puissantes, ou physiques ou morales, sur le cœur, qui pourra nier du moins que, soit parce qu'il agit toujours, soit parce qu'il est exposé à être troublé sans cesse dans son action, il ne doive être, et ne soit, en effet, le plus exposé de tous les organes à être lésé dans sa structure?

Mais pourquoi une lésion assez peu étendue en apparence, le rétrécissement d'un orifice, par exemple, l'ossification même peu considérable d'une valvule, etc. entraînent-ils vers une mort certaine? Cette question est évidemment celle des gens du monde, bien plus que celle des vrais médecins; c'est aux premiers que je réponds, et, que l'on me le pardonne, je reviens à ma comparaison, grossière il est vrai, mais palpable.

J'appellerai volontiers le cœur le grand ressort de la machine humaine ; car, qu'il suspende son action, il y a mort apparente ; qu'il la cesse tout-à-fait (1), il y a mort réelle et soudaine ; qu'arrive-t-il de plus ou de moins dans une machine ?

Ainsi donc la vie générale et la vie individuelle de chaque organe, de chaque partie, est dans la dépendance nécessaire de la vie et de l'action du cœur : troublez cette action, ce trouble doit retentir partout dans l'économie. Or l'action manifeste du cœur est de donner l'impulsion principale au sang, c'est-à-dire à la source de toutes les humeurs, de toutes les sécrétions, de toutes les réparations, de la matière de la nutrition, etc. etc. etc.

Or, le trouble porté par-tout, quand les lois de la circulation sont dérangées, peut être considéré ou dans les solides, ou dans les liquides ; abrégeons, et ne le considérons que dans les humeurs, et surtout dans le sang : qu'arrive-t-il dans les lésions organiques du cœur ? Le sang ne subit point les efforts réguliers dont il a besoin ; sa confection,

_____

(1) On ne m'objectera point sérieusement, sans doute, que, dans la mort absolue, une circulation capillaire a lieu encore quelque temps ; que les cheveux, la barbe, etc., végètent encore dans un cadavre ; je ne serai point ridicule, j'espère, en disant qu'un homme est bien mort, quoique sa barbe pousse.

sa cráse cesse d'être telle qu'elle le doit ; l'altération de la respiration vient ajouter à l'action déréglée du cœur pour nuire à la constitution du sang ; la progression des liqueurs est plutôt un tumulte qu'une marche régulière ; une chimie occulte mais réelle ne suit plus ses lois accoutumées dans les attractions, les répulsions des élémens, etc.; le sang se forme mal ou se décompose; la sérosité prédomine, elle s'infiltre et s'épanche par-tout : le sang dégénéré devient un mauvais stimulant de l'action du cœur, de l'action du cerveau, de l'action de tous les viscères ; ajoutez à ces dérangemens les influences physiques, morales, etc., etc., et vous verrez comment, en parcourant ce cercle éminemment vicieux, la mort inévitable doit terminer cette douloureuse scène.

Ainsi donc, et contre l'attente peut-être de quelques-uns de ceux qui liront cet ouvrage, on trouve presque par-tout le fatal pronostic de la mort ; n'en doutez jamais lorsque la maladie sera confirmée. A peine cet adage, *Principiis obsta*, etc., peut-il s'appliquer ici. Il est possible de prévenir quelquefois la maladie, je le pense; de la guérir, jamais (1).

---

(1) Je sais qu'il y a des médecins qui croient avoir guéri des maladies de cœur : si elles n'étaient point encore organiques, je le crois; il s'en trouve des exemples dans cet ouvrage : si elles l'étaient devenues, j'en doute fort; et la preuve principale manquera toujours.

Enfin terminons et prouvons, par des considérations affligeantes il est vrai, que, dans le plus grand nombre de cas, la médecine ne parviendra jamais à détourner la plupart des causes qui déterminent, après des influences plus ou moins soutenues, les maladies organiques du cœur; car (il faut bien se répéter) les causes sont toutes ou physiques ou morales; comment soustraire aux premières tous ceux qui exercent des professions, qui cultivent des arts, ou qui font des métiers dont le travail expose à des intempéries, à des émanations, exige des efforts, conduit à des excès d'énergie d'action pulmonaire, de forces musculaires, qui portent le trouble dans la circulation, et blessent à la fin, primitivement ou consécutivement, l'agent principal de cette fonction? Autant vaudrait-il, dans un élan de *manie* philantropique, prononcer la dissolution de la société.

Mais si c'est une impossibilité de fait que de soustraire aux causes physiques de ces maladies la plupart des hommes qu'une impérieuse nécessité y soumet, qui pourra faire évanouir les causes morales? Il faudrait ôter aux hommes leurs passions : or concevoir les hommes sans passions, c'est concevoir un être sans ses attributs; ce serait avoir l'idée de l'impossible : la chose implique contradiction.

Adoucissons pourtant un peu ce tableau, et convenons qu'il est, dans l'ordre social, des êtres assez heureusement nés, assez favorablement placés, pour que l'art puisse les soustraire à l'action des causes qui tendent à développer en eux les lésions du cœur : tels sont ceux auxquels la fortune accorde des douceurs et permet de l'indépendance; et qui, nés avec des passions douces, peuvent, en obtempérant à des sages conseils, écarter les funestes influences des causes physiques, en quittant des exercices, des professions, etc. qu'ils suivaient par goût et non par nécessité; en corrigeant, à la faveur des arts et du luxe qui les suit, des intempéries auxquelles on ne commande point, ou en migrant vers des climats moins irréguliers et plus doux; en modérant par la raison la force des passions, en s'opposant à leurs écarts par son empire, en les gouvernant vers le bien, par d'heureuses inclinations soigneusement cultivées.

Mais tandis que le médecin triomphe par son art de ces maladies qui menaçaient quelques individus, privilégiés sous le double rapport de la fortune et d'un tempérament heureux, combien il en voit, dans les derniers rangs, livrés par nécessité à des métiers dont les influences développeront en eux ces lésions, et dont les inclinations basses, les passions brutales, et le caractère indomptable ou sans culture, les jetteront au-devant de tout ce qui doit irrésistiblement les produire.

Placé au milieu de cette scène si variée, si compliquée, et à contrastes si frappans, combien le médecin, digne de ce nom, acteur et spectateur tout à la fois, n'éprouve-t-il pas le besoin d'allier la philosophie à la médecine, alliance si expressément recommandée par *Hippocrate* ?

Il était loin, lui qui a mérité le titre de *divin*, autant par sa haute sagesse et ses rares vertus que par ses vastes connaissances dans l'art de guérir ; il était loin de penser que ce mot deviendrait un jour, parmi les hommes, l'arme du ridicule, une vile injure, ou un signal de persécution !

Pour le vrai médecin, pour celui qui est capable de prononcer et de garder *le serment d'Hippocrate*, pour celui véritablement imbu des préceptes de son livre *de decenti habitu*, la philosophie ne sera jamais séparée de la médecine : s'il trouve, après de longues et difficiles études, dans le pénible exercice de son art, de fausses accusations à supporter, des jugemens injustes à subir, de basses jalousies à essuyer, et souvent l'ingratitude à la place de la récompense, il saura s'élever au-dessus de ces disgraces et s'en consoler par la *philosophie*.

FIN DU DISCOURS PRÉLIMINAIRE.

ESSAI
SUR
LES MALADIES DU CŒUR.

PREMIÈRE CLASSE.

AFFECTIONS DES ENVELOPPES MEMBRANEUSES DU CŒUR.

CONSIDÉRATIONS GÉNÉRALES.

Les enveloppes du cœur, d'après les anatomistes modernes, sont composées de deux membranes de genre différent. L'une, extérieure, inégalement épaisse et fibreuse, irrégulièrement distribuée, mérite peu de fixer l'attention du médecin sous le rapport des altérations qu'elle peut éprouver; jusqu'à présent du moins je ne connais dans les observateurs, et je ne me rappelle point avoir rencontré aucun fait qui m'ait fait naître même le simple soupçon d'une maladie de cette membrane : pourquoi cependant ne serait-elle pas le siège, comme tous les autres solides de structure analogue, d'affections rhumatisantes, goutteuses, ou d'autres semblables ? L'autre membrane, fine, déliée, de la nature de celles qu'ils ont nommées *séreuses*, est bien plus importante pour cet organe, sous la triple considération de son étendue, de ses usages, et des maladies dont elle devient le siège. Par la dénomination d'enveloppes membraneuses du cœur j'entendrai donc plus particulièrement désigner cette dernière membrane, intimement adhérente d'une part à la face externe du cœur et à la naissance des gros vaisseaux, et unie, dans l'autre moitié de son étendue à peu près, à la lame externe et fibreuse du péricarde, ainsi qu'à une portion de la face supérieure du diaphragme.

Par le mode de son organisation le péricarde est donc sujet à toutes les maladies des membranes séreuses ; comme dans ces dernières, le défaut d'équilibre entre l'action des vaisseaux exhalans et des absorbans, donne lieu à des épanchemens séreux proportionnés à ce défaut d'équilibre : comme ces mêmes membranes, le péricarde est susceptible d'inflammation, soit aiguë, soit chronique, qui a, avec l'inflammation des membranes de même texture, des traits de ressemblance qui ne permettent pas de douter que leurs causes, leurs signes et leurs symptômes ne soient, pour ainsi dire, identiques. Si quelques phénomènes particuliers, si quelques symptômes plus graves signalent, dans l'inflammation du péricarde, un danger plus grand, ils tiennent évidemment à l'union de cette membrane avec l'un des organes les plus essentiels, avec le cœur, dont l'action intègre et régulière est indispensable à l'intégrité et à la régularité de la vie.

Les adhérences du péricarde au diaphragme sont encore une des causes qui rendent les symptômes de l'inflammation du péricarde plus intenses, accompagnés d'accidens de lipothymie, de suffocation, d'irrégularité dans la respiration, d'anxiété, etc. etc., par la liaison intime des parties, par la gêne et la douleur nées de leur action nécessaire et constante, par l'extension ordinaire de l'inflammation, etc. En effet, le repos parfait est la première des conditions nécessaires pour le traitement et la guérison d'une partie enflammée quelconque : mais, ici, l'action du cœur et celle du diaphragme ne pouvant point être suspendues un moment, on comprend quelle doit être l'intensité des douleurs occasionnées par leur mouvement, que le mal même accélère, dans l'inflammation du péricarde. C'est cette même raison qui rend si douloureuse aussi l'inflammation des plèvres, des poumons, du péritoine, et en général de toutes les parties que l'on ne peut point tenir dans un défaut absolu de mouvement et d'action pendant leur inflammation.

Le plus grand nombre des états pathologiques dans lesquels on observe le péricarde, à la suite des maladies qu'il a souffertes, est le plus communément le résultat de son inflammation préalable parvenue à des degrés différens. La *péricardite* doit, pour cette raison, être placée en tête de l'histoire des maladies de cette membrane.

CHAPITRE PREMIER.

ARTICLE PREMIER.

De la Péricardite en général.

J'appelle péricardite, avec tous les praticiens, l'inflammation de la totalité ou d'une partie de la membrane séreuse qui revêt immédiatement le cœur, qui lui est adhérente dans tous les points, et qui lui fournit en outre son enveloppe libre.

Cette affection ne paraît pas reconnaître d'autres causes que celles qui donnent naissance à l'inflammation dans les membranes analogues ; telles sont une constitution sanguine, la suppression d'une hémorragie nasale, d'un flux hémorroïdal, de l'évacuation menstruelle, de la transpiration par l'impression subite d'un vent froid, le corps étant fortement échauffé, les exercices immodérés du corps, et son refroidissement subit ou lent, partiel ou total, les excès vénériens, l'inflammation des parties voisines, l'usage des boissons à la glace en été, des liqueurs spiritueuses en tout temps ; et en général les erreurs ou les excès dans le régime, l'abus des alimens fortement épicés, la métastase d'une humeur rhumatique, goutteuse, psorique, etc., les travaux forcés de l'esprit, les veilles prolongées, etc. Outre ces causes générales, l'action des corps contondans sur la région précordiale semble en être souvent la cause déterminante ; c'est ce que je suis en droit d'avancer d'après mes propres observations, et celles que quelques auteurs ont consignées dans leurs écrits. Enfin cette maladie, comme tant d'autres, se manifeste quelquefois, sans qu'il soit possible de lui assigner aucune des causes occasionnelles ci-dessus, ni aucune autre connue.

La péricardite, considérée dans la somme des cas observés, offre des variétés qu'il est nécessaire de connaître pour avoir une idée exacte et précise de cette maladie dans tous ses modes possibles. Dans certains cas elle présente beaucoup de violence dans son apparition, de rapidité dans son cours, de promptitude dans sa terminaison; très-rarement alors l'inflammation suit sa marche ordinaire, en parcourant successivement toutes ses différentes périodes. Elle est trop vive; elle tue dans *l'augmentum* de la maladie, au milieu du tumulte des symptômes violens et multipliés qui l'accompagnent et qui seront décrits plus bas.

Quelquefois la maladie est véritablement chronique; son invasion alors est insensible et cachée, sa marche insidieuse et obscure, sa terminaison très-lente. Ces différens cas présentent moins sans doute de véritables variétés que des degrés successifs et plus lents de la même maladie.

Les complications multipliées et plus ou moins graves, qui interviennent dans la péricardite aiguë, comme dans la chronique, viennent aussi trop souvent ajouter à la difficulté du diagnostic dans ces maladies, et ce n'est que par l'attention la plus scrupuleuse et la plus subtile sagacité, pour ainsi dire, que l'on parvient à démêler dans la masse des symptômes ceux qui font reconnaître l'affection propre et première du péricarde.

§. Ier.

De la Péricardite aiguë.

L'inflammation très-aiguë du péricarde, moins obscure en général que la péricardite chronique, présente souvent néanmoins de grandes difficultés aux recherches du médecin. La pleuropneumonie la complique presque toujours, et il serait fréquemment bien difficile de dire laquelle affection a commencé la maladie, ou si l'invasion des deux a été simultanée. Son invasion brusque, sa marche rapide, sa terminaison presque subite, laissent à peine le temps nécessaire pour en fixer le caractère et en déterminer le siège. Presque toujours compliquée de l'affection semblable du poumon, de la plèvre, du médiastin, du diaphragme, et même quelquefois de l'estomac, le diagnostic en est d'autant plus incertain, qu'il existe alors une complication de symptômes, une multiplicité de phénomènes à travers lesquels il est extrêmement difficile de reconnaître quelle est la maladie principale. On y trouve en effet réunis la plupart des signes de la pleurésie, de la péripneumonie, de la paraphrénésie, et quelquefois ceux de l'inflammation de l'estomac; et souvent l'intensité plus grande, en réalité ou en apparence, de tel symptôme, masque tel autre phénomène qui serait propre à déceler le véritable siège de la maladie dont nous parlons.

Je n'ai point d'observation propre d'une péricardite aiguë sans complication. J'ai bien quelque souvenir d'en avoir vu deux ou trois, mais l'ensemble des faits nécessaires pour en former une observation utile me manque. Je n'en citerai donc qu'avec plus ou moins de complications.

(Obs. 1.) Un homme de 43 ans, d'une forte constitution, ressentit subitement, le 10 avril 1800, sans causes connues et sans signes précurseurs, de la gêne dans la respiration, une douleur aiguë dans la région inférieure et gauche de la poitrine, s'étendant vers l'épigastre et dans l'hypocondre droit, avec de la toux pénible, sèche et douloureuse; les crachats étaient peu abondans, et point sanguinolens. Un violent frisson survint dans la première nuit.

Admis le 12 dans la salle de clinique, cet homme n'éprouvait point de céphalalgie; la tête était présente, la figure grippée, les joues, le nez et les lèvres d'un rouge très-intense, le pourtour des orbites jaunâtre; les muscles de la face agités par de légers mouvemens convulsifs; la langue humide; le pouls petit, serré, fréquent, un peu roide, d'ailleurs régulier; la respiration gênée, haute, fréquente, entrecoupée; la toux sèche et douloureuse; l'expectoration peu abondante et grisâtre; la région du cœur extrêmement douloureuse; il avait quelques palpitations vagues; le ventre était resserré, les urines nulles depuis l'invasion de la maladie.

Deux saignées du bras pratiquées le même jour, des adoucissans, des calmans, de doux évacuans, soulagèrent peu le malade. Le point douloureux changea de place, et un vésicatoire le fit disparaître tout-à-fait. Malgré ce mieux momentané et local, l'état du malade devenant à chaque instant plus fâcheux, il passa la nuit du 23 au 24 dans l'agitation et le délire, et mourut le 24 au matin, cinquième jour de sa maladie.

A l'ouverture du cadavre, je trouvai de l'eau trouble et floconeuse dans la cavité gauche de la poitrine. La plèvre, sur le lobe inférieur du poumon gauche, sur la face supérieure du diaphragme, était, ainsi que le tiers inférieur de la face externe du péricarde, enflammée et recouverte d'une couche pseudo-membraneuse. La substance du lobe inférieur du poumon gauche était dure et engorgée; la cavité du péricarde remplie d'un liquide séro-purulent un peu rougeâtre; la face interne de cette membrane enduite d'une exsudation lymphatique jaune et très-épaisse; la surface du cœur rugueuse et inégale dans sa membrane séreuse seulement, car la substance musculaire ne parut pas intéressée.

Les phénomènes divers de la maladie prouvent assez que, lors de son invasion, l'inflammation, dont le foyer était le péricarde, avait en même temps attaqué la plèvre diaphragmatique, costale, et une petite portion du lobe inférieur du poumon gauche. Aussi voit-on quelques phénomènes de la paraphrénésie étouffer, pour ainsi dire, les signes de la péricardite, et réciproquement les phénomènes de la péricardite obscurcir les signes de la paraphrénésie. D'un côté, on ne voit point ces syncopes fréquentes, cette douleur brûlante dans la région du cœur, cette vacillation irrégulière du pouls, qui caractérisent principalement la péricardite aiguë; de l'autre, on n'aperçoit pas ce rire sardonique, ce délire furieux et continu, ces convulsions qui, d'après presque tous les auteurs (mais que je ne regarde point comme appartenant exclusivement à cette affection), désignent plus particulièrement la paraphrénésie. Je dois dire ici, en passant, que je regarde les symptômes attribués à la paraphrénésie non seulement comme équivoques en grande partie, mais même comme faux pour la plupart. Ici tout est obscur, tout est confondu, et la difficulté de reconnaître le siège positif de la maladie en est d'autant plus grande. Cependant l'analyse attentive de chaque symptôme ne permet point de méconnaître une péricardite compliquée.

Dans cette observation, la péricardite était compliquée de paraphrénésie et de pleuro-péripneumonie; mais l'observation générale prouve que la pleuro-péripneumonie en est la complication la plus fréquente.

J'ai eu, en 1806, l'occasion de voir deux de ces péricardites encore plus compliquées, dont je crois pouvoir placer ici l'histoire abrégée :

(Obs. 2.) Dans le courant de février ou mars je fus appelé en consultation chez une jeune dame de 23 ans, créole de la Martinique, venue en France pour la première fois à la fin de l'été précédent. Elle accoucha à Paris en septembre de son cinquième enfant. Elle voulut nourrir, y renonça, et en général, comme l'on dit, gouverna mal son lait.

Elle était au sixième jour de sa maladie quand je la vis : sa marche avait été obscure et insidieuse, et les symptômes apparens ne répondaient pas à la gravité du mal. La chose la plus remarquable fut la certitude qu'elle eut dès l'invasion de la maladie, et qu'elle conserva avec une opiniâtreté inébranlable jusqu'à la fin, d'en mourir. (Il faut noter que cette frayeur datait de son départ de la Martinique, et qu'elle ne l'avait jamais quittée ; qu'elle avait affirmé qu'elle mourrait en couches, etc.)

Le matin où je la vis, cette certitude de mourir était à son comble, et avec trop de raison, car elle était presque agonisante : elle mourut dans la soirée ayant presque toute sa tête ; la face était hippocratique, la poitrine rendait peu de son à droite et en arrière.

Dans sa maladie, elle se plaignit quelquefois de la région du cœur, qu'elle montrait avec ses mains, et où elle croyait sentir une grosse tumeur saillante. (On ne voyait rien.) Elle souffrit aussi vers l'hypocondre droit et le gauche successivement ; la *jactitation* était extrême, le pouls irrégulier et misérable : elle mourut en six jours, sans signes bien distincts de flegmasie, dans tout le cours de la maladie.

La saignée, les sangsues, l'émétique, les vésicatoires aux jambes, les synapismes aux pieds, les vésicatoires sur les côtés douloureux, des adoucissans, des délayans, les cordiaux à la fin, rien ne sembla arrêter un seul instant la marche de la maladie.

Avec beaucoup d'attention sur l'étendue de la douleur, son expansion, et sur l'ensemble des symptômes, je crois que l'on pouvait en établir positivement le diagnostic. La rapidité même de sa marche servait encore à la facilité de la reconnaître.

A l'ouverture, on trouva des signes de pleuropneumonie, sur-tout à droite, et le péricarde, dans sa portion libre et dans celle adhérente au cœur, enflammé; l'exsudation séro-purulente, et la couènne analogue sur toute sa surface existaient également.

(Obs. 3.) M. de *** âgé d'environ 66 ans, créole de la Martinique, d'un tempérament sec et épuisé, officier de marine dans sa jeunesse, et livré à cet âge aux excès vénériens, était, depuis long-temps, sujet à de forts accès de goutte qui revenaient fréquemment et devenaient de plus en plus longs. Le dernier qu'il éprouva en 1804 à la Martinique lui avait duré trois mois.

Ce malade vint à Paris dans le courant de 1805. (Il y avait long-temps qu'il n'avait pas quitté la colonie). Il éprouva dans l'hiver de cette dernière année une goutte irrégulière, tantôt à la poitrine, tantôt à la tête et à l'estomac, mais sur-tout aux extrémités, et particulièrement aux pieds et aux genoux. Il fut retenu presque toujours au lit pendant plus de deux mois. La convalescence s'établit difficilement et ne parut jamais complète; jamais les forces, habituellement peu considérables, ne revinrent à ce faible degré.

Le malade sortit un dimanche, alla à la cour où il resta plusieurs heures debout : il en fut un peu fatigué. Dans les premiers jours de la semaine il fut attaqué d'une espèce de fièvre *anomale*, accompagnée d'une grande prostration; la tête se prit un peu, et il se manifesta une douleur vers l'hypocondre droit, fort sensible au toucher; la respiration était assez bonne, point de toux.

Quand je vis ce malade, deux jours avant sa mort, sa figure était singulièrement décomposée ; la tête assez peu présente, quoiqu'il reconnût bien. La douleur vers l'hypocondre subsistait, il grimaçait lorsqu'on touchait cette région.

Le pouls était sans consistance, peu irrégulier. Un des symptômes les plus remarquables était cette agitation extrême du malade qui ne permet point à ceux qui l'éprouvent de rester un seul instant dans la même position, qu'il serait long de bien décrire, et qu'exprime bien le mot *jactitatio* ; sans cesse il se mettait sur son séant et se recouchait aussitôt pour se relever à l'instant. Il survint, vers le dernier jour, une paralysie incomplète du bras gauche.

Enfin la tête se prit de plus en plus, la respiration devint suspirieuse et entrecoupée, le pouls vacillant et irrégulier, et le malade succomba, après une agonie de quelques heures, malgré l'application des vésicatoires aux jambes, au côté douloureux, des synapismes aux pieds, et l'usage intérieur des adoucissans et des cordiaux que l'on crut appropriés.

Je n'hésitai point à regarder cette maladie comme une métastase goutteuse éparpillée sur le cerveau, sur la poitrine et sur le cœur, et mortelle dans un sujet épuisé.

Je pensai bien, à l'ouverture à laquelle j'assistai, que l'on trouverait de l'infiltration et de l'épanchement à l'hémisphère droit du cerveau ; l'état de la tête et la paralysie du bras gauche l'indiquaient assez : effectivement les circonvolutions de cet hémisphère étaient aplaties, l'infiltration était considérable entre l'arachnoïde et la pie-mère, et il y avait une sérosité abondante dans le ventricule droit.

Le poumon droit était dans un état de péripneumonie marquée vers son lobe inférieur, qui était un peu dur, engorgé et rouge, et recouvert, ainsi que la plèvre adjacente, de la pseudo-membrane ordinaire; il y avait un épanchement floconneux et séropurulent dans la cavité de ce côté. C'était cet état, sans aucun doute, qui avait occasionné la douleur à l'hypocondre droit pendant la maladie.

Le péricarde ouvert, on y trouva une assez grande quantité du même liquide, des mêmes flocons; et toute sa surface, tant libre que sur le cœur, était recouverte du même enduit.

C'est à cette affection particulière que je rapporte l'anxiété extrême, *jactitatio*, perpétuelle, la respiration suspirieuse et entrecoupée, etc., des derniers jours de la maladie.

Voilà donc une péricardite assez aiguë, mais compliquée de pneumonie et d'un état particulier du cerveau.

L'âge du malade, son long épuisement, son habitude cacochyme, son teint blême, la longue maladie goutteuse asthénique, enfin tous les caractères d'absence d'énergie vitale, soit générale, soit particulière, ne permettent peut-être point rigoureusement de ranger cette maladie dans la classe des inflammations actives. Je pense d'ailleurs que rien ne pouvait triompher de cette maladie.

Et pour convaincre ceux qui pourraient en douter

du degré de débilité vitale chez ce malade, de l'affaissement du système sensible, etc., il suffit d'ajouter que l'on trouva, sans le chercher, un liquide purulent assez considérable dans l'articulation du genou droit, quoique le malade ne se plaignît plus depuis long-temps de cette partie, qu'il soit sorti, sans boiter, sans s'en plaindre, qu'il se soit tenu plusieurs heures debout, et qu'il n'en ait point parlé durant sa dernière maladie, etc.

Ces deux observations fournissent l'occasion bien simple de remarquer que l'intempérie atmosphérique de nos climats doit exposer beaucoup les créoles aux affections aiguës du poumon, des plèvres, et par conséquent aussi du péricarde.

Il est une modification de la péricardite aiguë, qui présente moins d'obscurité dans son diagnostic, moins de précipitation dans sa marche, qui en diffère sous plusieurs rapports, et s'en rapproche sous beaucoup d'autres.

Je ne crois pas devoir faire ici un article particulier de l'histoire de cette modification. Cependant je hasarderai de la nommer péricardite *sub-aiguë*, non dans l'intention d'introduire dans le langage médical une dénomination nouvelle, ou plutôt d'en reproduire une que quelques uns en ont trop légèrement exilée, malgré qu'elle ait été ainsi dénommée par des auteurs graves; mais pour éviter la confusion que la distinction de ces deux variétés pourrait faire naître dans l'esprit des lecteurs, si on donnait à ces affections des noms différant autrement que par la nuance de leur signification.

Nous avons décrit la première de ces inflammations s'annonçant par des symptômes effrayans, marchant à grands pas, et entraînant en peu de jours le malade vers sa perte; nous pourrons voir dans l'autre une véritable inflammation se déclarer, parcourir ses différentes périodes, et affecter une terminaison ordinaire à cette espèce de maladie, en conservant, il est vrai, plusieurs caractères communs à quelques autres affections aiguës de la poitrine, mais se faisant le plus souvent reconnaître par des phénomènes particuliers, et par des signes qui lui sont propres.

L'invasion de la péricardite, que nous convenons de nommer *sub-aiguë*, est bien rarement marquée par des symptômes vifs qui puissent faire regarder la maladie comme devant être promptement funeste. Lors de son apparition, elle revêt ordinairement les formes d'une de ces affections inflammatoires qui, quoique dangereuses, ne sont mortelles que dans le plus petit nombre de cas; ce n'est même que lorsqu'elle a duré un certain temps, que le praticien peut porter un prognostic assuré, parce qu'alors il a pu rassembler la succession des signes dont la masse et l'ensemble ne laissent plus aucun doute sur le siège du mal et sur sa terminaison.

La pleurésie est la phlegmasie avec laquelle cette péricardite commençante a le plus de traits de ressemblance. Comme dans cette affection, le malade éprouve d'abord un sentiment de chaleur générale dans tout le côté malade de la poitrine; peu après, cette chaleur se concentre vers la région du cœur; là se fait sentir une douleur vive et brûlante. La respiration devient promptement haute et gênée, le pouls est fréquent, dur et rarement irrégulier; les deux pommettes, et particulièrement la gauche, sont colorées d'un rouge vif; tels sont les phénomènes de l'invasion : mais au troisième ou quatrième jour, l'altération particulière des traits, la figure grippée, sur laquelle on voit l'expression d'un abattement profond et pourtant d'une sorte d'irritation, une anxiété constante et inexprimable, une agitation continuelle, la respiration haute, pénible, entrecoupée, les palpitations légères, les défaillances incomplètes, d'autant plus éloignées l'une de l'autre, que la marche de la maladie est plus lente; enfin, le pouls petit, fréquent, dur, serré, concentré, souvent irrégulier, ne laissent que peu de doutes sur le siège positif de l'inflammation. Ces derniers caractères du pouls sont presque opposés à ceux que certains auteurs disent avoir reconnus dans le même cas. Cette diversité d'opinions tient sans doute aux différentes époques auxquelles l'observation du pouls aura été faite. En effet, pendant les trois ou quatre premiers jours de l'invasion, le pouls, quoique dur, est assez développé et assez régulier; mais quand les signes qui caractérisent véritablement la maladie ont paru, alors le pouls devient petit, vite, dur, serré, fréquent, concentré et irrégulier; il conserve cette manière d'être pendant presque tout le cours de l'affection, et ce n'est que lorsque les progrès du mal ont mis le sujet dans un grand état de faiblesse, qu'il devient petit, mou, intermittent, presque insensible, très-irrégulier.

Les symptômes plus graves, qui, vers le troisième jour, remplacent ceux de l'invasion, ne restent les mêmes que pendant peu de temps, après lequel le visage s'altère davantage, la face prend tous les traits de celle si bien dépeinte par Hippocrate, et que l'usage a si improprement nommée *hippocratique*; la douleur cesse en tout ou en partie; il y a des frissons fugaces, des défaillances longues et incomplètes, des suffocations, une anxiété insupportable; une infiltration générale survient: le malade meurt enfin, le plus souvent à l'improviste, soit en voulant se lever, soit en buvant, soit en changeant de position.

Les chocs ou les coups sont quelquefois aussi, comme je l'ai avancé, cause de la péricardite; voici l'exemple d'une péricardite sub-aiguë due à cette cause.

(OBS. 4.) Le 9 janvier 1799, un homme de 40 ans reçut un coup de poing sur la région du cœur. Le 25 du même mois, des symptômes fébriles violens, accompagnés d'oppression et de douleur sous la partie gauche du sternum, se déclarèrent subitement; pendant les trois premiers jours, ces symptômes s'accrurent à tel point, qu'il se détermina, le 30, à entrer à l'hôpital de clinique interne; alors les symptômes inflammatoires les plus évidens avaient déjà disparu sans qu'il en résultât un soulagement marqué; il ne se plaignait plus que d'un léger mal de tête et d'une anxiété qu'il ne pouvait exprimer, et qui ne lui laissait pas de repos; la peau était sèche et chaude, le pouls petit, fréquent, inégal, irrégulier, intermittent; les yeux étaient enfoncés dans les orbites, les traits du visage altérés, la joue gauche très-rouge, la bouche assez bonne. Le son, par la percussion, était obscur dans toute l'étendue du côté gauche. La respiration, facile en apparence, était néanmoins, en l'observant bien, petite, fréquente, un peu entrecoupée; la toux sèche et sans douleur; le malade se plaignait pourtant d'un point douloureux qui s'étendait de la partie postérieure du sternum au côté gauche, et à la partie inférieure droite de la poitrine. Il y avait des faiblesses momentanées qui n'allaient pas jusqu'à la défaillance. Les déjections alvines étaient rares, les urines troubles et sédimenteuses.

Je prescrivis le premier jour une saignée; mais je n'insistai pas sur ce moyen, parce que je reconnus le degré auquel la maladie était déjà parvenue. Dès le 30 janvier on s'aperçut aisément que le mal faisait des progrès rapides; la figure devenait de plus en plus *hippocratique*, le malade ne goûtait pas un instant de repos, la respiration était toujours entrecoupée et profondément gênée, le pouls vacillant et à peine sensible, la prostration des forces extrême malgré l'usage des cordiaux. Il resta dans cet état les dix premiers jours qu'il passa dans l'hospice; le seul phénomène remarquable pendant ce temps, fut la fonte spontanée et presque subite de l'œil droit, par une suppuration qui s'y établit, sans avoir été précédée ni accompagnée d'aucun symptôme inflammatoire. Ces dix jours écoulés, la maladie parut marcher avec plus de rapidité. Les traits du visage se décomposèrent tout-à-fait; le pouls devint insensible, la prostration extrême et jusqu'à défaillance. Ce malade succomba enfin le dix-neuvième jour de son entrée à l'hôpital, vingt-quatrième de sa maladie.

Je cherchai dans le crâne les causes de la fonte subite de l'œil droit; mais le cerveau, les couches des nerfs optiques, et ces nerfs eux-mêmes se trouvèrent dans l'intégrité la plus parfaite.

Le péricarde était énormément dilaté; sa capacité était telle qu'elle renfermait près de deux pintes de liquide séro-purulent; sa surface interne était, dans toute son étendue, encroûtée d'une couche épaisse de matière albumineuse, dont la superficie était réticulée, *caillebotée*, disposition dont on ne peut donner une idée plus exacte qu'en la comparant à la surface interne du bonnet ou second estomac du veau, sauf la profondeur de ces espèces de mailles, qui, ici, était moindre.

Le cœur n'avait pas changé de volume, mais le feuillet du péricarde qui le recouvre était devenu très-dense et avait plus de deux lignes d'épaisseur. Les fibres charnues n'étaient pas sensiblement altérées. Le poumon gauche, refoulé en haut, était spongieux et crépitant; celui du côté droit était sain.

La partie du diaphragme unie au péricarde n'était point enflammée.

Cette ouverture présente les résultats d'une péricardite sub-aiguë, comme sa marche et sa durée le prouvent, et la seule sans complication que je puisse citer. L'absence de toute trace de complication dépend, selon moi, de la cause qui était externe et circonscrite par conséquent, et qui ne s'est point éparpillée à la ronde, comme il arrive par l'effet des causes internes, qui appellent de toutes parts sur les alentours du siége principal de la maladie un état pathologique analogue.

Lorsque ce malade se rendit à l'hôpital, l'inflammation était déjà en grande partie tombée ; la suppuration et l'épanchement commençaient à se former. Il y a lieu de croire que si les moyens antiphlogistiques avaient été employés dès les premiers instans de l'invasion de la maladie, en modérant la force de l'inflammation, ils auraient pu en arrêter la marche et la conduire à une terminaison heureuse ; mais cinq jours s'étaient écoulés ; l'apparition de l'inflammation avait été vive et brusque, et quand le malade se rendit à l'hôpital, le peu de moyens qui restaient à mettre en usage rendait le prognostic très-fâcheux.

La péricardite modérée ne marche pas toujours dans son principe avec une égale vitesse. Son invasion plus douce, l'espèce de lenteur avec laquelle l'inflammation parcourt, dans certains cas, ses périodes, permettent quelquefois, à une époque même assez avancée de la maladie, de tenter avec avantage l'emploi des moyens qui, dans la dernière observation, n'ont pu être mis en usage, parce que, comme il arrive le plus ordinairement dans les hôpitaux, le malade n'était venu réclamer des secours que lorsque le temps le plus favorable pour agir, sur-tout dans les maladies inflammatoires, s'était déjà écoulé.

De ce que, dans cette dernière observation, l'inflammation, après cinq jours de durée, avait déjà parcouru plusieurs périodes, il ne faut pas en conclure pourtant que cette époque soit le terme au-delà duquel il n'est plus permis d'employer des moyens efficaces pour la résolution ; en voici la preuve :

(Obs. 5.) Une femme âgée de trente-trois ans, après trois jours d'exercice forcé, ressentit tout à coup du mal de tête, un violent frisson, un point extrêmement douloureux, d'abord circonscrit dans la région du cœur, occupant peu de temps après tout le côté gauche de la poitrine. La fièvre, légère dans le principe, fut bientôt très-violente ; il survint du délire, une toux fréquente et douloureuse sans expectoration, une oppression particulière de la respiration, une anxiété insupportable ; au troisième jour de la maladie, les règles parurent dans leur temps, et coulèrent moins abondamment que dans l'état de santé, mais en assez grande quantité pourtant pour faire disparaître presque complètement les accidens les plus alarmans ; la malade n'avait jusqu'alors opposé aux progrès de la maladie autre chose qu'une boisson aqueuse abondante.

L'évacuation menstruelle qui, dans l'état de santé, durait neuf à dix jours, se supprima cette fois après trois ; la maladie, presque au même instant, reprit son intensité première. Alors il survint des palpitations faibles et fréquentes, des syncopes au moindre mouvement ; cet état fâcheux dura quatre jours ; le dixième de la maladie, les symptômes s'adoucirent un peu, mais aucun ne disparut tout-à-fait. C'est à cette époque que la malade entra à la clinique interne. Le pouls était petit, serré, fréquent, assez régulier ; l'habitude du corps n'était pas amaigrie ; le visage était pâle, les joues colorées, les traits tirés, le nez effilé, les yeux battus, la bouche mauvaise, la céphalalgie peu considérable, la respiration haute, fréquente, la toux sèche et continue ; par la percussion, la poitrine résonnait mal du côté gauche, qui était généralement douloureux, particulièrement vers la région du cœur, et sur-tout quand on pressait l'épigastre de bas en haut. La malade se couchait de préférence sur le côté gauche ; les défaillances survenaient dès qu'elle s'appuyait à droite, ou qu'elle était sur le point de s'endormir. Elle ne pouvait rester cinq minutes de suite sans changer de position : tous les symptômes s'exaspéraient au milieu de la nuit.

Pendant les deux premiers jours de son entrée à l'hôpital, la malade fut dans un état assez tranquillisant ; on se contenta de prescrire des boissons adoucissantes. Le quatrième de son entrée, quatorzième de la maladie, des symptômes inflammatoires assez vifs ayant reparu, douze sangsues furent appliquées sur le côté gauche de la poitrine. L'oppression ne fut que momentanément diminuée, et quelques jours après on fut obligé de recourir à une première saignée qui produisit un mieux sensible ; une seconde saignée, pratiquée le même jour, eut un effet plus satisfaisant encore ; l'état de la maladie devint de jour en jour meilleur ; enfin, la langue étant sale et la bouche mauvaise, un purgatif mit la malade en état de sortir de l'hôpital le trente-troisième jour de sa maladie, vingt-troisième de son entrée.

Je n'ai pas balancé à regarder cette affection comme une péricardite, que l'on peut appeler sub-aiguë, les signes étant assez nombreux, assez précis pour qu'on puisse ne pas s'y méprendre. Je me suis aussi assuré par la percussion que les autres organes contenus dans la poitrine, à gauche, étaient en même temps affectés. Cette complication était d'ailleurs indiquée par la douleur générale du côté gauche du thorax. Si l'évacuation menstruelle qui survint au troisième jour de la maladie n'eût opéré un dégorgement sanguin salutaire, la malade, qui ne fut confiée à mes soins qu'au onzième jour, eût été, lors de son entrée à l'hôpital, dans une période d'inflammation trop avancée, et la maladie aurait suivi la même marche que dans l'observation précédente; on peut même assurer que sa terminaison aurait été aussi funeste.

Tout en appréciant les efforts curatifs qu'a faits dans ce cas la nature, soit par le travail même de la menstruation, soit par l'évacuation sanguine incomplète qui en fut la suite, on ne peut se dissimuler que la médecine n'ait plus fait encore pour la malade, lorsque ces symptômes reprenant leur intensité première, des sangsues et deux saignées rapprochées et doublement indiquées, tant par les bons effets qu'avait produits l'éruption des règles, que par la nature même de l'affection, ont donné à la maladie une direction telle, que la femme qui en était attaquée entra peu de jours après en convalescence, par la résolution de l'inflammation.

Or les deux saignées qui déterminèrent cette heureuse résolution furent pratiquées vers le seizième ou dix-septième jour de la maladie, dont l'état inflammatoire peut être considéré comme étant, pour ainsi dire, resté stationnaire par la diversion des mouvemens vitaux, opérée au moyen de l'exsudation menstruelle, et par la dérivation du sang, qui coula pendant trois jours.

Ce ne fut que dix ou onze jours après que les sangsues, et sur-tout les deux saignées qui opérèrent la salutaire résolution de l'inflammation ont été faites : preuve incontestable que les phlegmasies ont quelquefois un début violent, suspendent leur marche, reprennent leur intensité, etc., et que les antiphlogistiques, et les saignées sur-tout, trouvent encore leur place, et conservent leur utilité bien au-delà du temps dans lequel beaucoup d'auteurs, plus forts en théorie qu'en pratique, en ont circonscrit l'emploi.

§. II.

De la Péricardite chronique.

On est encore loin d'avoir des connaissances précises sur les inflammations chroniques, particulièrement sur celles des viscères contenus dans la poitrine, et par dessus tout sur celle du péricarde. L'histoire de la péricardite chronique est enveloppée d'une obscurité extrême. Cette obscurité tient le plus souvent à ses complications fréquentes, soit avec une maladie du cœur lui-même, soit avec une inflammation chronique d'un organe voisin, soit encore avec l'hydro-péricarde, l'hydro-thorax, ou quelqu'autre affection au développement de laquelle elle a le plus souvent contribué, ou que peut-être elle a pu causer.

Des diverses complications, de l'invasion souvent insensible de cette espèce de péricardite, de sa marche cachée, dans beaucoup de cas, naît une difficulté souvent insurmontable dans le diagnostic de cette inflammation. Si l'on interroge le peu d'observations qui nous ont été transmises sur ce point de pratique, on ne sait à quels signes en reconnaître l'invasion, quels symptômes en accompagnent la marche, et l'on est forcé de convenir que tous les phénomènes décrits comme tenants à cette maladie sont si vagues, qu'il n'est pas même certain que la réunion d'un grand nombre d'observations de ce genre puisse répandre beaucoup de jour sur son histoire. Essayons de le prouver par l'observation suivante :

(Obs. 6.) Un potier de terre, âgé de soixante-deux ans, avait éprouvé, dès son enfance, une gêne habituelle dans la respiration, gêne qui avait augmenté avec l'âge. Il était exposé, par son métier, aux vicissitudes les plus grandes de la chaleur et du froid, se livrant tour à tour au pétrissage de la terre, et au chauffage des fourneaux. Dans le mois d'avril 1801, cet homme eut dans les lombes, et principalement du côté gauche, des douleurs rhumatismales très-aiguës, qui augmentèrent sensiblement la dyspnée dont il était habituellement affecté. Forcé à garder le lit par la continuité de ses douleurs, il fut porté à l'hôpital de la Charité, où il resta un mois sans éprouver de soulagement.

De retour à ses occupations, ses douleurs se calmèrent un peu ; mais au commencement de juillet de la même année, ses jambes s'infiltrèrent ; il survint une toux convulsive qui causait de vives douleurs dans la poitrine. Ces symptômes se dissipèrent un peu pour reparaître ensuite avec plus de force. L'infiltration étant enfin devenue générale, ce malade entra de nouveau à l'hôpital le 9 octobre suivant. A cette époque, la figure était bouffie, l'infiltration générale n'était pas très-considérable ; la poitrine résonnait bien dans toutes ses régions ; la respiration était courte, embarrassée, fréquente, et accompagnée d'un sentiment de pesanteur vers l'appendice xiphoïde. On remarquait beaucoup de variations dans les mouvemens du cœur et du pouls ; tantôt les battemens du cœur étaient égaux, réguliers, tantôt on sentait un frémissement obscur, une espèce de bruissement. Le pouls, toujours fréquent, était, tour à tour, égal, régulier, inégal, irrégulier et très-intermittent ; point de palpitations ; le sommeil était assez long, quoique souvent interrompu par des rêves ; le malade demeurait difficilement couché sur le côté gauche, il se tenait plus volontiers étendu sur le dos.

Il resta dans un état à peu près semblable jusqu'au 23. Vers le matin de ce jour, il ne paraissait pas être dans un état plus inquiétant que les précédens. Il mourut cependant le soir, après une agonie accompagnée de beaucoup d'angoisses.

Lors de l'ouverture du cadavre, les lèvres étaient

violettes, la figure pâle ; la poitrine résonnait bien dans toutes les régions, excepté vers celle du cœur, où le son était un peu obtus. Dans cet endroit, les deux lobes du poumon adhéraient à la plèvre. Les poumons des deux côtés, quoique crépitans, étaient granuleux dans toute leur étendue.

Le volume du cœur n'était point augmenté.

Le péricarde contenait une petite quantité de liquide trouble. Cette membrane avait acquis de l'épaisseur ; sa surface interne n'était point lisse et égale comme dans l'état naturel ; la portion qui recouvre le cœur était de couleur grisâtre, épaissie, inégale, ridée, racornie, et présentait des granulations dont le sommet paraissait ulcéré.

Les deux oreillettes étaient rétrécies et contractées.

On trouva quelques petits tubercules endurcis dans l'épaisseur des valvules mitrales. Les valvules tricuspides, un peu épaissies, avaient la consistance presque cartilagineuse.

La cinquième vertèbre dorsale et la tête de l'une des côtes correspondantes, étaient affectées d'un commencement de carie.

L'analyse raisonnée de cette ouverture explique d'une manière satisfaisante la péricardite chronique et ses complications nombreuses. L'épaississement du péricarde et ses autres altérations, ainsi que le liquide trouble trouvé dans sa cavité, indiquent assez, ce me semble, l'inflammation chronique de ce sac membraneux. Les bruissemens fugaces que l'on sentait vers la région du cœur, joints aux irrégularités et aux inégalités du pouls, à la toux convulsive, etc., démontrent une première complication née des tubercules endurcis de la valvule mitrale, de l'épaississement et de la consistance presque cartilagineuse des valvules tricuspides.

Une autre complication grave est cet état de granulation éparpillée dans la substance pulmonaire, retrouvée sur le cœur, etc. C'est à cette disposition, très-ancienne sans doute, (dont la nature et la formation me sont d'ailleurs parfaitement inconnues) et que je regarde comme l'effet d'un âcre *sui generis*, que je rapporte la dyspnée ancienne et habituelle, qu'ont augmentée ensuite l'affection du péricarde et du cœur. N'est-ce pas aussi à l'action de ce même âcre que l'on doit attribuer la carie mentionnée?

Enfin, la profession du malade qui l'exposait sans cesse à des intempéries chaudes et froides, fréquentes et brusques, ne rend que trop raison des douleurs rhumatismales sur les organes pectoraux, sur les lombes : et tout cet appareil de maux n'est-il pas plus que suffisant pour avoir accéléré la marche de la maladie, déterminé l'infiltration, etc. etc. ?

J'ai assez souvent rencontré cette maladie, et j'en ai toujours trouvé le diagnostic difficile et quelquefois très-obscur. C'est pourquoi je ne suis point surpris du vague et de l'incertitude que laisse la lecture des observations qui nous en ont été transmises. En les lisant avec toute l'attention possible, en les méditant même, il faut souvent recourir à l'ouverture du cadavre, pour connaître le siége véritable de la maladie. Je ne doute donc pas qu'on ne se trouve fréquemment dans un embarras extrême toutes les fois qu'il faudra reconnaître cette affection au lit du malade, à cause des complications presque constantes qui l'accompagnent. je suis même très-porté à regarder cette maladie comme consécutive le plus souvent, et particulièrement dans celle qui fait le sujet de cette observation.

J'ai indiqué, dans les articles précédens, aussi clairement qu'il m'a été possible, les signes et les symptômes des différentes espèces de péricardites que j'ai cru pouvoir admettre. J'ai avancé, d'après mon expérience, que si le pronostic pouvait être favorable, ce ne devait être que dans la péricardite sub-aiguë, et non dans celles que j'ai nommées aiguës et chroniques; que celles-ci, au contraire, conduisaient à une mort rapide ou lente, mais presque toujours certaine.

Quant au traitement, ces inflammations demandent l'administration des moyens usités dans les différentes phlegmasies, soit aiguës, soit chroniques, de la poitrine, en observant toutefois que les moyens antiphlogistiques, et sur-tout les saignées générales et locales, doivent être employés avec plus de célérité, et plus sévèrement dans le premier degré que dans le second, et dans celui-ci que dans le troisième : et lorsque les saignées générales ou locales ont été pratiquées, on doit se promettre beaucoup de l'usage des révulsifs. Le meilleur, d'après mon expérience, et dont je n'ai point le premier fait connaître l'emploi dans la péricardite, ainsi que dans les pleurésies, etc., consiste dans l'application de larges vésicatoires sur la partie douloureuse, quoique souvent circonscrite dans un seul point de peu d'étendue. Je ne saurais trop recommander l'emploi de ce moyen, d'après les avantages que j'en ai presque constamment retirés.

ARTICLE II.

De l'adhérence du péricarde au cœur.

L'examen des divers degrés de l'inflammation du péricarde nous a appris que, lorsque les malades succombaient à cette affection, les traces d'altération organique étaient variables comme ces degrés eux mêmes. Ainsi, à la suite du premier degré de péricardite aiguë, on trouve dans la cavité du péricarde une petite quantité de liquide, peu épais, trouble et roussâtre; la face interne de la membrane est rouge, livide, marbrée.

Lorsque les malades ont succombé à une péricardite dont la marche n'a pas été aussi vive, ou même à une péricardite chronique, la face interne du péricarde, tant sa portion libre que celle qui adhère au cœur, est recouverte d'une exsudation pseudomembraneuse, souvent considérable, à laquelle j'ai reconnu quelquefois plus de six lignes d'épaisseur. Si on enlève cette couche lymphatique qui, en général, cède avec facilité, on trouve la surface membraneuse phlogosée, quelquefois inégale, d'un rouge pâle et comme blanchie par la substance qui la recouvrait. Entre ces deux couches albumineuses, dont l'une enduit la membrane extérieure du cœur, et l'autre la surface intérieure du péricarde libre, on trouve souvent une quantité plus ou moins considérable de liquide comme purulent épanché; mais il est aussi commun d'observer, à la suite des inflammations dont la marche n'a pas été rapide, la portion libre et la portion fixe du péricarde réunies ensemble au moyen de ces deux couches albumineuses collées l'une à l'autre, et qu'il est encore possible quelquefois de séparer en tirant ces deux portions du péricarde en sens contraire; alors chacune de ces lames lymphatiques reste adhérente à la partie du péricarde, de laquelle elle était sortie par exsudation. Dans d'autres cas aussi on ne peut les désunir; alors leur séparation paraît d'autant plus difficile, que l'exsudation est plus ancienne.

Quelle que soit, au reste, la cause qui détermine la formation de l'adhérence du péricarde libre au cœur, la réunion d'un grand nombre de faits nous apprend que cette adhérence que l'on observe après la mort, s'est formée pendant la vie de trois manières différentes : 1° elle se fait par l'interposition de la matière albumineuse qui exsude de la membrane préalablement enflammée; nous venons d'en parler : 2° elle est intime et immédiate, et tantôt complète, tantôt partielle; alors il semble qu'aucun moyen d'union ne soit interposé. Je suis tenté de regarder, entre autres, comme cause fréquente de cette adhérence, les affections rhumatisantes et goutteuses : 3° enfin elle a lieu par des filamens celluleux très-multipliés, dont la longueur varie depuis sept ou huit lignes, jusqu'à la moindre longueur imaginable; la date du développement de ces deux espèces d'adhérence est sans doute fort ancienne. La cause de celle-ci est ignorée.

L'adhérence du péricarde au cœur ne constitue pas, dans ce dernier cas et dans quelques-uns du second cas, une véritable maladie, elle met seulement les sujets chez lesquels elle a lieu dans un état de gêne supportable; c'est-à-dire que quand l'adhérence n'est que partielle, et formée par des filamens celluleux, plus ou moins allongés, ou même dans une adhérence immédiate, mais partielle et peu étendue, la fonction du cœur n'en est pas sensiblement dérangée; semblable en cela aux adhérences si fréquentes des poumons avec les plèvres, que l'on trouve à l'ouverture des corps chez des sujets chez lesquels aucune affection morbifique de la poitrine n'avait eu lieu de leur vivant, et qui ont succombé à toute autre maladie qu'à celle des organes pulmonaires, ou de leurs adhérences, dont l'existence n'avait pas même été soupçonnée. Mais, de même que je ne crois pas qu'il soit possible de vivre, et de vivre sain, avec l'adhérence complète et immédiate des poumons aux surfaces adjacentes, de même je pense que l'adhérence totale du cœur au péricarde est nécessairement accompagnée d'un déréglement tel dans les fonctions de cet organe, que la mort en est la suite inévitable, plus prompte ou plus tardive, suivant l'âge, le sexe, le tempérament, la profession, les dispositions morales, etc. etc. En voici un exemple :

(OBS. 7.) Un homme âgé de 40 ans ressentit une douleur très-vive qu'il rapportait à la région épigastrique. Cette douleur était accompagnée de palpitations faibles, mais fréquentes, et d'une grande difficulté de respirer. Le pouls était petit, vite et irrégulier, et la main, appliquée sur la région du cœur, sentait que les battemens de cet organe se faisaient avec irrégularité. De temps à autre, le point douloureux, la difficulté de respirer, les palpitations, tous les symptômes enfin s'aggravaient singulièrement. Dans un de ces accès qui reparaissaient après de courts intervalles, il survint autour des paupières de l'œil droit une échimôse, et le globe de l'œil de ce côté s'enflamma.

Quoique la réunion et la gravité de ces symptômes donnassent lieu de craindre pour la vie du malade, on parvint, par l'usage continu des antiphlogistiques, des adoucissans et des antispasmodiques, à mettre le malade en état de reprendre ses occupations accoutumées. Sa santé se soutint pendant 40 jours : ce temps écoulé, il rentra à l'hôpital de clinique interne. Aux symptômes déjà décrits, s'étaient joints une hydropisie du bas ventre et de fréquens accès de fièvre. La quantité de l'eau épanchée mit dans la nécessité de pratiquer la ponction, qu'on n'employa évidemment que comme palliative seulement; en effet, l'eau s'amassa de nouveau; le malade se plaignit de douleurs continuelles dans divers points de l'abdomen, mais principalement au fond de la région iliaque droite. Du reste, le pouls était toujours très-petit, le sommeil presque nul, et le côté gauche de la poitrine ne résonnait pas du tout. Chaque jour les forces diminuaient malgré l'usage de quelques cordiaux. Enfin, huit mois après la première maladie dont il a été fait mention, le malade passa tranquillement de la vie à la mort, quelques instans après s'être couché dans son lit où on le croyait endormi.

Dans le cours de la première maladie de ce sujet, j'avais annoncé l'existence d'une lésion organique du cœur. Mon diagnostic devint plus précis long-temps avant sa mort, et je crus pouvoir affirmer l'existence de l'adhérence du péricarde au cœur : j'en fis l'ouverture ; je trouvai une assez grande quantité d'eau dans la cavité gauche de la poitrine ; le péricarde, extérieurement, adhérait aux poumons, et, par sa face interne, à toute la superficie du cœur : l'adhérence était si forte qu'on ne pouvait séparer le péricarde du cœur que par une dissection attentive. Le sang était accumulé dans les cavités droites de cet organe, et, dans les veines-caves, en assez grande quantité pour leur donner un volume extraordinaire: les autres parties du cœur n'offraient rien contre nature. Le sang avait, dans toutes ces cavités, une fluidité remarquable. Les fibres musculaires de ce viscère étaient généralement très-pâles, et leur action avait dû être réduite à presque rien quelque temps avant la mort, qui peut même avoir été causée par ce défaut d'action. Le poumon gauche, refoulé vers la partie supérieure de la poitrine, était endurci ; le droit se trouvait en assez bon état.

La cavité abdominale contenait beaucoup de sérosité sanguinolente ; le canal alimentaire était rétréci et altéré extérieurement ; la presque totalité de la superficie du péritoine était couverte de granulations.

Les symptômes qui viennent d'être décrits ne sont pas les seuls qui aient été observés sur les sujets qui avaient le péricarde adhérent au cœur. Ceux dont il me reste à parler sont, en général, très-variés; mais dans le plus grand nombre des cas il survient au visage des rougeurs subites, produites assez probablement par le trouble que l'adhérence apporte dans l'action régulière du cœur, suivant les mouvemens divers du corps, et indépendamment des affections morales qui sont elles-mêmes une cause très-fréquente de ces variations rapides de la couleur du visage. Le malade éprouve aussi un sentiment pénible de tiraillement dans la région du cœur, parce que, dans l'acte de la respiration, le diaphragme entraîne, dans son abaissement, le péricarde et tout le cœur qui lui est devenu adhérent, et s'oppose, dans ce temps de son action, au mouvement particulier d'élévation propre du cœur lors de ses contractions. La respiration est haute, fréquente, oppressée après les moindres mouvemens; il survient des défaillances; le pouls est plus ou moins irrégulier, sur-tout dans les actes quelconques du corps.

Ces symptômes seraient bien plus marqués encore, si la face inférieure du diaphragme avait contracté des adhérences avec une tumeur volumineuse située dans l'abdomen, ou avec un viscère quelconque, le foie, par exemple, qui aurait acquis un poids extraordinaire. Ces différentes circonstances, en fixant inférieurement le diaphragme, apporteraient par-là un obstacle permanent et invincible à la libre action du cœur.

L'absence de fortes palpitations est encore un symptôme qui me paraît très-propre, sinon à caractériser la maladie, au moins à aider à la faire distinguer des autres affections du cœur, dans lesquelles le contraire a presque toujours lieu. Les palpitations en effet doivent être considérées comme des mouvemens désordonnés, insolites et plus ou moins violens et tumultueux du cœur : or, comment cet organe, fixé médiatement au diaphragme par son enveloppe, pourrait-il exécuter ces mouvemens étendus, si son déplacement était rendu impossible par ses adhérences avec elle? Les contractions du cœur sont, dans ce cas, promptes et déréglées, mais sourdes et profondes, petites, obscures et comme avortées.

Malgré ce qui vient d'être dit, j'avouerai volontiers que le diagnostic de l'adhérence du péricarde au cœur, si on la suppose simple, est extrêmement difficile à établir d'une manière sûre, et, par conséquent, exempte d'un degré très-remarquable d'incertitude. J'ajouterai même que lorsqu'elle est réunie à une autre affection du cœur ou de la poitrine, les symptômes toujours plus saillans de la maladie qui complique l'adhérence du péricarde, empêchent qu'on puisse reconnaître, souvent même soupçonner, cette dernière affection; en voici la preuve :

(Obs. 8.) Une jeune fille, bien réglée depuis l'âge de dix-huit ans jusqu'à celui de vingt-trois ans et demi, fut, à cette époque, affectée d'un rhume qu'elle négligea pendant cinq mois; ce temps étant écoulé, elle ressentit dans le côté gauche de la poitrine un point douloureux très-violent. Déjà la respiration était courte, embarrassée; il y avait commencement d'aphonie, toux sèche et fréquente, fièvre légère le soir, sueur sur la poitrine, chaleur et sécheresse à la paume des mains et à la plante des pieds. Tel me parut être son état le 20 juin 1799, jour de son admission dans la salle de clinique interne. Les moyens employés pendant la durée de son séjour à l'hôpital procurèrent peu de soulagement. La toux et l'aphonie diminuèrent; mais la respiration devint plus gênée, plus courte, plus précipitée, quelquefois sibilante et se faisant avec élévation des épaules. Elle éprouvait constamment pendant la nuit des étouffemens, des quintes de toux longues et fatigantes, enfin, un sentiment de constriction extrême dans la poitrine; les mouvemens fébriles avaient cessé d'être sensibles. Le mal faisant des progrès nouveaux, les joues devinrent violettes et vergetées, les lèvres d'un rouge intense; le reste de la figure était pâle, les paupières fatiguées et jaunâtres; la poitrine n'était plus douloureuse : elle ne résonnait point du tout à gauche quand on la percutait; le pouls était petit, très-fréquent, sans irrégularité marquée; les bras et les jambes n'étaient pas œdemaciés, l'appétit était nul; la malade ne pouvait se coucher sur le côté droit.

D'après l'existence assurée d'un épanchement dans la cavité gauche de la poitrine, il me parut évident que la médecine n'offrait que des moyens impuissans. Dans la persuasion où j'étais que l'opération de l'empyème, dans les cas analogues, était un moyen plus que douteux, j'eus peine à me résoudre à la pratiquer; cependant les étouffemens ayant encore augmenté, la suffocation devenant instante, j'ouvris moi-même la poitrine le 12 octobre suivant; il sortit aussitôt une quantité considérable de liquide, ayant tous les caractères physiques et chimiques du sérum du sang. Pendant la journée, il s'écoula une nouvelle quantité de liquide; la respiration ne resta cependant pas moins gênée.

Le 13, point de sommeil, respiration un peu plus libre, le ventre moins bouffe, la physionomie aussi altérée; la journée fut assez calme; il y eut de la fièvre le soir.

Le 14, la sérosité coulait encore abondamment par la plaie : cette sérosité exhalait une odeur forte et désagréable; on fit des injections composées de parties égales de décoction d'orge et de quinquina. La poitrine percutée résonnait bien des deux côtés; le pouls était faible et fréquent.

Le 15, la nuit fut assez bonne : dans la journée, la toux fut plus fatigante, l'évacuation d'eau, par la plaie fut assez considérable pour faire juger qu'il s'en formait toujours de nouvelle; le pouls fréquent fut un peu plus consistant que la veille.

Les 16, 17 et 18, les symptômes devinrent de plus en plus fâcheux; la douleur du côté gauche reparut; on remarqua quelques irrégularités dans le pouls; la malade mourut le 19.

A l'ouverture du corps, les lèvres de la plaie avaient un aspect gangreneux; il y avait un peu de sérosité dans la cavité droite de la poitrine : le poumon de ce côté était sain; la surface interne de la cavité gauche était parsemée de granulations. Le poumon de ce côté était petit, dur, comme squirrheux et aplati contre le médiastin; le péricarde épaissi, blanchâtre, était très-étroitement uni au cœur, sans qu'il fût possible d'en séparer la moindre portion sans le secours d'un instrument tranchant; le cœur, dont la substance paraissait décolorée, était, avec son enveloppe, refoulé vers la partie droite et supérieure de la poitrine.

Quoique l'histoire de la maladie me porte à croire que l'adhérence du péricarde au cœur a été consécutive à la toux chronique, à l'épanchement, etc., j'ai cité cette observation de préférence à toute autre, parce qu'en même temps qu'elle présente une adhérence intime et totale du péricarde au cœur que les symptômes généraux de la maladie n'ont pas laissé apercevoir, elle me fournit l'occasion de dire qu'ayant plusieurs fois pratiqué l'opération de l'empyème, dans des cas analogues, je crois avoir acquis la certitude que, procurant même rarement un soulagement éphémère, elle hâte, dans tous ces cas, la mort du malade.

D'après le simple exposé des accidens causés par l'adhérence totale du péricarde au cœur, et ce que j'ai avancé plus haut, ne devrait-on pas penser que l'état des sujets qui en sont affectés est toujours plus ou moins pénible à supporter, et les fait enfin succomber? Il en est cependant qui, après leur mort, ont été trouvés dans cet état pathologique, sans que, pendant leur vie, on ait eu l'indice le plus léger de l'existence de cette affection. Il paraîtrait donc que, avec le temps, le cœur s'habitue quelquefois aux en traves que cette affection, quand elle est graduée et lente dans sa formation, apporte à ses mouvemens.

D'un autre côté, on a pensé que la gêne habituelle, l'anxiété continue qui en provenaient nécessairement, pouvaient mettre le malade, quoique jouissant en apparence d'une assez bonne santé, dans un état de langueur, d'inquiétude d'esprit et de mélancolie tel que la vie lui devînt insupportable. A l'appui de cette opinion, on a cité des faits auxquels j'en ajouterai un qui m'est particulier.

(Obs. 9.) Un garçon de pharmacie portait, depuis plusieurs années, sur la physionomie, l'empreinte de longs chagrins. Il avait eu, de tout temps, la respiration courte, sur-tout quand il précipitait sa marche. Sans raison connue, cet homme tenta une première fois de s'empoisonner avec de l'opium; n'ayant pas réussi, il vécut tout aussi mélancolique pendant quelques mois, et prit encore une nouvelle dose du même poison qui le fit périr en quelques jours, après avoir donné naissance à de véritables symptômes péripneumoniques. On apprit ensuite qu'il avait contracté une dette modique qu'il ne pouvait acquitter : je ne sais si cette raison seule a pu suffire pour le porter à l'acte de désespoir qui a terminé sa vie.

A l'ouverture de son corps on vit que le péricarde avait contracté avec la pointe du cœur des adhérences qui semblaient très-anciennes dans un espace circulaire de deux pouces de diamètre. On observa de plus les traces de la péripneumonie récente qui avait occasionné un épanchement séreux dans la cavité de la poitrine et la mort ; car je ne pense pas que l'adhérence du péricarde, qui n'était que partielle, puisse être regardée comme ayant causé la mort ; mais je la considérerais volontiers comme la cause de la gêne habituelle et ancienne de la respiration, sur-tout en marchant vite, etc.

Il serait d'autant plus déraisonnable de conclure de cette observation, et de celles qui ont déjà été publiées, que tous les suicides ont le péricarde adhérent au cœur, que j'ai fréquemment rencontré ces adhérences, dans tous les degrés possibles, chez des individus qui, de leur vivant, n'avaient jamais été atteints de cette mélancolie qui porte à se détruire. Il en est de l'adhérence dont je parle comme des calculs biliaires, qu'on a dit se trouver fréquemment dans les individus qui avaient attenté à leur existence. Le malaise, les anxiétés, les angoisses que cause, dans certains cas, l'adhérence du péricarde au cœur, sont-ils capables de rendre, jusqu'à un certain point, le fardeau de la vie insupportable ? Rien encore ne me semble le prouver dans aucun de ces cas.

Souvent ces adhérences totales et intimes du péricarde se rencontrent avec l'anévrisme ou l'augmentation considérable du cœur, et avec peu ou point d'épanchement dans les cavités de la poitrine. Cet épanchement, quand il a lieu, se trouve tantôt dans l'une, tantôt dans l'autre cavité ; il n'y a rien de constant à cet égard.

La jeunesse ne défend point de cette maladie : j'ai vu l'adhérence immédiate et complète du péricarde au cœur d'un jeune homme de dix-huit ans.

Le volume de l'organe était égal au moins à un gros cœur de bœuf. Je l'ai vue cette année (1810) chez une jeune fille de treize ans, chez laquelle rien encore n'annonçait la menstruation. Le cœur avait un volume double de l'état naturel. Les douleurs qu'elle y éprouva pendant le mois qui précéda sa mort étaient extrêmes. Je ne doute point qu'il n'y ait des observations semblables faites sur de bien plus jeunes sujets encore.

ARTICLE III.

Des taches blanches qu'on observe à la surface du cœur.

Dans un assez grand nombre de cadavres, on voit à la surface du cœur des taches blanches, dont l'étendue indéterminée varie depuis la largeur d'une lentille jusqu'à celle d'un écu de 6 livres, et va même quelquefois au-delà. On a attribué la formation de ces plaques blanches à l'impression des parois de la poitrine sur le cœur, quand sa contraction le porte vers les côtes. Ce mode de formation ne me paraît pas admissible, puisque ces taches, qui, d'après cette explication, devraient toujours occuper la face antérieure de l'organe, se voient aussi fréquemment sur sa partie postérieure, sur ses côtés et à la face diaphragmatique.

Quelle cause peut-on donc assigner au développement de cet état particulier? Faut-il même l'appeler pathologique? Et dans ce cas, cet état a-t-il des symptômes auxquels on puisse le reconnaître? Enfin quelle espèce de lésion de fonction résulte-t-il d'une ou de plusieurs de ces taches? en résulte-t-il même aucune? On peut, je crois, répondre négativement à toutes ces questions.

Ces plaques blanches, qui, au premier coup-d'œil, paraissent tenir à l'opacité de la lame même du péricarde qui adhère au cœur, plus attentivement examinées, ne sont point des altérations actuelles, mais bien des résultats d'une affection ancienne de ce feuillet membraneux. Si on enlève une de ces plaques blanches (ce qu'on ne peut faire sans détacher le péricarde lui-même), on voit qu'elles sont produites par une couche de substance lymphatique, appliquée à la face interne du feuillet du péricarde qui adhère au cœur. En raclant cette couche pseudo-membraneuse, on voit que la membrane à laquelle elle est appliquée n'a rien perdu de sa transparence, et qu'elle n'est pas elle-même sensiblement altérée dans sa texture. Cette matière blanche paraît avoir été déposée là par une exsudation semblable à celle qui se fait ordinairement à la suite de l'inflammation des membranes séreuses, mais en dedans au lieu de l'être en dehors.

Est-il raisonnable de penser que ces taches soient des traces d'une inflammation locale, légère et ancienne de la membrane extérieure du cœur, qui aurait fourni cette exsudation lymphatique, et que la matière exsudée n'ayant pas été reprise par les absorbans, ait produit les taches blanches dont il est question? J'ai peine à le croire. J'observerai, à ce sujet, qu'on aperçoit souvent sur les viscères recouverts de membranes du même genre, sur la superficie du foie, des intestins, du poumon, de l'arachnoïde sur-tout, des taches semblables ; comment penser, en effet, que, vu la fréquence de cette disposition organique, les symptômes qui appartiennent à l'inflammation de ces parties auraient toujours été trop vagues, pour faire soupçonner dans le temps l'affection à laquelle ils appartiendraient dans cette hypothèse?

Je ne cite point d'observations de cet état particulier, parce que ce fait est si commun, qu'il n'est certainement pas un seul médecin tant soit peu appliqué à l'ouverture des cadavres qui n'ait rencontré de ces taches.

J'avancerai de plus que leur étendue et leur siège, dans certaines circonstances, rendent encore plus que douteuse l'explication, par l'inflammation, et qu'il est bien difficile, dans quelques uns de ces cas, de se persuader que celle qui aurait dû avoir lieu, n'ait pas déterminé une maladie positive, même assez grave, plutôt que des symptômes tellement légers, que les malades n'en auraient seulement pas conservé le souvenir. Le mot inflammation doit-il même être prononcé pour donner un air de vérité à l'explication de ce phénomène, dont la cause, je l'avoue, me paraît absolument inconnue?

CHAPITRE II.

De l'Hydro-péricarde.

L'HYDROPISIE du péricarde pourrait être considérée comme un des résultats de l'inflammation de cette membrane séreuse : mais la collection de liquide trouble, coloré, purulent, qui se forme dans le péricarde, à la suite de la péricardite, diffère, sous plusieurs rapports, de l'amas de sérosité limpide et le plus souvent presque incolore, auquel donne naissance une maladie du cœur, une inflammation du médiastin, de la plèvre, du poumon, ou toute autre cause qui rompt directement ou indirectement l'équilibre indispensable entre l'action des exhalans et celle des absorbans de cette membrane. C'est cet épanchement séreux, limpide et presque incolore qui constitue particulièrement l'hydro-péricarde.

Le péricarde, comme toutes les membranes analogues par la nature de leur tissu, continuellement abreuvé d'une humeur aquo-séreuse fournie par les exhalans, et reprise par voie d'absorption, devient, lorsque l'exhalation est trop forte, ou la vertu absorbante trop faible, le siège d'une hydropisie particulière.

La quantité d'eau qui pourrait s'amasser ne serait que peu considérable, si le péricarde ne pouvait se laisser distendre, et s'il n'était point susceptible, dans quelques cas, d'acquérir une certaine et même assez grande capacité.

A l'ouverture des cadavres, quel que soit d'ailleurs le genre de mort auquel les individus aient succombé, on trouve plus ou moins de sérosité dans la cavité du péricarde. Ce fait est si constant, que plusieurs auteurs ont cité, comme extraordinaires, des cas dans lesquels la surface interne du péricarde était sèche. La quantité du liquide est, dit-on, déterminée par l'espace de temps qui s'est écoulé depuis la mort de l'individu. Ceci ne peut être vrai que jusqu'à un certain point. Il est encore plus vrai de dire que la disposition du sujet, la nature de la maladie, sa durée, son traitement peut-être, influent singulièrement sur cette différence de quantité. Ainsi j'ai vu des sujets ouverts peu de temps après leur mort, et dans la cavité du péricarde desquels on trouvait une assez notable quantité d'eau, tandis qu'à l'ouverture d'autres sujets, morts depuis bien plus long-temps, on n'en voyait que fort peu; on ne doit cependant pas dire que, dans le premier cas, il y eût hydropisie. Quelle quantité de liquide épanché faut-il donc pour dire qu'il y a hydro-péricarde?

Les opinions à cet égard sont partagées, et doivent l'être toujours, par la nature même des choses; et il me paraît d'autant plus difficile de faire une réponse précise, que les auteurs ont traité de l'hydropisie dont je parle, sans s'être préalablement fait la question que je me propose ici. Si cependant l'observation prouve que la quantité de six onces soit la plus considérable qu'on ait trouvée dans le péricarde d'un grand nombre d'individus morts des suites de toute espèce de maladie, autre que celles qui peuvent déterminer l'hydro-péricarde, ne suis-je pas en droit de conclure que, lorsque cette sérosité excède six à sept onces, il existe une hydropisie de cette membrane; et même qu'une quantité moindre peut encore constituer une hydropisie consécutive?

Cette quantité que je regarde hardiment comme morbifique, quand elle excède en poids six à sept onces, peut devenir beaucoup plus considérable. J'ai trouvé dans le péricarde d'un sujet, mort à la suite d'un anévrisme de l'aorte, deux livres au moins de liquide aqueux et incolore. Des auteurs citent des épanchemens plus considérables. Je rapporterai l'observation d'une maladie dans laquelle le péricarde contenait huit livres de sérosité. Rarement on observera des épanchemens plus considérables; car, d'une part, l'extensibilité du péricarde est naturellement assez bornée; et de l'autre, quand sa distension est considérable, la compression du poumon et des bronches, du cœur et des gros vaisseaux, permet rarement au malade de pousser plus loin sa pénible carrière.

Les causes particulières de l'hydropisie du péricarde sont, outre celles des hydropisies en général, les affections du cœur, du médiastin, de la plèvre et du poumon.

Les signes auxquels on peut reconnaître l'existence de l'hydro-péricarde ont été, depuis longtemps, un sujet de discussions, sans qu'il soit résulté d'aucune d'elles une grande certitude dans le diagnostic de cette affection. Voici cependant ce que ma pratique m'a fourni de plus positif sur ce sujet.

Les malades affectés d'hydro-péricarde ont habituellement la figure violette, les lèvres noires et livides. Ils ressentent une anxiété douloureuse, un poids incommode sur la région du cœur, une difficulté de respirer qui menace de suffocation, quand le malade veut prendre une position horizontale ; souvent il éprouve des syncopes, et plus rarement des palpitations. Le pouls est petit, faible, fréquent, concentré et irrégulier par fois. En appliquant la main sur la région du cœur, on sent des battemens tumultueux, obscurs ; on dirait que l'organe ne fait sentir ses battemens qu'à travers un corps mou, ou plutôt à travers un liquide, placé entre lui et les parois thorachiques. Quand on pratique la percussion de la poitrine, soit que le malade reste à son séant, soit qu'il se place horizontalement dans son lit, le son que rend cette cavité est obscur, et même nul antérieurement et à gauche, dans une étendue proportionnée à la dilatation que le liquide a fait éprouver au péricarde. Dans quelques cas, le côté gauche de la poitrine est plus élevé, plus arrondi, plus bombé que le droit ; quand la maladie est ancienne, les forces de l'individu sont comme anéanties ; il survient de l'œdématie aux extrémités inférieures, et plus rarement une légère bouffissure à la partie antérieure, et du côté gauche de la poitrine.

Ces différens signes existent le plus ordinairement dans les cas d'hydro-péricarde simple, et sont assez généralement reconnus ; mais il en est d'autres qui, pour ne s'être présentés que rarement, ou seulement à un petit nombre de praticiens, ne méritent pas moins de fixer l'attention. Ainsi, j'ai eu occasion de faire une observation analogue à celle de *Senac*, qui a vu dans les intervalles des troisième, quatrième et cinquième côtes, les flots du liquide épanché dans le péricarde. Je ne peux pas dire strictement avoir vu le même phénomène, mais j'ai pu me convaincre de son existence par le toucher; il peut se faire que les ondulations, que ma main appliquée sur la région du cœur sentait distinctement, ne fussent déterminées que par les battemens du cœur : je suis loin de le nier ; mais je puis assurer que, s'il en est ainsi, le caractère particulier de ces battemens est très-reconnaissable. Je dois à la vérité de dire que je n'ai fait cette observation que sur un seul individu, tandis qu'on doit conclure de ce que dit *Senac*, qu'il a vu ces ondulations sur plusieurs malades. Enfin, je répète que j'ai seulement senti, par le toucher, ce que *Senac* dit avoir vu très-distinctement.

Je ne crois pas devoir m'arrêter plus long-temps à discuter les différens autres signes donnés par certains auteurs, comme pathognomoniques de l'hydro-péricarde, et qui, d'après *Morgagni*, sont à peine dignes, pour la plupart, de trouver place sur la liste des signes, même équivoques, de cette affection; je ne ferai donc qu'indiquer comme tels, un poids énorme que les malades sentent sur le cœur, d'après *Lancisi* et plusieurs autres ; l'opinion des malades eux-mêmes, qui disent sentir leur cœur nageant dans un liquide, d'après *Reimann*, *Saxonia*, etc.; la couleur livide et plombée des lèvres, je l'ai déjà dit; l'impossibilité où se trouvent les malades de se coucher sur le côté droit sans être sur le point de suffoquer, signe que l'on a donné tour-à-tour comme caractéristique de plusieurs maladies de la poitrine, et qui ne me paraît appartenir exclusivement à aucune, puisqu'on le retrouve dans plusieurs.

A tous ces signes, enfin, j'en ajouterai un qui s'est offert deux fois à mon observation, et me paraît mériter plus de confiance que les derniers ; je veux parler des battemens du cœur qui se font sentir, tantôt à droite, tantôt à gauche, ou, pour m'exprimer plus clairement, dans différens points d'un cercle assez étendu. Comment, en effet, concevoir que ces battemens vagues puissent s'exécuter, si le cœur est encore retenu, comme il l'est naturellement, par le péricarde, poche presque immobile, dont la cavité, proportionnée au volume de ce viscère, fixe l'étendue et la direction de ses mouvemens ? Si ces battemens se prononcent dans divers points éloignés, il faut donc que le péricarde soit dilaté ; or, il ne peut l'être que par deux causes différentes : 1° par l'augmentation du volume du cœur même ; mais alors il y a nécessairement ampliation de part et d'autre, les rapports restent les mêmes, et les battemens peuvent augmenter de force et d'étendue, analogue à l'augmentation du viscère, mais toujours ils doivent se faire sentir dans les mêmes points de la poitrine, ou à peu près : 2° ou bien par l'accumulation d'un liquide quelconque dans la cavité du péricarde ; et c'est alors que le cœur, dont le volume ne s'est pas accru en proportion, nage pour ainsi dire, ou erre assez librement dans ce liquide, et va frapper des points d'autant plus éloignés les uns des autres, que l'épanchement et la dilatation sont plus considérables. Citons quelques observations à l'appui de ce qui vient d'être dit :

(Obs. 10.) Un homme, âgé de trente-quatre ans, convalescent d'une péripneumonie assez vive, avait conservé une grande gêne dans la respiration, accompagnée d'une toux sèche et fréquente. Quatre mois après il fut admis à la clinique interne ; il ne pouvait se coucher horizontalement, restant jour et nuit à son séant et incliné sur le côté gauche ; s'il tentait de se mettre sur le côté droit, il était aussitôt pris d'étouffemens. La figure était bouffie et de couleur violette, les lèvres étaient livides, les jambes œdématiées, le pouls vite, très-faible et irrégulier ; il éprouvait des défaillances incomplètes, mais fréquentes. On ne pouvait sentir les battemens du cœur. La partie antérieure et gauche de la poitrine ne résonnait pas du tout. D'après l'ensemble de ces signes, j'annonçai l'existence de l'hydro-péricarde et l'issue funeste de la maladie.

Des sangsues appliquées à l'anus, et une hémorragie nazale spontanée, rendirent la respiration plus facile ; alors on put découvrir à la région du cœur des battemens faibles et tumultueux. Mais en peu de temps les accidens augmentèrent, et le malade mourut dans un état d'angoisse difficile à dépeindre.

A l'ouverture du cadavre, on vit le péricarde très-distendu, comprimant le poumon affaissé et endurci ; cette membrane avait plus d'épaisseur que dans l'état naturel; sa cavité contenait environ quatre pintes, ou huit livres de sérosité claire et verdâtre. La superficie du cœur paraissait avoir été le siège d'une inflammation chronique. Il n'y avait que très-peu de sérosité épanchée dans la poitrine.

(Obs. 11.) Un tailleur, âgé de 33 ans, d'une forte constitution, entra à la clinique interne vers la fin de mars 1800. L'invasion de sa maladie remontait à trois ou quatre ans. Une course longue et forcée, dans un moment où il était saisi de la plus grande frayeur, avait déterminé chez lui de la dyspnée, une toux sèche et des palpitations qui étaient devenues de plus en plus fortes. Ces phénomènes se renouvelaient au moindre mouvement du malade, dont la figure était animée et injectée. Les battemens du cœur étaient tumultueux et se faisaient avec une sorte de bruissement. Toutes les autres fonctions, et sur-tout celles du système digestif, se faisaient parfaitement bien. Il n'y avait aucun signe d'épanchement ni dans la poitrine, ni dans l'abdomen. Il n'y avait pas non plus d'infiltration d'abord, mais elle ne tarda pas à survenir aux extrémités inférieures. Le malade voyant que son état ne s'améliorait pas, sortit quarante jours après son entrée; mais il revint peu de temps après. Déjà sa figure commençait à s'altérer, et bientôt tous les phénomènes dépendans de la maladie organique du cœur devinrent de plus en plus graves; son sommeil était troublé par des rêves effrayans, et il se réveillait souvent en sursaut. La sécrétion de l'urine diminua;

DE L'HYDRO-PÉRICARDE. 53

l'infiltration fit des progrès ; elle gagna les parois de l'abdomen, et même les bras et les mains; elle était ferme, sans changement de couleur à la peau. Le foie devint douloureux ; il parut des hémorroïdes qui firent souffrir beaucoup le malade, et un épanchement manifeste se forma dans la cavité abdominale.

Tous les remèdes que l'on donnait comme palliatifs ne remplissaient même pas ce but, et leur effet était presque nul. Cependant l'enflure devint si prodigieuse et si gênante, qu'on fit des scarifications aux jambes ; il s'écoula une quantité fort grande de sérosité, et comme il y avait beaucoup d'énergie vitale chez ce sujet, la peau revint promptement sur elle-même. Le soulagement que cette évacuation procura ne fut que de courte durée ; les plaies des scarifications s'enflammèrent et devinrent douloureuses, ce qui mit obstacle à un plus long écoulement du liquide séreux. En peu de temps les hydropisies cellulaire et abdominale se trouvèrent aussi considérables qu'elles l'avaient été, et augmentèrent jusqu'à la fin de la maladie. On observa, dans les derniers temps, que les battemens du cœur avaient un peu moins de force, et se faisaient sentir dans différens points de la région antérieure du thorax, comme si la pointe de cet organe était venue frapper tantôt dans un lieu, tantôt dans un autre. Ce phénomène me fit penser que le péricarde pouvait être le siège d'un épanchement, ce qui fut confirmé par l'inspection du cadavre.

Enfin, après sept mois de séjour à l'hospice, les accidens propres à la maladie essentielle, comme les anxiétés, les suffocations, devenant chaque jour plus insupportables, le malade expira, après avoir craché du sang, dans une agonie de quelques heures.

Il y avait infiltration générale de tout le tissu cellulaire ; les cavités thorachiques ne contenaient que fort peu d'eau, mais le péricarde, qui était extrêmement distendu, et qui occupait presque tout le diamètre transversal du thorax, en contenait plus d'une pinte. Le volume du cœur était fort augmenté ; l'orifice du ventricule aortique était rétréci, et formait une sorte de fente courbe, irrégulière, présentant des duretés et quelques aspérités osseuses. La valvule mitrale était dure et comme ossifiée ; les aortiques étaient épaisses et recoquillées ; l'abdomen contenait une fort grande quantité de sérosité teinte en jaune ; le foie était très-dense, dur et singulièrement gorgé de sang.

Je n'ai pas besoin d'observer, je pense, que si, dans cette observation, on ne trouve point réuni l'ensemble des signes que j'ai dit propres à faire reconnaître l'hydro-péricarde, c'est que l'épanchement, dans ce cas, n'était que consécutif. Le cœur était l'organe primitivement affecté. Aussi les symptômes de la maladie de cet organe étaient-ils les plus évidens.

Le nombre et l'ensemble des signes que j'ai présentés plus haut, comme appartenant à la maladie dont je traite dans ce chapitre, sont bien propres à combattre l'opinion de quelques médecins, qui ont regardé le diagnostic de l'hydro-péricarde comme étant toujours impossible à établir ; il faut pourtant convenir que cette maladie, assez facile à reconnaître quand elle est isolée, devient, dans le plus grand nombre des cas, par ses nombreuses et fréquentes complications, d'une obscurité très-grande. En effet, outre l'hydropisie de poitrine, qui se forme quelquefois en même temps qu'elle, on la trouve de temps en temps unie aux maladies qui lui ont donné naissance, telles que les affectious du poumon et du cœur; cependant un tact très-exercé la reconnaîtra presque toujours.

Avant de terminer tout ce qui a trait à l'hydropéricarde, je ne dois pas omettre de parler d'un phénomène intéressant, qui s'est présenté plusieurs fois à mon observation. Dans les cas d'anasarque ou de leucophlégmatie générale, la grande quantité de sérosité infiltrée dans le tissu cellulaire des extrémités, tant supérieures qu'inférieures, cause ordinairement une intumescence remarquable des membres; l'abdomen est aussi le plus souvent rempli d'une grande masse de liquide; mais il arrive quelquefois que la poitrine semble se soustraire à cette diathèse séreuse, et conserve son état naturel au milieu de l'infiltration générale. Quand la respiration dans ce cas est gênée, cet état tient seulement au refoulement du diaphragme. Si, dans ces circonstances, on pratique la percussion de cette cavité, malgré le boursoufflement des tégumens, on s'aperçoit qu'elle rend un son assez clair pour faire juger qu'elle ne contient point de sérosité. En faisant la même épreuve sur la région du cœur, on obtient les mêmes résultats; de sorte que dès-lors on exclud toute idée d'hydro-thorax, ou d'hydro-péricarde, dont à la vérité les symptômes n'existent point, mais qu'on pourrait soupçonner exister, en raison de l'état de leucophlegmatie générale.

Parce que, deux jours avant la mort, ou la veille même, on aura reconnu, chez ces sujets, que la poitrine est exempte d'épanchement, on ne doit pas croire qu'on n'en rencontrera pas sur le cadavre. On pourrait alors se tromper grossièrement, en annonçant que la poitrine sera parfaitement vide, et la trouver, contre son attente, remplie de beaucoup de liquide.

Souvent j'ai fait remarquer dans mes leçons que tel sujet qui, peu de jours avant sa mort, ou même à l'instant de rendre le dernier soupir, avait les extrémités gonflées et distendues par de la sérosité, ne se trouvait plus, quand on l'examinait quinze ou vingt heures après sa mort, dans un état d'intumescence aussi marquée sur les extrémités inférieures ; quelquefois même on n'apercevait plus qu'une légère infiltration de ces parties. Il se fait alors dans un espace de temps très-court, et quoique le corps soit privé de vie, une sorte de révulsion qui détermine, d'un côté, la disparition presque totale de l'infiltration des membres, et fait que de l'autre part la poitrine et le péricarde se remplissent à mesure que le tissu cellulaire des extrémités se vide : on est alors très-surpris, en ouvrant la poitrine, de trouver ses cavités, ainsi que celle du péricarde, plus ou moins remplies de liquide, lorsqu'on s'attendait à les trouver tout-à-fait exemptes d'épanchement.

DE L'HYDRO-PÉRICARDE. 57

Que l'hydro-péricarde soit simple, ou qu'il soit réuni à l'hydro-thorax, les moyens internes qui peuvent lui être opposés sont les mêmes que ceux indiqués dans les hydropisies en général. *Senac* a proposé d'appliquer particulièrement à l'hydro-péricarde l'opération de la ponction; il a même décrit en détail la manière de la pratiquer avec le trois-quarts. Je pense, contre l'opinion de cet auteur, que les avantages qu'on peut en retirer contre-balanceront rarement le danger auquel elle expose le malade. Mais si l'on se décidait à la faire, l'incision par le bistouri devrait être préférée à la ponction par le trois-quarts, opération dangereuse sous plusieurs rapports.

A l'appui du conseil qu'il donne de pratiquer la ponction dans les cas d'hydro-péricarde, *Senac* ne rapporte aucune observation; il cite seulement un cas d'hydro-thorax, dans lequel il a ouvert la poitrine avec le plus grand succès. Mais relativement au danger de l'opération, les deux cas ne se ressemblent en rien.

Desault a été plus loin, sans pourtant arriver encore à ouvrir le péricarde. Voici l'histoire intéressante de cette opération, telle qu'elle est rapportée dans ses œuvres chirurgicales.

Un homme vint se présenter à l'hôpital de la Charité avec tous les signes caractéristiques d'une hydropisie du péricarde : toux sèche, difficulté de respirer, pouls lent, dur (1), irrégulier; gêne,

---

(1) La lenteur et la dureté du pouls sont, selon moi, des

anxiété ; danger de suffoquer dans l'extension du corps ; soulagement sensible dans la station ; syncopes fréquentes, visage pâle, bouffi ; dilatation manifeste dans la région précordiale ; tendance habituelle à s'incliner du côté gauche ; tels étaient les phénomènes qu'offrait le malade.

Desbois, et *Dumangin*, médecins de l'hôpital, *Sue* et *Desault*, chirurgiens, rassemblés en consultation, ne s'accordèrent pas d'abord sur la cause d'où dépendaient ces phénomènes ; les uns crurent à une maladie du cœur, les autres à une hydropisie de poitrine ; d'autres à un amas d'eau dans le péricarde. Tous les avis se réunirent enfin aux deux derniers qui partagèrent les consultans. Pour les accorder, *Desault* proposa une opération qui convenait à l'un et à l'autre cas ; c'était d'ouvrir la poitrine entre la sixième et la septième côte du côté gauche, vis-à-vis la pointe du cœur, en intéressant la peau, l'entrecroisement des muscles grand oblique et grand pectoral, et le plan des intercostaux. Ce projet fut adopté, et exécuté le lendemain.

L'incision ayant été faite avec les précautions requises, *Desault* porta les doigts dans la poitrine, et sentit une espèce de poche pleine d'eau, qu'il prit pour le péricarde. Les autres consultans ayant, comme lui, examiné les parties, eurent la même opinion. Il ouvrit, en conséquence, avec un bistouri mousse, la poche dilatée, et donna issue à une cho-

---

phénomènes opposés à ceux qui doivent exister dans l'hydropéricarde.

pine d'eau environ, qui s'échappa avec une espèce de sifflement à chaque expiration. L'écoulement étant fini, le doigt porté de nouveau dans l'ouverture sentit un corps uni, pointu, conique, qui venait le frapper. Tous les assistans le sentirent, et l'opinion générale fut que c'était le cœur à nu.

Les accidens se calmèrent pendant les deux premiers jours qui suivirent l'opération ; mais ils reparurent le troisième, devinrent plus intenses, et le malade mourut le quatrième. L'ouverture du cadavre fit voir une membrane qui unissait le bord du poumon gauche au péricarde, et formait la poche prise et incisée pour cette dernière membrane. Le corps conique et pointu, qu'on avait jugé être le cœur à nu, était en effet cet organe, mais enveloppé du péricarde, auquel il adhérait en grande partie; le cœur était beaucoup plus dilaté que de coutume, rempli d'un sang noirâtre et en partie coagulé (1).

Je ne mets pas au nombre des affections du péricarde le défaut absolu de cette membrane que quelques anatomistes disent avoir observé, parce que je ne doute pas qu'on ne se soit trompé en prenant l'adhérence entière et intime du péricarde au cœur pour l'absence de cette membrane. Ce fait, et beaucoup d'autres plus extraordinaires, que certains auteurs ont pris la peine de rassembler,

---

(1) Ceux qui liront avec attention cet ouvrage se persuaderont aisément que si l'on se fût aidé de la percussion, et que si les signes de l'anévrisme du cœur eussent été aussi bien connus qu'ils le sont aujourd'hui, on n'eût peut-être pas pratiqué cette opération, très-brillante d'ailleurs.

ne méritent pas plus de fixer l'attention, que l'histoire des cœurs couverts de poils qui, de l'avis de *Lancisi* et d'*Haller*, n'étaient que des filamens lymphatiques attachés à la surface du cœur ou du péricarde. *Senac*, aussi incrédule sur ce point, paraît de même éloigné de croire à l'existence des cœurs poilus dans les grands hommes et les voleurs, quoique *Aristomène*, *Hermogène*, *Léonidas* et *Lysandre* aient paru, dans leur temps, des hommes aussi rares par le poil qu'on a trouvé dans leur cœur, que par les talens et les belles actions qui les ont rendus si célèbres.

DEUXIÈME CLASSE.

AFFECTIONS DE LA SUBSTANCE MUSCULAIRE DU CŒUR.

CONSIDÉRATIONS GÉNÉRALES.

La substance musculaire est celle qui constitue le plus essentiellement l'organe central de la circulation. C'est elle qui joue le principal rôle dans son organisation et dans son action, puisque c'est à la contractilité de la fibre musculaire que sont entièrement dus les mouvemens qui donnent l'impulsion au liquide que le cœur doit faire circuler.

Ce seul aperçu suffit pour faire sentir combien doivent être graves des lésions qui entraînent nécessairement l'altération et même quelquefois l'anéantissement des propriétés de la fibre musculaire. L'action du cœur alors n'est pas seulement gênée, entravée, comme dans les affections des enveloppes membraneuses, mais elle est véritablement altérée dans son principe. La circulation éprouve des dérangemens proportionnés à la désorganisation du viscère qui en est l'agent. Ces dérangemens se propagent bientôt dans toutes les autres fonctions qui se trouvent sous l'influence immédiate de celle-ci : de là les symptômes graves et menaçans dont je vais bientôt décrire les détails et l'ensemble.

Quoiqu'il existe quelques différences de structure entre les ventricules et les oreillettes, les parois de ces cavités diverses n'en sont pas moins principalement formées par le même tissu musculaire. Dans l'état sain, en effet, la disposition particulière des fibres charnues, et leur nombre moins considérable, semblent distinguer seulement le tissu de l'oreillette, et ce n'est que dans le cas de grandes dilatations, ou de quelques autres affections, que les parois de ces cavités perdent leur caractère musculaire, pour prendre un aspect membraneux, ou pour subir d'autres altérations.

J'aurais placé au commencement de cette classe les inflammations de la partie musculeuse du cœur, s'il m'eût été possible de fournir des exemples bien constatés de cet état pathologique isolé; mais l'inflammation simultanée des différens tissus de cet organe, constituant véritablement le *carditis*, je ne placerai point cette maladie dans la classe des affections du tissu musculaire, comme quelques-uns ont cru devoir le faire. S'il fallait même entre plusieurs tissus visiblement intéressés dans l'inflammation du cœur, en désigner un qui le fût plus particulièrement, peut-être pourrait-on penser que le tissu cellulaire a, dans ce cas, plus à souffrir que le musculaire, qui, à la vérité, est toujours compromis, mais beaucoup moins que le premier. J'aurai occasion de développer, en traitant du carditis, sous le titre *d'affections qui intéressent à la fois les divers tissus du cœur*, cette proposition, contradictoire à quelques opinions nouvelles.

L'altération la plus commune qu'éprouve la substance musculaire du cœur, est l'anévrisme ou la dilatation. Cette substance n'est pas à la vérité la seule lésée dans cette affection; mais les enveloppes membraneuses qui se trouvent alors intéressées, ne le sont qu'indirectement, leur dilatation paraissant toujours être simplement passive, excepté dans les cas où plusieurs genres de lésions se trouvent réunis, et plusieurs tissus simultanément affectés.

ARTICLE PREMIER.

Des Anévrismes du cœur en général.

Avant d'entrer en matière sur la maladie dont il va être question, il s'en présente une préalable : dans tous les cas d'anévrismes du cœur, je dirai toujours que le cœur est augmenté de volume; il m'arrivera même de dire que dans telle ou telle observation il avait acquis le double de son volume naturel, etc. : il n'est point de lecteur qui ne sente parfaitement que cette estimation ne peut jamais être qu'approximative. Nous savons bien que son volume varie selon l'âge, le sexe, le tempérament, le genre de vie, etc., etc., mais nous manquons et nous manquerons toujours d'un étalon rigoureusement exact, auquel nous puissions rapporter le poids, le volume d'un cœur dilaté, épaissi dans ses parois, etc., etc.,; c'est donc une locution qui ne sera jamais rigoureuse : il n'est pas de médecin qui, tout en l'adoptant, ne soit pénétré de son inexactitude comme de l'impossibilité d'avoir jamais un résultat plus positif.

En médecine, on se sert du mot *anévrisme* pour désigner une dilatation du cœur ou d'une artère. Ainsi, pour éviter toute erreur dans l'acception qu'on pourrait donner à ce terme, *anévrisme* signifiera constamment pour moi, dilatation contre nature, soit active, soit passive, de l'une, de plusieurs ou de toutes les cavités de ce viscère. Lorsque j'aurai établi les différences qui existent entre les divers anévrismes du cœur, on sentira bien mieux encore la nécessité de n'attacher à ce mot que le sens que je viens d'indiquer. Ainsi, une fois pour toutes, anévrisme et dilatation seront indistinctement employés comme synonymes parfaits.

On doit reconnaître deux espèces de dilatation du cœur, l'une active, l'autre passive. L'existence réelle de ces deux espèces est prouvée au médecin par des symptômes différens et propres à chacune d'elles; à l'anatomiste par l'observation constante et multipliée de deux états bien distincts dans lesquels se trouve le cœur quand il a été le siège de cette maladie.

Dans la première espèce (la dilatation active), le cœur est dilaté, ses parois épaissies, la force de son action augmentée.

Dans la seconde (la dilatation passive), il y a évidemment aussi dilatation, mais avec amincissement des parois et diminution de force dans l'action de l'organe.

Quoique les dilatations du cœur, et celles des artères du tronc ou des membres, aient été désignées sous une même dénomination, *l'anévrisme*, il serait difficile d'établir entre ces deux affections un parallèle assez exact pour que l'identité de noms puisse être rigoureusement admissible. Quelle analogie existe-t-il en effet entre l'anévrisme du cœur dans lequel il y a épaississement des parois et augmentation de leur force, et un anévrisme des artères aorte, crurale ou poplitée, par exemple? on trouverait, à la vérité, plus de rapport entre l'anévrisme des artères et celui du cœur avec amincissement de ses parois ; mais encore combien n'existe-t-il pas de points de dissemblance?

Les rapprochemens que je viens d'indiquer ne tiennent au surplus qu'indirectement à mon sujet ; ils prouvent seulement dans les nosologies une imperfection que personne, je pense, ne révoquera en doute, et qu'il est plus facile d'apercevoir que de réformer.

ARTICLE II.

De l'Anévrisme actif du cœur, ou avec épaississement de ses parois en général.

Le cœur, ainsi que tous les autres muscles du corps humain, est susceptible de prendre un accroissement plus marqué, une consistance plus solide, une force plus considérable par la continuité, et surtout par l'énergie plus grande de son action. N'observe-t-on pas, en effet, tous les jours le développement extraordinaire de tous les muscles du corps chez les portefaix, de ceux des bras chez les forgerons, les boulangers, etc.? L'exercice pour les muscles extérieurs, l'exercice et l'irritation pour le cœur, sont les causes principales qui font de ces organes un centre de nutrition plus actif, et y fixent une quantité plus grande de substance nutritive. Pour rendre plus clair, plus intelligible ce fait déjà indiqué par *Blancard*, supposons dans un sujet, bien constitué d'ailleurs, un cœur de volume ordinaire, ayant une quantité d'action proportionnée à la masse de fibres musculaires qui le composent, mais des vaisseaux disproportionnés par l'étroitesse de leur calibre, et qui, par-là, ne sont nullement en rapport de capacité avec la quantité de fluide à laquelle ils doivent livrer passage. Le cœur, dans cet individu, aura à chasser, par des artères étroites, une colonne de sang trop volumineuse. Ces vaisseaux, incapables d'admettre cette quantité de liquide, ne pourront d'abord se dilater assez ; ils s'opposeront à la progression du liquide qui devra nécessairement réagir sur l'agent de son impulsion. Le premier effet de cette réaction sera de déterminer l'extension, l'alongement des fibres du cœur ; le second, d'occasionner le séjour plus prolongé du sang dans les cavités de cet organe, et par conséquent l'impression plus prolongée aussi de son stimulus. Enfin, les artères coronaires, ainsi que les capillaires du cœur, restant dans un état d'engorgement permanent, fourniront plus de fluide nourrissant à la substance charnue de cet organe, d'où sans doute, l'augmentation, en partie au moins, de son énergie vitale ; de là aussi la dilatation des cavités, l'alongement des fibres, l'épaississement de leurs faisceaux, la consistance plus grande des parois, l'action plus vigoureuse de l'organe.

Les mêmes causes agissant chaque jour, à chaque instant, tendront continuellement à changer de plus en plus l'état naturel du cœur, ainsi que celui des vaisseaux artériels qui en partent; ces derniers céderont avec moins de facilité, la puissance dilatante agissant moins directement sur leurs parois, qui, d'ailleurs, peuvent opposer une résistance relativement plus forte, en raison de leur propre organisation et du secours que leur prêtent l'appui et l'action des parties environnantes. Le cœur, au contraire, libre de toutes parts, formé de fibres susceptibles d'une grande extension, de fibres qui ne sont soutenues que par leur union réciproque, éprouvera dans son organisation un changement que le même effort n'aura pu produire sur les artères. On voit quelquefois, il est vrai, ces vaisseaux céder aux efforts du sang poussé par le cœur, qui, lui-même, sur certains sujets, conserve son volume naturel, tandis que la crosse de l'aorte, par exemple, éprouve une grande dilatation; mais alors une faiblesse particulière et locale, produite par des causes qui seront développées dans une autre partie de cet ouvrage, favorise la dilatation du vaisseau qui devient le siège d'un anévrisme.

Le développement des anévrismes de la première espèce ne tient pas toujours au défaut de rapport entre le calibre des vaisseaux et la quantité de sang que le cœur doit y faire passer. Tous les obstacles apportés au cours du sang, soit par un vice d'organisation, soit par un état pathologique quelconque, soit par l'influence des affections morales sur l'action du cœur, soit par les actes du corps, peut-être aussi la qualité plus ou moins stimulante du sang, qui, à égale quantité, doit augmenter ou diminuer la force de l'organe, doivent-ils être comptés parmi les causes de ces anévrismes, puisque les effets qu'ils produisent, et les dérangemens qu'ils occasionnent dans la circulation, paraissent être les mêmes dans leurs résultats.

ARTICLE III.

De l'Anévrisme actif du cœur, ou avec épaississement de ses parois, affectant la totalité de cet organe.

Ce que j'ai dit dans l'article précédent du mode de formation et des causes principales de l'anévrisme actif ou de la première espèce, s'applique naturellement à l'anévrisme actif de toutes les cavités du cœur; mais il est extrêmement rare de rencontrer des sujets chez lesquels toutes les cavités de cet organe soient à la fois dilatées avec épaississement de leurs parois. Si chaque jour l'expérience ne confirmait cette assertion, le raisonnement aurait suffi pour prouver que l'anévrisme de la première espèce, ou actif, ne pouvait que très-rarement se développer à la fois, et à un degré aussi marqué, sur l'un et sur l'autre côté du cœur. Pour rendre cette simultanéité d'affection possible, il faudrait que les deux moitiés de cet organe, et les deux systèmes artériels qui en partent, se trouvassent chez le même sujet et à la même époque dans des conditions favorables au développement de la même maladie. Il faudrait qu'un obstacle placé dans un des points du système artériel général, et qu'un autre obstacle également placé dans le système artériel pulmonaire s'opposassent au libre exercice de l'une et de l'autre circulation ; il faudrait que l'organisation différente des parois des deux ventricules apportât une résistance égale à la réaction du sang, qui ne peut, dans le cas supposé, obéir à l'impulsion qu'il reçoit; il faudrait que l'un et l'autre des systèmes artériels, soit en raison de leur propre structure, soit en vertu du degré particulier d'isolement de quelques-unes de leurs portions, se prêtassent avec la même facilité relative à une dilatation, dans ce cas, toujours indispensable; il faudrait enfin que le sang qui se trouve obligé de refluer dans les ventricules, rétrogradât aussi facilement dans l'oreillette gauche que dans la droite, dans les veines pulmonaires que dans les veines caves, etc.; or, il s'en faut bien que les choses se passent ainsi. Dans la plupart des cas, au contraire, on observe que tel obstacle à la circulation, qui détermine la formation d'un anévrisme actif du ventricule gauche, donne consécutivement naissance à un anévrisme de la seconde espèce, ou passif, des oreillettes ou du ventricule droit, ou même de ces diverses cavités à la fois. Quand je parlerai du mode de formation de l'anévrisme passif, j'aurai occasion d'indiquer encore d'autres rapprochemens qui se lieront naturellement aux considérations que je viens de mettre en avant.

Quoique les exemples d'anévrisme actif de toutes les cavités du cœur soient extrêmement rares, et que l'on voie bien plus souvent cette affection avoir son siège dans les parois de l'une des cavités du cœur seulement, de la gauche le plus souvent, il existe cependant plusieurs observations de ce genre dans le nombre de celles que j'ai faites; en voici un exemple:

(Obs. 12.) Un charron, âgé de cinquante-huit ans, d'une forte constitution, sentit, après un violent effort, une douleur vive au côté droit de la poitrine. Peu de temps après il survint de l'oppression, de la toux, et un crachement de sang. Les extrémités devinrent ensuite infiltrées, le visage violet, bouffi, inégalement livide; le pouls fort, plein, régulier et fréquent; les battemens du cœur violens, secs et précipités sans irrégularité. La région de cet organe ne résonnait que faiblement.

Le caractère des battemens du cœur, celui du pouls, le résultat de la percussion, réunis aux autres symptômes, ne me laissèrent aucun doute sur la nature de l'affection, qui me parut être un anévrisme du cœur avec épaississement de ses parois.

Le pronostic était très-fâcheux; j'opposai néanmoins plusieurs saignées à l'état de suffocation qui menaçait le malade, au crachement de sang, etc.; mais aucun des symptômes ne céda aux moyens que je mis en usage (1), et le malade mourut trois mois après l'effort violent qui avait donné naissance aux premiers phénomènes de la maladie.

L'ouverture du corps fit voir la cavité de la plèvre droite presque remplie de sérosité, et les lobes inférieurs du poumon, de ce côté, durs et gorgés de sang noir.

---

(1) J'observerai ici, une fois pour toutes, que dans l'historique de chaque observation je parle très-brièvement du traitement; que le plus souvent même j'omets d'en parler, soit d'abord à cause de son insuffisance, quel qu'il soit, soit parce qu'il en sera question dans un article *ad hoc* dans les corollaires de cet ouvrage.

La cavité gauche de la poitrine ne renfermait point d'eau; le poumon de ce côté était sain et crépitant.

Le cœur avait un volume double de celui qui lui est naturel. Sa longueur, de sa base à sa pointe, était de plus de huit pouces. Les parois de l'organe étaient très-épaissies; celles du ventricule gauche avaient cependant acquis comparativement plus d'épaisseur et plus de solidité que celles du ventricule droit; l'intérieur de ces diverses cavités était en très-bon état. Aussi le pouls était-il fort, plein et surtout régulier : régularité qui n'existe jamais quand, outre la dilatation, il y a un dérangement organique dans les ouvertures, les valvules, etc.

Je ne traiterai pas plus longuement de l'anévrisme actif de la totalité du cœur; ce que je dirai, dans les articles suivans, de l'anévrisme actif considéré dans les diverses cavités de cet organe en particulier, pourra, en grande partie, s'appliquer au cas dont je viens de m'occuper. Je n'ai pas cru non plus devoir faire ici l'exposé des signes propres à ce genre de lésion. Pour éviter les répétitions dont j'aurais nécessairement fatigué le lecteur, je renvoie au chapitre suivant l'exposition des signes de l'anévrisme actif en général, et la discussion des phénomènes particuliers qui peuvent faire connaître que telle ou telle cavité en est affectée.

ARTICLE IV.

De l'Anévrisme actif du cœur, ou de sa dilatation avec épaississement de ses parois, affectant le ventricule gauche.

De nombreuses observations m'ont prouvé que

le ventricule gauche était le plus fréquemment affecté de l'anévrisme de la première espèce. L'organisation particulière de ce ventricule, les rapports de cette organisation avec le système vasculaire général, et avec celui du cœur en particulier, me paraissent très-propres à rendre raison de cette fréquence plus grande de l'anévrisme actif du ventricule aortique.

Chacun des ventricules, dans l'état naturel, est doué d'une force proportionnée à l'impulsion, plus ou moins énergique, qu'il est chargé d'imprimer au sang, et à la résistance, plus ou moins considérable, qu'ils doivent respectivement éprouver. Le gauche, qui doit transmettre ce liquide à toute l'étendue du système artériel général, a reçu de la nature des parois plus épaisses, plus musculeuses, et par conséquent une vigueur plus grande. Le droit, au contraire, n'ayant à porter le sang que dans l'étendue très-limitée du système artériel pulmonaire, n'avait besoin que des forces médiocres qu'il a reçues en partage. Cette organisation différente des parois des deux cavités fait que chacune d'elles a, par sa structure même, des dispositions à devenir le siège de l'une ou de l'autre des espèces d'anévrismes que j'ai admises.

J'ai donné à entendre que je regardais le sang, lorsqu'il ne circule pas librement, et qu'il s'accumule, comme l'agent des dilatations de toute espèce, comme la force dilatante, si je peux m'exprimer ainsi, des diverses cavités; mais à cette force dilatante, les deux ventricules opposent des résistances tout-à-fait différentes ; le gauche palpite, s'irrite contre l'obstacle ; ses parois sont distendues, mais leur vertu, soit élastique, soit contractile, tend à les restituer à leur étendue naturelle et primitive. Cette action réciproque se répète incessamment, et toujours au désavantage de l'organe, dont la force est momentanément vaincue plutôt qu'épuisée. En effet, cette action plus violente, cette irritation plus vive, l'application plus prolongée du stimulus du sang, a fait, je le répète, de cette partie un centre de nutrition plus actif et d'action vitale plus énergique; les parois sont devenues plus épaisses, plus solides ; le cœur, loin d'avoir perdu de ses forces, en a acquis de nouvelles, mais elles ne sont plus dans le rapport convenable avec la résistance qu'elles ont à surmonter, ni avec l'organisation générale de l'individu. L'équilibre est rompu, l'organe est malade, la fonction principale est intervertie, celles qui en dépendent sont troublées.

Ce serait anticiper sur l'histoire de l'anévrisme passif, ou de la deuxième espèce, que de compléter ici le parallèle que j'ai commencé à établir entre le mode de formation des anévrismes de divers genres du ventricule gauche et du ventricule droit. Je renvoie donc ce qui me reste à dire sur ce sujet à l'article de l'anévrisme passif du ventricule pulmonaire.

L'existence plus fréquente de l'anévrisme actif dans le ventricule gauche peut reconnaître encore d'autres causes. Qu'il nous suffise ici d'observer que les altérations de l'embouchure aortique sont bien plus communes que celles de l'orifice de l'artère pulmonaire.

Voici deux exemples d'anévrisme actif du ventricule gauche :

(Obs. 13.) Une couturière, âgée de vingt-quatre ans, faiblement constituée (ce qui prouve, pour le dire en passant, que les anévrismes actifs attaquent quelquefois des sujets faibles), avait été réglée, pour la première fois, à l'âge de vingt ans. Cette évacuation périodique s'étant faite régulièrement pendant une année, une fièvre intermittente la suspendit quelque temps. Dès-lors elle commença à éprouver de fréquentes palpitations, quelques défaillances, une toux habituelle. Ces symptômes avaient été annoncés par une syncope complète (1) qui avait duré plus de deux heures. Cette première fièvre d'accès dissipée, le flux menstruel revint plus régulièrement, et la malade jouissait depuis deux ans d'une santé moins chancelante, quand une nouvelle fièvre, dont les accès duraient tous les jours huit à dix heures, supprima de nouveau les règles qui ne reparurent plus depuis. Ces accès de fièvre ayant cessé, après s'être renouvelés quinze jours de suite, la santé de la malade devint un peu meilleure ; mais elle fut bientôt altérée par de violens chagrins, des veilles prolongées, des travaux immodérés. Pendant trois années, à dater de l'apparition des premiers symptômes, elle n'avait cessé de ressentir des battemens de cœur, et d'éprouver

---

(1) Une grande syncope peut-elle toute seule jeter les fondemens d'une maladie du cœur ? Les asphyxiés, les noyés rappelés à la vie y deviendraient-ils par-là sujets ?

des syncopes qui souvent la forçaient à suspendre sa marche ou ses travaux.

Le 5 mars 1801, cette femme, exténuée par la fatigue et la maladie, fut obligée de garder le lit. Elle éprouvait alors dans les membres gauches une faiblesse extrême qui, peu de temps après, se changea en paralysie complète de tout ce côté. De nouveaux accès de fièvre quotidienne reparurent, et le 11 avril suivant elle fut transportée à la clinique interne.

Toute l'habitude du corps était dans le dernier degré d'amaigrissement. Il n'y avait point de céphalalgie ; les traits étaient profondément altérés, la face pâle, la bouche mauvaise, l'haleine fétide, la langue sèche et brunâtre vers sa base, la respiration haute et fréquente. Elle éprouvait une légère douleur dans le côté droit de la poitrine. On sentait dans la région du cœur des battemens étendus, et un tumulte particulier sensible, même à la vue. Le ventre n'était pas douloureux ; tout le côté gauche du corps était privé de mouvement, et légèrement infiltré ; le pouls était petit, faible et fréquent du côté paralysé, mais plus développé, et même assez fort et fréquent du côté droit (1).

L'anévrisme du cœur était, dans ce cas, malgré ses complications, trop bien caractérisé par l'en-

---

(1) La différence du pouls prouverait-elle que l'influence nerveuse sur l'artère est plus faible dans le côté paralysé, etc.? Le pouls est cependant très-fort dans la plupart des apoplectiques qui sont pourtant complètement paralysés. Il est vrai que l'état des sujets, l'ancienneté de la maladie, etc., etc., ne sont pas les mêmes.

semble de quelques symptômes, pour qu'il pût me rester le moindre doute sur la nature de l'affection principale, et sur sa terminaison funeste. La malade se trouvait alors dans un état tellement fâcheux, qu'elle paraissait être peu éloignée de sa perte. Elle passa cependant cinq jours dans l'hospice ; les nuits étaient agitées par des étouffemens qui se renouvelaient à chaque instant ; elle restait constamment couchée sur le côté paralysé. Le 15 avril les symptômes s'aggravèrent, la malade se plaignit de douleurs dans la poitrine, et le 16 au soir elle mourut, après une agonie longue et douloureuse.

Lors de l'examen du cadavre, la peau de toute l'habitude du corps était décolorée, la figure était violette, bouffie, infiltrée, les membres, sur-tout du côté gauche, étaient aussi infiltrés.

La substance de l'hémisphère droit du cerveau était dans un état de décomposition manifeste; sa couleur était gris-cendrée, sa consistance celle d'une bouillie épaisse. L'hémiplégie et l'infiltration du côté gauche avaient fait pressentir cette lésion.

La poitrine percutée résonnait bien à droite, et point du tout à gauche.

Le poumon gauche était refoulé vers le sommet de la poitrine, et réduit à la moitié de son volume ordinaire.

Le poumon droit avait conservé son état naturel.

Le cœur occupait la plus grande partie de la cavité gauche de la poitrine ; le péricarde contenait un peu de sérosité.

Le cœur avait acquis un volume extraordinaire, relativement à la petite stature du sujet.

Les cavités droites de cet organe, et l'oreillette gauche un peu distendues, n'offraient les traces d'aucune autre lésion.

L'orifice ventriculaire gauche était ample ; on voyait à la valvule mitrale des végétations analogues à des excroissances vénériennes. La partie moyenne du bord libre de cette valvule était surmontée d'un tubercule de la grosseur d'une aveline, implanté sur la valvule par une base assez large. Ce tubercule présentait à sa surface des inégalités qui lui donnaient beaucoup de ressemblance avec une mûre. Etait-ce aussi une végétation vénérienne ?

La cavité du ventricule gauche avait acquis une ampleur très-considérable. Ses parois charnues étaient bien plus épaisses que dans l'état naturel.

L'embouchure aortique était libre ; les valvules sygmoïdes étaient dans leur état naturel. Pourquoi tous les signes de l'anévrisme actif, la force du pouls, par exemple, ne se trouvent-ils point dans cette observation ? La lésion particulière du cerveau et la puissance nerveuse diminuée d'autant expliquent-ils suffisamment cette faiblesse d'action, en contradiction, au moins apparente, avec l'épaississement des parois ? Car on se ressouviendra que le pouls, du côté qui n'était point paralysé, avait une tendance à être assez fort, et qu'il l'eût été peut-être si la constitution du cerveau eût influencé plus puissamment l'action vitale du cœur. Les végétations, et sur-tout le tubercule de la valvule mitrale, me paraissent rendre raison du tumulte du cœur, et en partie du défaut de force du pouls, des défaillances, etc. Cette explication me semble autant plausible que peut le permettre l'état de complication de la maladie.

Deuxième observation :

(Obs. 14.) Un boulanger, âgé de 36 ans, fortement constitué, avait depuis long-temps la respiration extrêmement difficile ; il éprouvait souvent des palpitations ; le cœur avait des battemens violens ; la région de cet organe ne résonnait pas ; le pouls était régulier, fréquent, dur et vibrant. Pendant les palpitations, on apercevait les battemens des veines jugulaires.

D'après l'historique de la maladie et les divers symptômes, il me fut facile de reconnaître, au premier examen de ce sujet, la dilatation active du cœur : mais la maladie ne paraissait pas encore assez avancée pour causer promptement la mort du malade.

Il sortit en effet de l'hôpital de la Charité, et y rentra plusieurs fois dans l'espace de deux mois. Pendant les différens séjours qu'il y fit, je parvenais assez facilement à le rendre à un état de santé apparente, dont il profitait pour aller vaquer à ses affaires ; mais bientôt il était forcé, par le retour du mal, à venir réclamer de nouveaux secours. Enfin, pendant le dernier séjour qu'il fit dans l'hospice, il mourut subitement.

A l'ouverture de son corps je ne trouvai point de liquide épanché dans la cavité de la poitrine.

Le péricarde était adhérent au poumon, ainsi

qu'à la superficie du cœur. La face antérieure de cet organe était couverte de points d'un rouge livide.

Les oreillettes avaient perdu de leur capacité ordinaire, et paraissaient comme rétractées.

Le ventricule droit était dilaté; ses parois avaient très-peu d'épaisseur.

Le ventricule gauche avait acquis beaucoup plus d'ampleur, et ses parois étaient tellement augmentées, que, dans plusieurs points de leur étendue, elles avaient plus d'un pouce d'épaisseur.

Dans la première de ces deux observations, l'anévrisme du cœur, quoique reconnaissable, ne présentait pas des caractères aussi tranchés que dans d'autres cas analogues. Plusieurs phénomènes étrangers étaient comme sur-ajoutés à ceux qui provenaient de la maladie principale, et pouvaient facilement jeter de l'obscurité sur le diagnostic. Cette hémiplégie, dont on pouvait ne pas soupçonner la cause, et que l'ouverture a démontré exister dans le lobe droit du cerveau; ces fièvres intermittentes qui, par leur fréquence et leur durée, avaient mis et entretenaient la malade dans un état extrême de faiblesse et d'abattement, rien n'était plus propre à faire naître l'erreur dans laquelle l'examen attentif et réfléchi des symptômes empêcha de tomber.

Dans la seconde observation, on voit réunies chez le même sujet les deux espèces d'anévrisme; c'est-à-dire, l'anévrisme actif du ventricule gauche, et la dilatation passive du ventricule droit. Les cas où ces deux affections se trouvent coexistantes sont loin d'être rares, la dilatation passive du ventricule droit étant une suite plus ou moins éloignée, mais presque nécessaire, de la dilatation active du ventricule gauche.

Il est néanmoins difficile d'expliquer, dans cette observation, ce qui a pu causer la mort subite. Pourrait-elle être déterminée quand l'équilibre dans le rapport d'action entre le ventricule droit et le gauche est arrivé à un certain degré de dérangement et de *disproportion* ? Je ne le sais.

ARTICLE V.

De l'Anévrisme actif du cœur, ou avec épaississement de ses parois, affectant le ventricule droit.

Avoir trouvé dans l'organisation même du ventricule gauche, et dans la nature et les rapports de son action, la raison de la fréquence plus grande du développement des anévrismes actifs dans cette cavité, n'est-ce pas avoir en partie expliqué pourquoi le ventricule droit est moins exposé à ce genre d'affection ? Ce qui reste à dire sur ce sujet se lie trop naturellement à l'histoire de l'anévrisme passif, ou de la seconde espèce, pour pouvoir être placé ailleurs que dans le chapitre où je traiterai de ce genre particulier d'affection.

Quoique l'anévrisme actif appartienne plus particulièrement au ventricule gauche, il est certain cependant que le ventricule droit, et même les oreillettes du cœur, deviennent aussi quelquefois le siège de cette maladie. Quelles sont donc les conditions dans lesquelles doit se trouver ce ventricule, pour qu'il devienne apte à contracter une altération qui semble étrangère à son organisation naturelle? Il faut nécessairement supposer, dans ce cas comme dans beaucoup d'autres, une prédisposition organique native, dont il n'est pas permis à un esprit juste de rejeter la possibilité, et aux observateurs, la fréquence. Les anatomistes ne citent-ils pas, en effet, des cas dans lesquels ils ont observé la transposition des ventricules? N'ont-ils pas vu aussi que dans certains sujets le ventricule droit avait naturellement, et sans que cela fût dû à un état pathologique, plus d'épaisseur, plus de force que le ventricule gauche n'en avait dans le même individu? N'a-t-on pas chaque jour, dans les diverses parties du corps humain, des exemples de variétés, d'irrégularités semblables d'organisation?

Sans avoir recours, d'ailleurs, à ces transpositions complètes, qui, pour avoir été citées par plusieurs auteurs, n'en sont pas moins très-rares, l'observation journalière prouve que les diverses cavités du cœur ne sont pas toujours formées par des parois dont l'épaisseur et la force soient constamment telles qu'elles doivent être. Ainsi, le ventricule droit, dont les parois sont ordinairement lâches et molles, a, chez quelques sujets, une solidité de tissu assez remarquable. Il est hors de doute que ces différences tiennent le plus souvent à la constitution individuelle; mais il est évident aussi que les constitutions individuelles sont de véritables dispositions à telle ou telle maladie, organique sur-tout.

Le ventricule droit peut donc, en raison d'une

variété, même légère, d'organisation, devenir le siège de l'anévrisme actif qu'on y observe pourtant assez rarement, de même que l'organisation variée du ventricule gauche peut favoriser aussi quelquefois, dans le cœur gauche, la formation de l'anévrisme passif, qui s'y développe en général moins fréquemment que celui de la première espèce.

Aux observations de ce genre de lésion, rapportées par quelques auteurs anciens, j'en ajouterai une prise au hasard, dans le nombre de celles qui me sont propres.

(Obs. 15.) Un homme, âgé de trente-huit ans, d'une constitution sanguine, fort, vigoureux et très-irascible, voulut, dans un accès de colère, attenter à ses jours (1). Bientôt après il fut pris de palpitations violentes, qui se renouvelaient au moindre mouvement.

Ayant passé huit mois et plus dans cet état fâcheux, il entra à l'hôpital de clinique. Alors il avait la figure bouffie et très-injectée; la poitrine percutée résonnait dans tous ses points; cependant il éprouvait une gêne excessive dans l'acte de la respiration; le cœur battait avec force, le pouls était fréquent, dur, vibrant, mais irrégulier.

Je reconnus facilement la dilatation du cœur; mais dans la position où se trouvait le malade, il n'y avait que peu de chose à espérer des moyens propres à combattre les principaux symptômes;

---

(1) Il serait à désirer que l'observation apprît de quelle manière, et quelle était la profession du sujet.

aussi furent-ils employés infructueusement. En effet, la maladie ayant fait de nouveaux progrès, cet homme mourut comme suffoqué. Sa fin ne paraissait pas cependant devoir être aussi prochaine.

A l'ouverture du corps, je trouvai les poumons à peu près dans l'état naturel.

Le cœur, renfermé dans le péricarde, présentait un volume énorme.

L'oreillette droite était très-dilatée.

Le ventricule droit avait aussi acquis une capacité contre nature; ses parois étaient considérablement épaissies.

Les cavités gauches étaient dans leur état ordinaire. La substance charnue du ventricule aortique semblait avoir moins de consistance que celle du ventricule pulmonaire.

L'embouchure de l'aorte, inégalement endurcie, était plutôt dilatée que rétrécie.

L'affection morale violente, déterminée par l'accès de colère dans lequel cet homme voulut attenter à sa vie, paraît ici avoir été la seule cause occasionnelle de la maladie. J'aurai occasion, dans la suite de cet ouvrage, de dire combien les causes de cette nature sont actives pour la production des dilatations du cœur.

L'observation que j'ai citée constate bien l'existence de l'anévrisme de la première espèce dans le ventricule droit; mais elle ne fournit aucuns signes propres à la faire distinguer de la même affection du ventricule gauche.

Il est cependant possible d'indiquer plusieurs

symptômes dont la réunion peut faire reconnaître ce genre de lésion, et c'est ce que je ferai bientôt dans l'article où je traiterai des signes de tous les anévrismes.

ARTICLE VI.

De l'Anévrisme actif du cœur, ou avec épaississement de ses parois, affectant les oreillettes.

Si la dilatabilité relative des parois du ventricule droit prémunit le plus souvent cette cavité contre le développement de l'anévrisme actif, à plus forte raison encore les oreillettes du cœur doivent-elles être, par leur faible texture, moins exposées à ce même genre de lésion. Leur tissu est si extensible, comparativement à celui des ventricules, que, quelle que soit la nature de l'obstacle apporté à la circulation, l'effort du sang sur les parois de ces cavités les distend, les dilate avec une facilité qui ne permet pas à la substance charnue de contracter une épaisseur plus considérable que celle qui lui est naturelle. Aussi puis-je avancer comme un corollaire de ce que j'ai dit, et, par anticipation de ce que je dirai par la suite, que, si l'anévrisme actif ou de la première espèce appartient plus spécialement aux ventricules du cœur, et sur-tout au ventricule gauche, celui de la seconde espèce ou la dilatation passive affecte plus ordinairement ses oreillettes.

Quoi qu'il en soit, on a des exemples, rares à la vérité, qui constatent l'existence de l'anévrisme actif dans les oreillettes du cœur. On en trouve plusieurs consignés dans divers auteurs, et j'en ai moi-même observé un certain nombre.

(Obs. 16.) Un imprimeur, âgé de vingt-sept ans, d'un tempérament bilioso-sanguin, éprouva, dans le commencement de la révolution, de violens chagrins causés par le massacre d'une partie de sa famille, et par la perte de sa fortune. Ce jeune homme, forcé par les circonstances de prendre le parti des armes, eut à supporter toutes les fatigues de la guerre. Il contracta la gale, dont il fut traité à plusieurs reprises par les frictions, mais toujours infructueusement, les boutons n'ayant jamais disparu complètement. Quelques mois après il fut pris d'une gêne extrême dans la respiration ; cette gêne dura un mois entier, accompagnée d'étouffemens et de palpitations, qui survenaient sur-tout quand il précipitait sa marche. Dans le cours de la première année ces accidens ne revinrent que par intervalles. Pendant les premiers mois de la seconde les symptômes devinrent plus alarmans, et lors de son entrée à l'hôpital de clinique interne, le 19 janvier 1800, deux ans après l'apparition des premiers symptômes de cette maladie, le visage était pâle, la poitrine résonnait assez bien, le malade ne pouvait se coucher sur le côté gauche sans rappeler ses étouffemens. Le ventre était en bon état, le pouls, au bras gauche, était serré, petit, fréquent, faible et embarrassé ; ces phénomènes du pouls étaient plus remarquables encore au bras droit : on sentait cependant à la région du cœur des battemens forts et brusques; cette région d'ailleurs ne résonnait pas quand on la percutait.

La discordance qui existait entre les phénomènes du pouls et les battemens de l'organe, me fit bientôt reconnaître et l'anévrisme du cœur, et sa complication avec un rétrécissement de l'un des orifices gauches.

L'état de pléthore sanguine dans lequel était le malade, indiquant la saignée, on en fit une qui ne procura, ainsi que je l'avais prévu, qu'un soulagement momentané. Les symptômes s'aggravèrent; les palpitations devinrent beaucoup plus fréquentes, sur-tout pendant la nuit, que le malade ne pouvait passer autrement qu'en restant à son séant. Le peu de sommeil qu'il goûtait était très-agité. La toux devint plus opiniâtre, l'expectoration plus visqueuse, plus tenace, noirâtre et comme charbonnée.

Les préparations scilitiques parurent produire de bons effets.

Le souvenir de cette affection psorique, qui se reproduisait encore de temps à autre, fit mettre en usage un traitement anti-psorique. On appliqua aussi un vésicatoire au bras gauche; mais loin d'obtenir du succès de ces moyens, la situation du malade devint plus fâcheuse. Les cantharides agirent puissamment sur la vessie, et supprimèrent presqu'entièrement les urines déjà peu abondantes. Je renonçai aussitôt à un moyen reconnu plus nuisible qu'utile, et l'irritation se dissipa par les adoucissans et les anti-spasmodiques. Mais les étouffemens, les palpitations n'en restèrent pas moins les mêmes; l'infiltration des extrémités, tant supérieures qu'inférieures, commença à se manifester; le pouls devint de plus en plus obscur et insensible.

Ce fut dans cet état de gêne et de souffrance que ce malade passa depuis le 21 janvier jusqu'au 2 mars.

Le 3 de ce mois, les étouffemens devinrent continus ; la poitrine était fatiguée par une toux très-fréquente, et par une expectoration douloureuse. Les urines étaient plus rares; l'infiltration augmenta en proportion. L'appétit, le sommeil se perdirent entièrement. Toutes les fonctions, plus ou moins gênées, s'altérèrent de plus en plus. Le malade, naturellement mélancolique, devint chaque jour plus sombre, plus triste, plus rêveur. Ne pouvant plus supporter le poids d'une aussi pénible existence, il s'occupait des moyens de s'en délivrer, quand il mourut subitement le 20, après deux ans de maladie et deux mois de séjour à l'hôpital.

A l'ouverture du cadavre je trouvai le poumon droit très-petit, adhérent de toutes parts à la plèvre qui était épaissie et devenue cartilagineuse dans plusieurs points. Le poumon du côté gauche, sain, mais plus volumineux que dans l'état naturel, refoulait le cœur vers la cavité droite de la poitrine.

Le péricarde était extraordinairement dilaté. Le cœur avait un volume trois fois plus considérable que celui qui lui est naturel.

Les deux oreillettes, et particulièrement celle des veines caves, paraissaient être les seules parties du cœur affectées de l'anévrisme actif. Les orifices des cavités droites étaient libres et sans altération ; mais au lieu de l'ouverture de communication de l'oreillette gauche dans le ventricule du même côté, on apercevait une simple fente de quatre à cinq lignes de longueur, sur une de largeur. Cette fente, entourée et formée par un bourrelet osseux de l'épaisseur du doigt, ne pouvait ni se dilater ni se rétrécir. Du côté de l'oreillette, on sentait sur ce bourrelet des inégalités, des petites éminences en forme de végétations osseuses à nu.

Les ventricules étaient dans leur état naturel.

L'orifice de l'aorte, et ce vaisseau lui-même, étaient dans l'état sain.

Les veines caves, au contraire, avaient acquis un volume triple de celui qu'elles ont ordinairement.

Parmi mes observations de cette espèce d'anévrisme j'ai choisi celle-ci, parce qu'outre l'intérêt qu'elle présente sous le rapport des causes qui paraissent lui avoir donné naissance, elle a encore l'avantage de montrer, chez le même sujet, le développement simultané de l'anévrisme actif dans les deux oreillettes du cœur, dont le mécanisme est ici bien facile à saisir : en effet, l'oreillette gauche ne pouvant se désemplir avec aisance dans le ventricule par cette rime ou fente osseuse, en laquelle son orifice dans le ventricule gauche s'était changé, le sang qui y affluait engorgeait sa cavité, et en même temps la dilatait en l'épaississant. La même raison appliquée à l'oreillette droite en explique également la dilatation, ainsi que celle des veines caves : il serait assez difficile d'expliquer pourquoi le ventricule droit, placé entre deux oreillettes dilatées et gorgées, n'avait point subi lui-même une portion quelconque de dilatation, comme il est arrivé au sujet de l'observation suivante.

(Obs. 17.) A l'ouverture du cadavre d'un autre individu mort à la clinique interne, après avoir offert, pendant les derniers temps de sa vie, tous les symptômes d'un anévrisme actif, je trouvai les parois de l'oreillette gauche dilatées, et ayant acquis beaucoup d'épaisseur ; cette disposition était commune à l'oreillette droite et au ventricule pulmonaire.

Ces affections simultanées doivent en effet avoir lieu fréquemment, quand un rétrécissement osseux, et par conséquent immobile, de l'orifice ventriculaire gauche, forcera pendant la durée plus ou moins longue de la maladie le sang à séjourner dans l'oreillette gauche, dans les veines pulmonaires, dans les capillaires artériels du poumon, dans le ventricule droit, dans son oreillette, dans les veines caves, etc.

Je termine ici ce que j'avais à dire sur l'anévrisme de la première espèce, ou dilatation active, considéré dans les diverses cavités du cœur. Les signes propres à cette affection, ceux qui peuvent servir à la faire distinguer de toute autre lésion analogue seront, je le répète, exposés plus au long dans un chapitre particulier, après l'histoire des anévrismes de la seconde espèce, ou des dilatations passives. Il semblerait au premier abord que l'histoire de ces signes serait mieux placée immédiatement ici, parce que l'attention ne serait point divertie ; mais, à la réflexion, je pense que le lecteur doit avoir plus d'avantage à trouver l'ensemble de ces signes à la suite de l'histoire des anévrismes, tant actifs que passifs, parce que le parallèle qui résultera de la confrontation des signes des dilatations actives et passives les fera bien mieux saisir et distinguer.

CHAPITRE II.

ARTICLE PREMIER.

Des Anévrismes passifs du cœur, ou avec amincissement de ses parois en général.

L'ACCUMULATION du sang dans les cavités du cœur, l'irritation plus prolongée de leurs parois, la circulation plus active et plus profonde de ce liquide nourricier dans sa substance charnue, la réaction vive des fibres musculaires, m'ont servi à expliquer la formation de l'anévrisme actif en général, et celui du ventricule gauche en particulier; d'autres phénomènes remarquables rendront également facile à concevoir le développement de l'anévrisme passif.

Cette seconde espèce d'anévrisme qui entraîne et l'amincissement des parois, et l'affaiblissement de l'action du cœur, suit dans sa formation une marche entièrement différente de celle de l'anévrisme actif.

Le cœur, dans l'anévrisme de la première espèce, semble devenir un centre de fluxion et de nutrition plus actives. Dans celui de la seconde, au contraire, cet organe se distend de la même manière que la vessie dans les cas de rétention d'urine. Le liquide urinaire, dans ce cas, s'accumulant peu à peu, distend la poche musculo-membraneuse qui lui sert de réservoir; alors les parois de la vessie, en perdant de leur épaisseur, acquièrent une étendue extraordinaire : elles perdent et abandonnent en même temps avec leur ressort et avec la plus grande partie de leur contractilité, la faculté de chasser le liquide qu'elles doivent pousser au-dehors. Lorsque l'accumulation de l'urine est portée au dernier degré, la distension des parois, leur amincissement peuvent être tels, qu'il survienne une rupture dans le point le plus faible, et cette rupture entraîne nécessairement l'épanchement de l'urine dans la cavité abdominale, ou son infiltration dans les parties voisines, et cette terminaison a ses exemples.

Dans l'anévrisme passif le cœur se laisse dilater à peu près de la même manière. Le sang, qui d'une oreillette doit passer dans le ventricule qui lui correspond, trouvant un obstacle à l'orifice de cette dernière cavité, ou dans tout autre point plus éloigné du système circulatoire, séjourne, s'accumule dans la cavité de cette oreillette dont il distend insensiblement les parois. Cette distension, pure et simple, entraîne leur amincissement, la perte de leur ressort et de leur contractilité. Ces divers changemens enfin les disposent à éprouver des ruptures qui seraient en effet la terminaison nécessaire de cette maladie, si les dérangemens que cette affection produit dans la circulation et dans les fonctions qui en dépendent ne causaient trop promptement la mort, et laissaient à la dilatation le temps de parvenir à un degré tel, que la rupture des membranes devînt indispensable, accident qui n'est pas sans exemple. Peut-être pourrait-on pousser plus loin encore la comparaison que je viens d'établir entre la dilatation passive d'une cavité du cœur, et la distension de la vessie dans les cas de rétention d'urine, en montrant les uretères secondairement dilatés, ainsi qu'il arrive aux veines caves et aux veines pulmonaires dans les différens anévrismes. Mais les premiers points d'analogie suffisent à mon objet, et il est inutile d'insister davantage sur ces considérations.

Une faiblesse native, une excitabilité moins grande, une diathèse séreuse prédominante, un sang doué d'une propriété moins stimulante, sont nécessaires, ce me semble, peut-être pour faire naître, et sûrement pour favoriser l'action des causes de la distension passive, etc.

Telle est la manière dont il faut concevoir les dilatations passives en général. Il me reste à dire ce qu'on doit penser du mode de développement de ces mêmes dilatations, quand elles ont pour siège l'ensemble des cavités du cœur, ou les diverses cavités de cet organe en particulier.

ARTICLE II.

De l'Anévrisme passif du cœur, ou avec amincissement de ses parois, affectant l'ensemble des cavités de cet organe.

Certaines conditions sont nécessaires au développement de l'anévrisme passif, suivant qu'il affecte soit l'ensemble des cavités du cœur, soit l'une ou l'autre d'elles en particulier. L'une de ces conditions, qui semble favoriser sur-tout la formation de l'anévrisme passif de tout le cœur, est l'oblitération partielle de l'orifice aortique; et c'est dans ce cas seulement, ou dans quelqu'autre analogue, qu'il peut survenir une dilatation générale; sur-tout quand il existe une faiblesse naturelle ou acquise dans tout l'individu, ou seulement dans le tissu de l'organe. Le sang, en effet, se trouvant arrêté à l'instant même où il doit sortir du cœur, s'accumule successivement, 1° dans le ventricule aortique; 2° dans l'oreillette gauche; 3° dans le ventricule pulmonaire; 4° dans l'oreillette des veines caves. Chacune de ces cavités fait des efforts toujours vains pour opérer, par une contraction complète, l'expulsion du liquide contenu; mais ce fluide est en trop grande quantité, et l'orifice par lequel il doit sortir, déjà trop étroit pour laisser passer la colonne de sang que le cœur, dans l'état sain, doit chasser, peut bien moins encore livrer passage à la quantité trop considérable qui s'y trouve alors accumulée.

Au lieu de dire que le mode d'altération de l'embouchure aortique était une des conditions favorables au développement de la dilatation passive de l'ensemble de toutes les cavités du cœur, j'aurais peut-être dû avancer que cette condition était presque absolument nécessaire. Car, comment le ventricule gauche deviendrait-il le siège de cet anévrisme, si l'obstacle apporté à la circulation se trouvait, par exemple, placé à l'orifice ventriculo-auriculaire gauche? Dans ce cas, on ne rencontrerait certainement de dilatation que dans l'oreillette gauche, le ventricule pulmonaire et l'oreillette droite. De même, l'altération de l'embouchure de l'artère pulmonaire ne devra produire une dilatation que dans le ventricule et l'oreillette droits; de même, enfin, le rétrécissement ou l'altération de l'orifice ventriculo-auriculaire droit ne pourra favoriser une dilatation autre que celle de l'oreillette des veines caves, et de ces veines elles-mêmes. Il y a plus ; on peut, sans craindre d'être démenti par l'observation, avancer que dans le cas où l'une des cavités du cœur s'est dilatée, l'oreillette gauche, par exemple, en raison d'un obstacle existant à l'orifice ventriculo-auriculaire gauche, alors le ventricule de ce côté, loin de se dilater pathologiquement, devra nécessairement de perdre sa capacité naturelle, puisque, ne recevant qu'une quantité de sang moindre que celle qu'il doit recevoir dans son état naturel, les fibres musculaires sont abandonnées à toute leur rétractilité par la vacuité incomplète, mais continuelle, de la cavité ; de là le resserrement des parois du ventricule, et la diminution de sa capacité. Cette diminution de volume et de capacité du ventricule gauche, causée par le même rétrécissement qui a produit la dilatation de l'oreillette du même côté, aurait également lieu, et par les mêmes raisons, sur toute autre cavité du cœur qui se trouverait dans des circonstances semblables.

Il résulte de là qu'on peut établir, d'après l'expérience, les deux propositions suivantes :

1º Le développement des dilatations passives de l'ensemble des cavités du cœur, ou d'une, ou de plusieurs d'elles, suppose toujours dans la circulation un obstacle placé, en suivant le cours du sang, au-devant de toutes ces cavités, ou de celle qui est le siège de la dilatation.

2º Le cœur, qui, dans l'anévrisme de la première espèce, semble employer sans cesse sa propre action à augmenter la lésion organique déjà existante, est, dans les anévrismes de la seconde espèce, un organe aussi passif qu'il paraît être actif dans la première : citons des observations de ces dilatations passives.

(Obs. 18.) Un maréchal, âgé de quarante ans, fut admis, le 4 mai 1801, dans les salles de clinique ; il exposait très-mal les circonstances de sa maladie ; il disait être malade depuis trois mois seulement, quoique l'altération de sa figure et de toute sa personne annonçât une affection plus ancienne. Son teint était pâle, jaunâtre, sa figure bouffie, décomposée, la toux fréquente, la respiration haute, courte, entrecoupée ; la poitrine percutée ne résonnait point dans la région du cœur, mais on y sentait l'impression d'un liquide qui semblait rejaillir. Les jambes et les cuisses étaient assez infiltrées ; le ventre était tendu ; le pouls faible, petit, assez fréquent et irrégulier.

Quoiqu'il n'ait pas été possible d'obtenir des renseignemens plus précis sur cette maladie, le *facies* du malade, l'état de la respiration, celui du pouls, le défaut de résonnance de la poitrine, le bruissement particulier de la région du cœur, ne me laissaient aucun doute sur l'existence d'une dilatation du cœur et d'un rétrécissement de l'orifice aortique, altérations que j'annonçai devoir se trouver à l'ouverture du cadavre.

L'état de faiblesse, d'abattement et de suffocation instante présageait la mort certaine et prompte du malade ; elle arriva effectivement le lendemain même de son entrée à l'hôpital.

Lors de l'ouverture du cadavre les joues, et surtout les lèvres, étaient bleuâtres, les vaisseaux veineux de tout le corps étaient très-gorgés de sang ; la poitrine résonnait bien dans tout le côté droit, mais point du tout à la région du cœur, et même dans une assez grande étendue.

Le péricarde contenait peu de sérosité. Le cœur était extrêmement dilaté et rempli de sang ; ses parois étaient molles, flasques et faibles ; l'oreillette droite très-ample avait peu de consistance ; le ventricule du même côté avait également une capacité extraordinaire ; l'orifice de communication de l'une de ces cavités dans l'autre était aussi fort spacieux.

L'oreillette gauche était ample et vaste, comme le ventricule du même côté ; leur orifice de communication était de même dilaté.

L'orifice de l'aorte était rétréci, ses valvules étaient épaissies et comme recroquevillées. La surface interne du vaisseau même était, dans la partie qui avoisine le cœur, dure, très-grenue, et même ossifiée dans quelques points.

Les poumons n'étaient pas altérés.

Il y avait une assez grande quantité d'eau épanchée dans l'abdomen. Du reste, les viscères contenus dans cette cavité étaient sains.

Voci une observation où des quatre cavités du cœur, trois seulement ont subi une dilatation passive.

(Obs. 19.) Un marchand d'habits, âgé de trente-quatre ans, doué d'une constitution robuste, fut affecté, dans le cours de 1794, d'une inflammation abdominale, et d'une fluxion de poitrine du côté droit. En 1795, cet homme éprouva, pour la première fois, des palpitations auxquelles il fit peu d'attention, jusqu'au mois de décembre 1799, époque à laquelle il ressentit beaucoup de gêne dans la respiration, accompagnée de douleurs abdominales assez vives, ayant plus particulièrement leur siège vers l'épigastre. Il éprouvait encore, quand il marchait, des étouffemens qui le forçaient promptement de s'arrêter. Tous ces symptômes étaient en général d'autant moins intenses, que les palpitations devenaient plus fortes : les jambes n'étaient point infiltrées.

Quand ce malade entra à la clinique, le 8 mai 1800, sa figure était blême; il ne parlait qu'avec peine; il se couchait indifféremment sur l'un et l'autre côté. En appliquant la main sur la région du cœur, on sentait des battemens vifs et très-étendus; le pouls était serré, fréquent, irrégulier et fugace à droite; il était tout-à-fait insensible au bras gauche.

Son premier séjour à l'hôpital dura deux mois. Dans le commencement, il fut saigné une fois, sans en éprouver beaucoup de soulagement. On le mit ensuite à un régime adoucissant qu'il suivit avec avantage jusqu'au 28 juin : à cette époque, se trouvant mieux, il voulut retourner chez lui. Mais quelque temps après sa sortie, ses jambes commencèrent à s'infiltrer. L'infiltration s'étendit peu-à-peu et gagna le tronc. Pendant quatre mois qu'il resta chez lui, tous les symptômes s'aggravèrent. Il perdit tout-à-fait le sommeil, et ne pouvait plus quitter le lit. Il toussait avec douleur, et expectorait un sang vermeil et presque pur. Enfin, le 26 octobre, un an après le temps où les symptômes étaient devenus plus prononcés, il fut transporté, pour la seconde fois, dans la salle de clinique interne. Alors sa tête était appesantie et douloureuse, sa figure bouffie et injectée, ses lèvres très-colorées. La cavité droite de la poitrine résonnait bien quand on la frappait. La poitrine gauche rendait un son également clair, excepté dans la région du cœur, où le son était nul. On y sentait aussi les battemens de cet organe dans une grande étendue, et même jusques sous l'appendice xiphoïde. A la suffocation imminente, et au crachement de sang très-fréquent, on pouvait juger à quel degré le poumon était gorgé de sang. Le ventre était gonflé, ses parois étaient infiltrées. On sentait un peu de fluctuation dans la cavité abdominale. Le voisinage de l'épigastre était douloureux. L'appétit était bon, mais les digestions mauvaises.

Les artères radiales, labiales et temporales ne faisaient point sentir leurs pulsations; celles des artères carotides présentaient un tumulte remarquable. La brachiale avait des battemens fréquens, mais faibles. Ses pulsations étaient assez régulières pendant quelques secondes; un instant après on ne distinguait plus qu'un frémissement précipité et tumultueux, qui ne permettait pas de compter les pulsations.

A ces divers symptômes, et d'après l'histoire de la maladie, je reconnus, pour principale lésion de l'organe, le rétrécissement ou l'altération de l'orifice qui communique de l'oreillette dans le ventricule gauche, accompagné de la dilatation d'une ou de plusieurs cavités.

Le pronostic que j'avais regardé comme très-fâcheux, dès son premier séjour, me parut l'être bien plus encore, quand, à son retour, je considérai combien, en quatre mois, le mal avait fait de progrès rapides.

Ce malade, rentré à l'hôpital le 26 octobre, passa les deux journées suivantes dans un état à peu près semblable. Le 29, il était singulièrement fatigué d'un hoquet qui le tourmenta long-temps. Il éprouvait en outre des douleurs dans toute l'étendue de la poitrine, sur-tout du côté droit. La matière des crachats ressemblait à de la chair corrompue. Les urines étaient en très-petite quantité, et cependant peu colorées. Les déjections alvines étaient liquides, et semblables à ce qu'on nomme raclure d'intestins. Le 30, les lèvres étaient sèches et encroûtées, les battemens du cœur fatiguaient beaucoup le malade, et la douleur du côté droit était plus vive. Le lendemain, à trois heures du matin, il mourut comme suffoqué, jouissant de toutes ses facultés intellectuelles. L'atmosphère, ce jour-là, était surchargée d'un brouillard très-épais.

Lors de l'ouverture du cadavre, que je fis quarante-huit heures après la mort, la figure était injectée, les lèvres violettes, la peau de toute l'habitude du corps jaune, et vergetée en violet sur les parties latérales du tronc. La poitrine percutée résonnait bien à droite, et point à gauche; ce côté paraissait aussi plus élevé que le droit. Les muscles extérieurs du thorax étaient infiltrés. La cavité droite de la poitrine contenait une assez grande quantité de liquide sanguinolent. Le poumon de ce côté était gorgé de sang; son tissu ressemblait assez bien à la substance de la rate.

Le péricarde distendu occupait une grande partie de la cavité gauche de la poitrine. Il refoulait en haut le poumon gauche qui lui était adhérent. En ouvrant cette poche membraneuse, on aperçut une petite quantité de liquide jaunâtre; des adhérences s'étaient établies entre cette membrane et la surface extérieure de l'oreillette droite. On voyait aussi vers cet endroit une couche lymphatique peu étendue.

Le cœur avait acquis un volume deux fois plus considérable qu'il ne l'a ordinairement. Il était généralement plein de sang. L'oreillette droite très-dilatée communiquait par une très-large ouverture avec le ventricule pulmonaire, qui avait également subi une dilatation considérable. Les parois de ces cavités étaient flasques et très-minces; l'oreillette gauche était aussi dilatée. Son ouverture de communication avec le ventricule du même côté était une fente comme elliptique; son grand diamètre pouvait être de huit lignes, et le petit d'une ligne seulement. La substance qui entourait cette ouverture était cartilagineuse, et même ossifiée en partie. Elle présentait de plus quelques végétations, les unes molles, les autres osseuses.

Le ventricule gauche était dans son état naturel.

L'aorte n'offrait rien de remarquable que la diminution de son calibre, qui permettait à peine l'introduction du doigt index. Celui des sous-clavières et des axillaires était aussi moins considérable qu'il ne l'est ordinairement.

Dans la première des observations de cet article, on a vu un exemple d'anévrisme passif général, toujours causé par un rétrécissement de l'orifice aortique, ou par une altération quelconque analogue.

En rapportant la seconde, mon intention a été de donner une preuve de ce que j'ai avancé, en disant que dans les dilatations passives du cœur, les cavités de cet organe qui se trouvent, en suivant le cours du sang, derrière l'obstacle apporté à la circulation, sont les seules qui puissent se trouver affectées de l'espèce d'anévrisme dont il est question.

Dans le dernier cas cité, le ventricule gauche avait conservé ses dimensions naturelles, parce que rien ne s'opposait à son dégorgement. On ne doit pas effectivement regarder la diminution du calibre de l'aorte, dans cette circonstance, comme un empêchement à la circulation, mais seulement comme un effet de l'élasticité du tube artériel, qui, ne recevant, depuis la formation du rétrécissement de l'orifice auriculaire, qu'une quantité de sang insuffisante pour remplir sa cavité naturelle, s'était rétracté, resserré sur lui-même, et conservait encore, malgré ce rétrécissement, un calibre encore plus proportionné que, peut-être, il ne le fallait à la colonne de sang qu'il devait transmettre au système artériel général.

Le même mécanisme explique le rétrécissement des artères sous-clavières et axillaires; et je ne doute point qu'en poursuivant plus loin la dissection des artères, on eût trouvé une gradation de rétrécissement proportionnée à la diminution de l'effort d'un côté et à la réaction fibrillaire, membraneuse, etc., de l'autre. Le même effet a lieu, dans une infinité de cas, sur divers tissus, dans différentes parties et même sur des organes entiers, lorsque leur action ordinaire est diminuée ou suspendue par une maladie quelconque à laquelle je les suppose étrangers : ainsi on trouve l'estomac rétréci, les intestins dans le même état, la rate, le foie, etc., diminués de volume, sans autre altération : et souvent on note cet état comme pathologique, tandis qu'il n'est que l'effet physique et organique nécessairement résultant de la vacance d'action de ces organes, pendant la maladie qu'a soufferte le sujet, etc. Ces considérations sont susceptibles d'un grand et intéressant développement; mais revenons.

ARTICLE III.

De l'Anévrisme passif du cœur, ou avec amincissement de ses parois, affectant le ventricule gauche.

Quoique les parois du ventricule gauche soient douées d'une force proportionnée à leur épaisseur, on observe assez fréquemment la dilatation passive de cette cavité. Quand je parlerai de l'anévrisme passif de l'oreillette droite (article que je traiterai dans un plus grand détail, parce que c'est la cavité du cœur qui est le plus ordinairement affectée de ce genre d'anévrisme), j'indiquerai les conditions particulières que je crois nécessaires au développement de l'anévrisme passif des diverses cavités du cœur. Quoi qu'il en soit, je peux dire ici, par anticipation, que dans le cas dont je parle, le mécanisme de la formation de l'anévrisme passif est le même. Les fibres musculaires de l'organe, quand il y a obstacle au cours du sang, exercent une pression infructueuse sur la masse de fluide que le ventricule contient, et qu'il ne peut parvenir à faire circuler, ces fibres s'alongent, la cavité s'agrandit, ses parois s'amincissent, la dilatation se forme. Exemple :

(OBS. 20.) Un maréchal, âgé de quarante-un ans, d'une constitution robuste, avait été, trois ans avant sa mort, affecté d'étourdissemens, de rhumes et de palpitations; il avait aussi éprouvé de violens chagrins qui lui avaient ôté, pendant quelque temps, l'usage de sa raison. Lors de son entrée à l'hôpital de clinique, ses joues étaient violettes, le reste de la figure pâle, ses traits altérés; les lèvres injectées, la respiration haute, courte, entrecoupée. La poitrine percutée ne résonnait point dans la région du cœur, où l'on sentait des battemens faibles, fréquens et étendus; le pouls était faible, fréquent, quelquefois intermittent.

Cet ensemble de symptômes ne me laissait aucun doute sur l'existence d'une dilatation passive. Le malade était d'ailleurs dans le plus mauvais état possible. Il mourut, en effet, le jour qui suivit celui de son entrée à l'hôpital.

La figure du cadavre était pâle, bouffie, et pourtant amaigrie. Les extrémités étaient infiltrées.

Le poumon droit était sain.

Le poumon gauche se trouvait refoulé en haut par le cœur qui occupait à lui seul la plus grande partie de la cavité gauche de la poitrine.

Le péricarde contenait un peu de sérosité jaunâtre. Le cœur était d'un volume énorme; sa consistance était molle et flasque; la couleur de ses fibres pâle; l'oreillette et le ventricule droits étaient assez amples. Les cavités gauches, mais sur-tout le ventricule, étaient très-dilatées; ses parois étaient amincies; leurs fibres molles, blanches, faciles à déchirer. Le commencement de l'aorte était garni de nombreux points d'ossification qui se propageaient jusques sur les valvules sygmoïdes, et rétrécissaient singulièrement l'orifice de cette artère.

L'anévrisme passif du ventricule gauche, isolé de toute autre dilatation, est assez rare. Ma pratique ne m'a fourni qu'un petit nombre d'observations de cette espèce. On lit quelques faits de cette nature dans divers auteurs; mais dans le plus grand nombre des cas, la dilatation passive du ventricule gauche est compliquée de la même affection d'une ou de plusieurs autres cavités du cœur, sur-tout des cavités droites : j'en ai indiqué précédemment la raison.

ARTICLE IV.

De l'Anévrisme passif du cœur, ou avec amincissement de ses parois, affectant le ventricule droit.

La dilatation du ventricule pulmonaire est rarement isolée de celle de l'oreillette qui lui correspond. Ce fait pathologique s'accorde parfaitement avec ce que l'on observe journellement dans les sujets morts de toute autre maladie que d'une lésion organique du cœur. On voit, en effet, l'oreillette et le ventricule droits de cet organe se laisser également dilater par l'accumulation du sang qui s'y fait dans les derniers temps de la vie.

La force des parois de l'oreillette peut cependant être telle, qu'elle résiste à l'effort du sang, qui, dans ce cas, devra se porter tout entier sur les fibres du ventricule droit, et faire qu'il devienne le siège de la dilatation. L'endurcissement, l'altération des valvules tricuspides, la perte d'une partie de leur mobilité doivent aussi contribuer beaucoup au développement de cet anévrisme isolé. Mais l'épaississement des parois de l'oreillette droite, ainsi que l'altération des valvules tricuspides, sont deux états assez rares; et c'est la raison pour laquelle la dilatation passive de l'oreillette droite accompagne presque toujours l'anévrisme passif du ventricule du même côté.

Voici néanmoins deux observations dans lesquelles l'anévrisme passif du ventricule droit était isolé de toute autre dilatation.

(OBS. 21.) Un cuisinier, âgé de soixante ans, d'une assez faible constitution, était, depuis très-long-temps, sujet aux rhumes; six semaines avant le 22 mars 1801, jour de son entrée dans la salle de clinique, il avait éprouvé subitement, après avoir porté un fardeau beaucoup trop pesant, une gêne extrême de la respiration, et une douleur vive dans le côté gauche de la poitrine. Lorsqu'il se présenta à l'hôpital, sa figure était pâle, blême, et portait l'expression d'une affection très-grave; il n'avait point de mal à la tête; la langue et la bouche étaient dans l'état naturel; la respiration était gênée au plus haut point; la toux vive et fréquente; l'expectoration abondante et pituiteuse. La poitrine, qui résonnait bien dans toutes les autres régions, ne rendait point de son vers la région du cœur, où l'on sentait des battemens faibles et étendus. Le malade ne pouvait se tenir couché horizontalement, et préférait rester à son séant; le pouls était fréquent, mou, petit et régulier; il présentait pourtant de temps en temps quelques légères irrégularités; les palpitations étaient fréquentes, des étouffemens très-violens forçaient quelquefois le malade à passer les nuits sur une chaise; son sommeil était troublé par des réveils en sursaut.

L'ensemble de ces divers symptômes était plus que suffisant pour me faire reconnaître un anévrisme du cœur; le peu de force de ses battemens, la mollesse, la faiblesse du pouls, etc. étaient des indices assez précis pour me mettre en état d'annoncer le genre de la dilatation.

Ce malade resta deux mois à l'hôpital. Pendant ce séjour, la maladie fit des progrès rapides; les étouffemens augmentèrent, les extrémités devinrent infiltrées, le corps s'inclina du côté gauche, la figure se décomposa de plus en plus.

Des adoucissans, des boissons diurétiques, des anti-spasmodiques, ensuite des diurétiques plus puissans, employés constamment pendant ces deux mois, procurèrent peu de soulagement, et n'empêchèrent pas la maladie de poursuivre son cours.

Le 19 mai, la respiration était extrêmement difficile, la figure bleuâtre, bouffie, les lèvres violettes; il y avait assoupissement, délire; on sentait, à la région du cœur, un simple bruissement qui ne ressemblait point aux battemens de cet organe.

Le 22, le pouls était petit, fréquent, profond, et irrégulier; la faiblesse était plus grande et l'oppression moins forte; les veines sous-cutanées étaient gonflées et gorgées de sang.

Depuis ce jour, les symptômes devinrent à chaque instant plus menaçans. Il expira enfin le 25, à dix heures du matin, après deux mois de séjour dans l'hospice.

Au moment de l'ouverture du cadavre, les lèvres étaient injectées et bleuâtres, les extrémités infiltrées. La cavité droite de la poitrine renfermait une livre de sérosité; la gauche en contenait moitié moins; les poumons étaient sains, crépitans, excepté le lobe inférieur du gauche, qui était flasque, et dont les cellules étaient en partie privées d'air.

Le péricarde ne contenait que peu de liquide.

Le cœur était excessivement volumineux; son ampliation morbifique tenait à la dilatation extraordinaire du ventricule droit, dont les parois étaient très-amincies. L'orifice ventriculo-auriculaire de ce côté avait beaucoup de largeur. L'oreillette droite n'avait cependant pas acquis une capacité extraordinaire. Les cavités gauches ne présentaient rien de remarquable. L'orifice de l'aorte était inégalement dur, raboteux et rétréci; l'embouchure et le commencement d'une des artères coronaires, étaient dans un état d'ossification très-avancé.

L'affection à laquelle ce cuisinier succomba eut évidemment pour cause première les rhumes fréquens auxquels il était sujet. Ils ont dû commencer cette dilatation passive par l'obstacle de la circulation pulmonaire, parce que, dans la toux, le sang reflue par secousses dans le ventricule droit, etc. Quelle fut ensuite la lésion aiguë du cœur, produite par l'effort violent qu'il fit pour soulever un fardeau trop pesant? Est-ce la rupture de quelques fibres déjà affaiblies dans la substance du ventricule droit? Je suis disposé à le croire. La maladie ne dura que trois mois et demi; la terminaison est prompte dans ces sortes de maladies. Je crois pouvoir assurer que le mal marche toujours rapidement toutes les fois que les anévrismes succèdent à une lésion aiguë du cœur qui altère subitement son tissu et trouble subitement aussi son action.

Voici un autre exemple de dilatation passive du seul ventricule droit.

(OBS. 22.) Un cocher, âgé de soixante-trois ans, avait essuyé, sept mois avant de se rendre à l'hôpital, une légère péripneumonie qui s'était dissipée avec facilité; mais il était resté après elle un étouffement, léger d'abord, assez violent dans la suite pour le forcer à garder le lit, sans pouvoir cependant y rester dans une position horizontale.

Quand ce malade se rendit à l'hôpital, sa maladie, comme je l'ai déjà dit, datait de sept mois. Alors sa figure et ses lèvres étaient injectées et violettes. On sentait un léger tumulte dans la région du cœur, qui remplaçait les battemens de cet organe. Cette région ne résonnait pas du tout dans une grande étendue. Le pouls était petit, fréquent, profond et irrégulier. Le malade toussait souvent et avec force; il expectorait, avec peine et douleur, une matière visqueuse mêlée de sang noir.

Le diagnostic, dans ce cas, me parut aussi facile à établir que dans le précédent; le mal était tout aussi avancé; le pronostic n'était pas moins fâcheux. Le traitement fut analogue à celui que j'avais administré dans le cas précité, et ne fut pas plus heureux.

En effet, la maladie marcha avec rapidité; le corps s'infiltra chaque jour davantage; la figure devint bleuâtre, les extrémités froides, le pouls et les battemens du cœur insensibles; la toux faible et continue; la matière de l'expectoration était du sang noir, caillé, comme décomposé. Il mourut un mois après son entrée à l'hôpital.

La teinte du visage et de la peau de tout le cadavre était injectée, ou plutôt comme échymosée, bleuâtre, ainsi qu'elle était pendant la vie. Je trouvai un peu de liquide épanché dans les cavités thorachiques; les poumons étaient durs et gorgés de sang, en tout semblable à celui que le malade rejetait par l'expectoration.

Le péricarde contenait peu de sérosité; le cœur avait un volume énorme en raison de la dilatation du ventricule droit; ce ventricule formait, près de l'embouchure de l'artère pulmonaire, une caverne très-étendue, dont les parois n'avaient pas même l'épaisseur ordinaire à celles de ce ventricule.

L'oreillette droite, ainsi que les cavités gauches, étaient dans l'état naturel.

L'embouchure aortique était rugueuse, un peu rétrécie et ossifiée dans plusieurs points.

Ici la péripneumonie semble avoir été la cause de la maladie; car il faut considérer l'engorgement qu'elle fait naître dans le poumon comme un obstacle puissant au cours du sang : dans cet état de choses, combien le concours des efforts produits par une toux violente ne doit-il pas contribuer à faire naître une dilatation à laquelle l'organe a pu d'ailleurs être prédisposé, soit par une faiblesse native d'organisation, soit par quelques maladies antécédentes? Lorsque, dans ces cas, l'engorgement produit par la péripneumonie se dissipe avec la maladie elle-même, souvent la lésion organique a déjà jeté de trop profondes racines. Souvent aussi cet engorgement ne se résout pas entièrement, et ce qui en reste ajoute à la cause de la dilatation et en hâte la marche que rien ne peut arrêter.

ARTICLE V.

De l'Anévrisme passif du cœur, ou avec amincissement de ses parois, affectant l'oreillette droite.

D'après ce qui a été dit dans les articles précédens sur l'anévrisme du second genre, à la seule inspection anatomique des différentes cavités du cœur, à l'examen du rapport direct ou indirect de leur action avec celle des organes voisins, il est facile de déterminer quelle est celle des cavités de ce viscère qui doit devenir le siège le plus fréquent d'une dilatation passive.

Les parois de l'oreillette droite, beaucoup plus minces que celles des autres cavités du cœur, sont, par cette disposition naturelle seule, plus suscep-. tibles d'éprouver une dilatation contre nature ; mais cette première cause n'est point l'unique, et plusieurs autres, quoique de nature différente, ne méritent pas moins de fixer l'attention.

J'ai dit que, dans l'anévrisme actif, les artères coronaires, placées à l'embouchure de l'aorte, se trouvaient pénétrées jusque dans leurs ramifications capillaires, d'une bien plus grande quantité de sang que dans l'état naturel ; que ce sang artériel gonflait la substance musculaire, à laquelle il fournissait aussi plus de particules nutritives, et que c'était en partie de cet afflux, de cette pénétration extraordinaire, que résultait l'épaississement. Mais il n'en est pas de même pour l'oreillette et le ventricule du côté droit. Les connaissances anatomiques et physiologiques apprennent que l'engorgement sanguin qui existe dans ces cavités lors de leur dilatation, ne peut déterminer aussi facilement dans le système vasculaire propre du cœur, cette pléthore que j'ai dit y être produite par suite de la dilatation des cavités gauches, qui peuvent seules transmettre du sang à la substance du cœur.

Les obstacles nombreux apportés au cours du sang, soit dans le poumon, par les affections multipliées de cet organe, par les dérangemens si fréquens de ses fonctions, soit dans quelques points du système circulatoire, par des altérations particulières que j'indiquerai plus bas, sont indubitablement des causes médiates de la dilatation passive de l'oreillette droite ; en voici un exemple :

(Obs. 23.) Une femme, âgée de quarante-deux ans, née d'un père, mort, disait-elle, d'une maladie analogue à celle dont elle se trouvait affectée, avait joui d'une bonne santé jusqu'à l'âge de trente-deux ans, époque à laquelle elle éprouva, pour la première fois, une légère douleur à la région du cœur, et du tumulte dans l'action de cet organe ; ces symptômes étaient beaucoup plus marqués pour peu qu'elle fît de mouvement, et quand elle appliquait sa main sur la région précordiale, elle y sentait des battemens vifs et précipités. Pendant trois années consécutives, la santé de cette femme ne fut pas autrement altérée, jusqu'à ce que les émotions causées par les scènes sanglantes de la révolution vinssent ajouter aux palpitations et à la difficulté de respirer qu'elle éprouvait déjà, d'autres accidens, tels que les tremblemens des extrémités, et les mouvemens convulsifs de tout le corps. Plusieurs années s'écoulèrent, pendant lesquelles la maladie resta à-peu-près stationnaire ; mais un an avant l'époque où je vis la malade, le flux menstruel qui avait toujours suivi ses périodes naturelles, se supprima et détermina le gonflement de l'abdomen, et l'augmentation de la dyspnée. On appliqua des sangsues à la vulve ; les règles reparurent, mais ne firent point diminuer les vertiges, les éblouissemens, la faiblesse et le tremblement des extrémités inférieures, du côté gauche sur-tout, et les lipothymies.

Enfin, le 11 octobre 1797, cette femme entra à l'hôpital de clinique.

Elle avait la figure d'un blanc terne, les joues étaient bouffies, la langue dans l'état naturel, la lèvre inférieure d'un bleu violet ; la poitrine ne résonnait pas du côté gauche, dans la moitié inférieure de son étendue ; la respiration, très-difficile, ne pouvait s'exécuter que dans la position droite du thorax, ou bien quand la malade était couchée sur le dos, la poitrine très-élevée, ou inclinée du côté droit. Quand elle se couchait du côté gauche, elle éprouvait un sentiment d'oppression, accompagné de douleur vive qu'elle rapportait aux fausses côtes. Son sommeil était souvent troublé pendant la nuit par des accès de suffocation qui la réveillaient en sursaut ; alors une légère sueur couvrait la surface de son corps ; elle éprouvait, de plus, des nausées, suivies de vomissemens d'une matière pituiteuse. Depuis trois mois le ventre était tuméfié, et les extrémités inférieures étaient œdématiées, et toujours froides ; l'appétit était faible, la soif nulle, l'urine très-jaune coulait en petite quantité, les règles étaient supprimées depuis deux mois, la peau froide et flasque, le pouls petit, fréquent, inégal, irrégulier, fugace, intermittent, impossible à décrire.

Le soupçon fondé d'une disposition héréditaire, la douleur et le tumulte dans la région du cœur, qui avaient été les premiers signes de la maladie ; enfin, la succession et l'ensemble de tous les autres symptômes me firent aisément connaître et l'organe malade, et le genre de la lésion.

La malade, entrée à la clinique le 11 octobre, dans l'état le plus fâcheux, ne mourut que le 15 novembre suivant : pendant les trente-cinq jours qu'elle passa à l'hôpital, plusieurs fois l'infiltration disparut, et tous les autres symptômes diminuèrent par l'usage des diurétiques et des anti-spasmodiques ; mais ce fut toujours pour reparaître peu de temps après avec plus d'intensité.

Je fis l'ouverture du corps le lendemain de la mort, et déjà les parties les plus infiltrées étaient couvertes d'échymoses.

La cavité droite de la poitrine renfermait environ six onces de sérosité jaunâtre ; le poumon de ce côté était altéré, racorni, sur-tout dans son lobe inférieur.

La cavité gauche ne contenait point de liquide ; le poumon de ce côté était flasque, flétri et adhérent. Le péricarde ne renfermait point d'eau.

L'oreillette droite du cœur était excessivement dilatée et distendue par du sang coagulé ; ses parois paraissaient très-amincies ; le ventricule droit et l'artère pulmonaire n'offraient rien de remarquable ; l'oreillette et le ventricule gauche avaient une capacité ordinaire ; mais l'orifice de communication de ces deux cavités était extraordinairement rétréci par deux bourrelets cartilagineux, au point de ne permettre l'introduction que d'un corps épais de deux lignes, et long de cinq à six. Ces deux bourrelets cartilagineux, blanchâtres, étaient lisses à leur superficie.

D'après les expériences de M. Sabattier sur la cause de l'inégalité des différentes cavités du cœur après la mort, il paraît bien démontré que cette inégalité de capacité n'existe point toujours réellement dans l'homme vivant et en santé ; elle est seulement due à la difficulté que le sang rapporté des différentes parties du corps par les veines caves, éprouve aux approches de la mort, à traverser le système capillaire du poumon pour entrer dans les cavités gauches du cœur. D'après cette théorie, dont la vérité est prouvée par des expériences rigoureuses et des raisonnemens solides, on ne peut se refuser à admettre pour cause des dilatations des cavités du cœur, et sur-tout de l'oreillette droite sur l'homme vivant, toutes les maladies, tant aiguës que chroniques, de la poitrine. Je prouverai aussi que très-souvent, lorsque le poumon est sain, la dilatation de l'oreillette droite, ainsi que celle du ventricule droit, peut être déterminée par un obstacle beaucoup plus éloigné du cœur, dans le système vasculaire, en prenant la cavité malade comme point de départ.

Ces obstacles, en général, agissent tous à-peu-près de la même manière, c'est-à-dire en opposant au sang une résistance qu'il ne parvient pas à surmonter, et qui le force à réagir sur les parois de l'agent principal de son impulsion. Mais, ainsi que je l'ai dit, la situation de ces obstacles peut être plus ou moins éloignée de la cavité dont ils déterminent l'ampliation morbifique. Je vais, en suivant le cours naturel du sang, désigner les points du système circulatoire, qui, par leur altération plus fréquente, sont ceux vers lesquels la circulation se trouve le plus souvent entravée, et qui par conséquent doivent singulièrement favoriser le développement de l'anévrisme passif des diverses cavités du cœur.

Au nombre des obstacles qui deviennent ordinairement causes des anévrismes du cœur, je place dans l'ordre suivant :

Pour l'Anévrisme de l'oreillette droite seulement: — Tous les degrés de rétrécissement, jusqu'à l'oblitération imparfaite de l'orifice ventriculo-auriculaire droit, maladie organique très-rare.

Pour l'Anévrisme de l'oreillette et du ventricule droits : — Les mêmes altérations portées sur l'orifice artériel pulmonaire, et presque toutes les affections, tant aiguës que chroniques, du poumon, puisque toutes elles tendent à s'opposer, d'une manière marquée, au passage du sang, des cavités droites du cœur, dans les cavités gauches de cet organe.

Pour l'Anévrisme de l'oreillette droite du ventricule droit, et de l'oreillette gauche : — Tous les degrés de rétrécissement, jusqu'à l'oblitération imparfaite de l'orifice ventriculo-auriculaire gauche.

Pour l'Anévrisme de toutes les cavités du cœur, ensemble ou séparément : — Les mêmes altérations de l'embouchure, ou des valvules aortiques.

L'obstacle qui cause la dilatation passive des cavités droites, et plus particulièrement de l'oreillette des veines caves, peut être encore plus éloigné en suivant le cours du sang. Ainsi, on ne peut se dispenser de mettre au nombre des causes des anévrismes du cœur les dilatations de l'aorte. La coexistence de ces deux affections est trop fréquente, pour que je m'arrête à rapporter des observations que j'aurai d'ailleurs occasion de citer, quand je parlerai des anévrismes de ce gros tronc artériel.

Le fait suivant vient à l'appui de ce que j'ai avancé un peu plus haut, qu'un obstacle plus ou moins éloigné du cœur est souvent cause de la dilatation des diverses cavités de cet organe, et particulièrement de ses cavités droites : en voici un exemple frappant.

(OBS. 24.) Un bossu, âgé de trente-six ans environ, succomba, pendant l'hiver de 1798, à l'hôpital de la Charité, à un anévrisme du cœur, caractérisé par l'ensemble de presque tous les symptômes propres à cette maladie.

La colonne vertébrale, chez ce sujet, éprouvait une inflexion telle, qu'elle formait un angle très-saillant à droite, vers la sixième vertèbre du dos, qui se trouvait presque entièrement déplacée.

L'artère aorte, appliquée sur la partie antérieure des vertèbres, suivait exactement les contours que décrivait la colonne épinière. Vers l'angle dont j'ai parlé, les parois de cette artère étaient repliées sur elles-mêmes, de sorte que la bouche du vaisseau, d'abord dirigée à droite, était aussitôt et subitement tournée à gauche : le cœur de ce sujet était extrêmement volumineux ; les cavités gauches paraissaient en bon état. Le volume extraordinaire du cœur tenait seulement à l'ampliation démesurée des cavités droites et sur-tout de l'oreillette de ce côté.

Les différens orifices des cavités du cœur, les embouchures des vaisseaux étaient libres, et je ne vois d'autre cause à laquelle on puisse raisonnablement attribuer la dilatation, que cette courbure vicieuse et contre nature de l'artère aorte, qui forçait le sang à prendre sur-le-champ une direction presque rétrograde, direction qui devait singulièrement gêner la progression du sang et le dégorgement du cœur.

Il eût été très-curieux de comparer sur ce sujet le pouls des extrémités supérieures avec celui des inférieures.

Je sais que les physiologistes modernes ont mis en doute si la courbure des artères retardait ou gênait la progression du sang : ils ont cru pouvoir conclure, de leurs expériences, que l'on avait exagéré les effets produits par les inflexions des vaisseaux : mais ils n'ont entendu parler que des courbures naturelles, qu'ils ne regardent pas même encore comme tout-à-fait incapables de retarder le cours du sang. Une courbure contre nature, semblable à celle que je viens de décrire, a certainement une action bien plus énergique, et je ne balance pas à la regarder comme un obstacle à la circulation, d'autant plus puissant que la courbure du vaisseau est plus forte.

Les divers points du système circulatoire que j'ai indiqués précédemment ne sont pas encore les plus éloignés de ceux qui peuvent influer puissamment sur les dilatations des cavités droites ou gauches. Je pense, en effet, que les infiltrations générales, ou les obstacles vers le système capillaire du corps, soit artériel soit veineux, causés par les sparmes cutanés, les horripilations, la frayeur et beaucoup d'autres affections de ce système par causes physiques ou morales, etc., etc., peuvent également être mis au nombre des causes de ces anévrismes. Que l'obstacle, en un mot, soit plus ou moins éloigné de la cavité dilatée, l'effet qui en résulte est toujours le même, puisque c'est principalement l'accumulation du sang qui détermine les dilatations, et puisque cette accumulation paraît pouvoir provenir presque aussi facilement d'un obstacle éloigné, que d'un qui serait plus près de la cavité dilatée.

Si aux diverses causes que je viens d'admettre on joint la situation plus en devant des cavités droites, qui les rend plus exposées à souffrir des violences extérieures portées sur les parois de la poitrine, on ne sera pas surpris que ces cavités soient, plus souvent que les autres, affectées de l'anévrisme dont je parle.

Telles sont les différentes dispositions pathologiques, qui doivent favoriser le développement de l'anévrisme de l'oreillette droite. J'ai déjà prévenu que le plus grand nombre des causes que j'indiquerais dans cet article seraient applicables à la même affection des trois autres cavités du même organe, et que l'histoire de l'anévrisme passif du ventricule droit, de l'oreillette et du ventricule gauches, serait implicitement comprise dans ce que je dirais sur la dilatation de l'oreillette droite.

ARTICLE VI.

De l'Anévrisme du cœur, ou avec amincissement de ses parois, affectant l'oreillette gauche.

La dilatation passive de l'oreillette gauche est

beaucoup moins fréquente que celle des cavités droites; je crois même pouvoir annoncer, d'après un grand nombre d'observations qui me sont propres, et quelques autres qui se trouvent consignées dans les auteurs, qu'elle est aussi plus rare que la même affection du ventricule aortique. C'est donc celle de toutes les cavités du cœur qui est le moins sujette aux dilatations passives. Il ne me paraît pas très-difficile de donner la raison de cette différence.

L'oreillette gauche transmet au ventricule qui lui correspond le sang qu'elle a reçu du poumon par les veines pulmonaires. En sortant de ces veines, ce liquide ne paraît pas devoir être doué d'une force d'impulsion bien considérable; et l'effort du sang sur les parois de l'oreillette est en rapport avec le degré d'impulsion qu'il a reçu.

Mais le sang, dira-t-on, arrêté dans son cours par le rétrécissement de l'orifice du ventricule, ou par l'oblitération partielle de l'embouchure aortique, ne doit-il pas dilater cette oreillette aussi facilement que toute autre cavité?

Je pense qu'on doit répondre à cette objection par la négative, et voici les raisons qu'on peut en donner.

Je suppose d'abord qu'il existe un rétrécissement à l'origine de l'aorte.

Pour que l'effort du sang, dans ce cas, agisse sur les parois de l'oreillette, il faut supposer le défaut d'action des valvules mitrales; car si ces valvules sont libres, le sang arrêté par leur élévation ne pourra refluer qu'en partie dans l'oreillette, et tout l'effort se faisant sur les parois du ventricule, la dilatation de cette cavité précédera nécessairement celle de l'oreillette voisine.

Si je suppose maintenant le rétrécissement de l'orifice ventriculo-auriculaire; le passage du sang de l'oreillette dans le ventricule gauche ne pouvant s'effectuer librement, il en devra résulter une accumulation de ce fluide dans l'oreillette gauche. Cette collection de sang ne tarderait pas à produire une dilatation, si les tuniques faibles et extensibles des veines pulmonaires n'offraient moins de résistance que les parois musculeuses de l'oreillette même, et si le sang, en conséquence de la dilatabilité de ces vaisseaux, n'avait pas la facilité de rétrograder dans le système vasculaire du poumon, et même jusques aux cavités droites du cœur. Ainsi l'oreillette gauche ne doit se dilater que lorsque la résistance de ses parois est surmontée par la réaction des cavités droites et du système vasculaire de l'organe pulmonaire. Voici cependant un exemple de la dilatation de l'oreillette gauche :

(Obs. 25.) Un homme, âgé de trente-huit ans, de tempérament lymphatique, bien constitué, éprouvait, depuis trois ans, des étourdissemens, des battemens de cœur et beaucoup de difficulté à respirer.

Il avait essuyé une légère péripneumonie quelque temps avant; l'époque de la convalescence de cette maladie était celle de l'apparition de ces premiers symptômes.

Quand il fut admis à la clinique interne, il avait la figure bouffie et violette; les lèvres étaient de la même couleur ; la région du cœur ne résonnait point, et l'on y sentait des battemens étendus et précipités ; les étouffemens étaient plus forts qu'ils ne l'avaient jamais été ; le pouls mou, fréquent et irrégulier.

La persuasion du malade, qui disait être affecté d'un asthme, ne m'en imposa pas un seul instant, et l'examen approfondi de la maladie me confirma ce que déjà son *facies* m'avait appris, que la véritable affection était un anévrisme du cœur, dont les accidens me parurent trop fâcheux pour me laisser l'espoir d'une cure même palliative.

Je fis cependant appliquer à l'anus des sangsues, qui procurèrent un dégorgement salutaire pendant quelques jours ; mais bientôt l'état de suffocation dans lequel il se trouvait depuis long-temps devint, à chaque instant, plus menaçant, et causa enfin sa mort, vingt jours après l'entrée du malade dans l'hôpital. Ce malade, avant de rendre le dernier soupir, porta plusieurs fois les mains sur la région du cœur, qu'il voulait déchirer, et qu'il écorchait avec ses ongles.

A l'ouverture du corps, je trouvai une certaine quantité de liquide épanché dans la poitrine gauche. Tout le poumon de ce côté était dur, engorgé, et recouvert d'une couche lymphatique jaunâtre. La substance du lobe inférieur du poumon droit ressemblait à celle du foie. On doit reconnaître dans ces altérations du poumon les traces de la péripneumonie mal résolue et ses suites.

Le volume du cœur était très-augmenté ; les veines coronaires étaient gorgées de sang.

L'oreillette gauche, sur-tout, avait éprouvé une grande dilatation, ainsi que l'embouchure des veines pulmonaires. L'orifice du ventricule gauche était très-rétréci, rugueux; le pourtour de cette ouverture avait acquis une consistance moitié osseuse, moitié cartilagineuse; les valvules mitrales étaient également endurcies.

Sur deux autres sujets ouverts dans l'amphithéâtre de la clinique interne, j'ai vu les parois de l'oreillette gauche si faibles, si amincies, que le seul poids du cœur suffisait pour les déchirer. L'une de ces observations trouvera place dans l'article suivant.

Les différentes observations que j'ai citées, en faisant l'histoire des diverses dilatations du cœur, ont montré, dans la plupart des cas, les rétrécissemens des orifices comme causes, effets ou complications des anévrismes de tous genres. J'ai passé légèrement sur la considération de ces rétrécissemens, sur leurs causes, leurs signes et le mode de leur développement, parce que, pour suivre l'ordre que je me suis prescrit, je ne dois en traiter que dans la classe des altérations des parties tendineuses ou fibreuses du cœur, qui, dans les rétrécissemens des orifices, sont les parties essentiellement lésées. Tout lecteur attentif n'aura d'ailleurs pas manqué d'observer dans tout ce qui précède, et il en est de même dans ce qui doit suivre, que toutes ces lésions sont très-rarement isolées, mais qu'elles se compliquent presque toutes plus ou moins entre elles.

CHAPITRE III.

ARTICLE PREMIER.

Des signes des Anévrismes du cœur en général.

Pour traiter avec clarté et précision des signes des anévrismes du cœur, il est utile, il est même nécessaire de considérer, dans la marche de cette affection, plusieurs périodes marquées par les degrés différens auxquels le mal parvient successivement. La durée de chacune de ces périodes est, à la vérité, on ne peut pas plus incertaine, mais elles n'en sont pas moins toutes assez sensiblement distinctes par l'intensité différente des symptômes, et même par quelques symptômes particuliers (1). J'exami-

---

(1) Je sais qu'il est inexact d'avancer qu'une maladie comme celle-ci et comme tant d'autres, au fond la même du commencement à la fin, sauf la progression du mal, a trois périodes marquées ; je crois être autorisé cependant à le faire, quand je considère que ces périodes, généralement admises dans la phthisie pulmonaire, le scorbut, etc., ne sont peut-être ni plus distinctes, ni plus déterminées; leurs limites respectives ne pouvant être saisies par l'observation. Le *principium*, l'*incrementum*, le *status* et le *decrementum* des anciens, la *crudité*, la *coction* et la *terminaison* chez les modernes, ne me paraissent pas être des expressions beaucoup plus sévères; ces divisions sont de pure convention, et le passage de l'une dans une autre est un point insaisissable : ce n'est que dans la comparaison de eurs extrêmes qu'on peut les bien apercevoir.

nerai donc successivement, 1° les signes qui peuvent faire connaître l'existence des anévrismes au premier degré, ou dans leur première période ; 2° ceux qui annoncent que cette maladie a déjà pris un certain accroissement et est parvenue à son deuxième degré ; 3° j'indiquerai, enfin, les signes qui appartiennent au troisième degré de la maladie, état dans lequel la vie du malade court à chaque instant un danger plus imminent.

Les plus importans et le plus grand nombre des signes des anévrismes, dérivant de la lésion consécutive des principales fonctions de l'économie animale, c'est dans les phénomènes de ces diverses fonctions qu'il faut aller chercher ceux d'entre ces signes qui sont les plus propres à caractériser la maladie.

Après avoir jeté un coup-d'œil sur le *facies* et sur l'habitude générale extérieure du corps, je passerai successivement en revue les états différens dans lesquels, pendant le cours de la maladie, se trouvent les fonctions du cerveau, la circulation, la respiration, la digestion, et les sécrétions sous le rapport de l'exhalation séreuse. Cet ordre méthodique aura le double avantage de prévenir, autant que possible, les omissions, et de jeter plus de jour sur le diagnostic de la maladie dont il s'agit.

PREMIER DEGRÉ.

Dans le premier degré des anévrismes du cœur en général, il est le plus souvent extrêmement difficile de reconnaître et de bien distinguer les signes de cette affection. Le praticien exercé voit bien qu'il y a prédisposition à la maladie ; il en craint, il en soupçonne le développement, sans pouvoir distinguer ce qui est d'avec ce qui peut être.

A la suite d'une affection morale, vive et prolongée, d'une suppression d'un flux hémorroïdal ou menstruel, etc., il survient des palpitations, des douleurs dans la région du cœur, de l'oppression, de la toux; peut-on alors prononcer que l'individu sur lequel on observe ces symptômes est affecté d'un anévrisme du cœur au premier degré? Certes, ce serait juger trop inconsidérément. En effet, que la cause morale s'évanouisse, que l'évacuation supprimée se rétablisse promptement, et bientôt on pourra voir disparaître jusques aux moindres symptômes de la maladie, comme le prouve le fait suivant.

(Obs. 26.) Un pharmacien, âgé de vingt-deux ans, d'un tempérament bilieux, ayant éprouvé de vifs chagrins, fut pris, sans autre cause connue, de palpitations violentes, de battemens déréglés dans la région du cœur, et d'une gêne extrême dans l'acte de la respiration. La violence des symptômes le força à entrer à l'hôpital de la Charité.

Alors sa figure semblait amaigrie, légèrement colorée en jaune; ses yeux paraissaient fatigués, la bouche était un peu mauvaise, la langue jaunâtre vers sa base, la respiration haute et très-difficile. Il éprouvait de fréquentes et fortes palpitations. On sentait, vers la région du cœur, des battemens violens et déréglés; le pouls était dur et vibrant, assez régulier; la poitrine, cependant, résonnait très-bien par la percussion; l'hypocondre droit était un peu douloureux.

Le soupçon que je conçus d'abord d'une lésion organique du cœur fit place à l'espoir qu'une simple affection spasmodique pouvait donner naissance à cette série de phénomènes morbides; la date assez peu ancienne de cette affection (cinq mois cependant), la sensibilité de la région du foie, la teinte jaunâtre généralement répandue sur tout le corps, ne contribuèrent pas peu à m'affermir dans cette idée, et dès le second jour de son entrée à l'hôpital je dirigeai le traitement vers le but que je me proposais d'atteindre. Je prescrivis les boissons adoucissantes, les potions anti-spasmodiques, les bains; le malade fut saigné une fois vers le quatrième jour; je tâchai, par la raison, de dissiper ses chagrins imaginaires; en peu de temps j'eus la satisfaction de voir que ces moyens, loin d'être infructueux, comme on pouvait le craindre, procuraient chaque jour un soulagement plus marqué. La guérison fut si prompte, que, quinze jours après son entrée, ce malade sortit de l'hôpital, jouissant alors d'une santé qui paraissait ne devoir pas être troublée de long-temps. Ne pourrait-on pas même regarder cette affection comme une espèce d'hypochondriasie nerveuse déterminée par l'état du foie, et ayant consécutivement donné lieu aux symptômes du dérèglement de l'action du cœur, de la gêne de la respiration, etc.?

Combien ne pourrait-on pas citer d'exemples analogues, pris dans le grand nombre des femmes qui éprouvent des maladies nerveuses, des suppressions de règles, et chez lesquelles la santé est revenue avec cette évacuation périodique? Quoi qu'il en soit, je vais examiner les différens phénomènes qui accompagnent le plus ordinairement la première période des anévrismes du cœur dans l'ordre que je me suis prescrit :

Premier degré. — *Examen extérieur.* La figure, assez habituellement animée, présente fréquemment une coloration vive et passagère, avec sentiment de chaleur dans les tégumens du visage.

Les membres conservent encore leurs formes vigoureuses ; cependant les malades se fatiguent avec une facilité singulière.

La percussion de la poitrine ne donne l'indice de l'existence d'aucune dilatation contre nature ; en un mot, le son est également bon dans toutes les régions de la cavité thorachique, mais souvent il y a un sentiment douloureux à la région du cœur.

Premier degré. — *Fonctions du cerveau.* Le malade éprouve des étourdissemens fréquens, des éblouissemens ; il sent des vapeurs chaudes qui semblent monter de la poitrine vers la tête. La céphalalgie est ordinairement fréquente et opiniâtre. Le malade est triste, impatient, irascible.

Premier degré. — *Circulation.* Il y a des palpitations plus ou moins vives et fréquentes ; les battemens du cœur se font sentir dans leur lieu naturel, et dans une étendue qui ne paraît point extraordinaire. Le pouls est assez ordinairement très-développé ; mais souvent il est fort ou faible, dur ou mou, suivant le genre de la maladie, comme je le ferai remarquer plus bas ; régulier, quand l'anévrisme est simple et exempt de complication ; irrégulier et variable à l'infini, quand certaines complications, divers rétrécissemens, etc., dont je parlerai, existent. Cette irrégularité et cette variabilité est pourtant, toutes choses égales d'ailleurs, bien moins considérable que dans les autres degrés de la maladie.

Premier degré. — *Respiration*. La respiration éprouve une gêne que l'on peut caractériser plus particulièrement en disant qu'elle est haute, courte et difficile. Le moindre exercice cause un essoufflement accablant ; de temps en temps le malade est forcé, pour respirer plus facilement, de suspendre sa marche, sur-tout quand il monte un escalier. Il a une disposition singulière à contracter des rhumes évidemment symptomatiques, qui durent plusieurs mois, et aggravent fortement la maladie ; la toux pendant ces indispositions est vive et sèche, et vient quelquefois par accès. L'expectoration est toujours difficile, peu abondante ; la matière en est ordinairement visqueuse, quelquefois on y aperçoit des stries sanguinolentes. Cette toux opiniâtre, et sur-tout la nature visqueuse de ces crachats, abusent souvent les praticiens, qui regardent cette affection comme goutteuse. Il y a presque constamment un sentiment de constriction vers la gorge.

Premier degré. — *Digestion*. Dans la première période des anévrismes, les facultés digestives semblent prendre une activité plus grande que dans l'état naturel. Quelques malades sont continuellement tourmentés par la faim, quoiqu'ils prennent

9

chaque jour une assez grande quantité d'alimens. La digestion est le plus généralement bonne ; s'il survient une indigestion, elle est ordinairement produite par la violence ou la continuité de la toux.

L'état le plus ordinaire du ventre est la constipation, qui persiste souvent pendant plusieurs jours.

Premier degré. — *Sécrétions et exhalation.* L'ordre naturel des sécrétions dans le premier degré des anévrismes ne paraît avoir encore éprouvé aucun trouble bien marqué. On n'aperçoit alors aucun signe qui indique une prédominance séreuse actuelle, mais prochaine.

Les urines sont rouges, briquetées, sédimenteuses, leur quantité est toujours naturelle, et ce n'est que dans le cours de la seconde période qu'on observe des irrégularités singulières dans la sécrétion de l'urine.

Tels sont les phénomènes principaux que présentent les anévrismes du cœur, au premier degré de leur développement.

Il n'est pas inutile d'observer que je n'ai intention de parler ici que des anévrismes qui se développent avec une certaine lenteur, et non de ceux auxquels donne naissance un effort ou un coup violent. Ces causes agissent bien différemment. Elles opèrent, en un seul instant, la dilatation, ordinairement lente, des cavités de l'organe, et la cause à peine vient d'agir, que déjà la maladie ayant presque parcouru toutes ses périodes, est parvenue au point où la vie du malade est à chaque moment plus vivement menacée, quoique la mort ne survienne ordinairement qu'après un certain temps.

Dans ces cas, heureusement moins fréquens que les autres, les signes que j'ai indiqués, ceux même que j'indiquerai pour le deuxième degré, souvent ne se rencontrent point. Quelques-uns des signes propres à la troisième période sont les seuls qu'on puisse apercevoir alors; encore présentent-ils toujours cette grande différence, qu'ils caractérisent moins une maladie chronique, qu'une affection aiguë assez bien caractérisée par les phénomènes que j'indiquerai comme appartenant plus particulièrement au troisième degré des anévrismes.

DEUXIÈME DEGRÉ.

Plus on avance dans l'examen de la marche des anévrismes du cœur, plus cette maladie se montre avec des signes évidens, avec des phénomènes facilement reconnaissables. C'est ordinairement dans la seconde période de la maladie que les individus qui en sont affectés se présentent à l'observation dans les hôpitaux. Si l'on veut observer le développement du premier degré, il faut aller l'examiner dans les habitations où l'aisance rend ceux qui en jouissent plus soigneux de leur santé, et que les besoins impérieux de la vie n'obligent pas à précipiter, par le travail forcé d'un corps déjà frappé de maladie, l'accroissement d'une affection organique, qui devient alors promptement mortelle; tandis que par des ménagemens et des soins recherchés, elle aurait pu être assoupie pendant long-temps, et peut-être même radicalement guérie.

Deuxième degré. — *Examen extérieur.* Déjà la figure est bouffie, les joues et les lèvres sont colorées en rouge vif, ou tirant sur le violet. Une partie de l'embonpoint que le malade pouvait avoir est dissipée. Les pieds et la partie inférieure des jambes enflent pendant la station ; mais cette tuméfaction disparaît le plus souvent pendant la nuit.

La poitrine, s'il n'existe point de maladie du poumon, rend, quand on la percute, un son également clair dans toutes ses régions, excepté vers celles du cœur, où le son est ordinairement nul, et même souvent dans une étendue remarquable.

Deuxième degré. — *Fonctions du cerveau.* Les étourdissemens, bien plus fréquens, sont quelquefois suivis de lipothymies. Il y a un sentiment de constriction violente vers la gorge, que l'on peut comparer assez bien à la boule hystérique. L'instant où le malade veut s'abandonner au sommeil est celui où il tombe en faiblesse. Le sommeil est interrompu plusieurs fois pendant la nuit par des rêves effrayans, qui occasionnent des réveils en sursaut ; le malade grondeur, toujours mécontent, versatile dans ses volontés, de plus en plus impatient, s'irrite violemment contre le plus léger obstacle, à la moindre contrariété.

Deuxième degré. — *Circulation.* Les palpitations sont devenues plus fortes, plus fréquentes, sans que jamais, pourtant, il m'ait été possible de les entendre à une certaine distance, comme plusieurs auteurs anciens disent l'avoir observé, et comme l'avancent aussi quelques modernes. Les battemens du cœur se font sentir quelquefois dans un espace plus étendu, souvent même vers le côté droit de la poitrine et dans la région épigastrique. C'est sûrement ce dernier phénomène que beaucoup de médecins prennent souvent pour les pulsations de l'artère cœliaque, trop profondément placée pour que ses battemens soient ordinairement et continuellement sensibles au toucher. Ce n'est que dans des cas d'affections spasmodiques extraordinaires et souvent fugaces, que l'on peut, chez des sujets un peu maigres, sentir les battemens de cette artère. D'ailleurs la manière de palper, en dirigeant la main obliquement de l'épigastre vers le diaphragme, au lieu de peser perpendiculairement à la colonne vertébrale, fait assez distinguer le lieu d'où partent ces battemens. On aperçoit quelquefois les pulsations des carotides et de quelques artères profondes des membres. Ces battemens des carotides paraissent aussi avoir été très-fréquemment pris pour les pulsations des veines jugulaires.

Le pouls, dans l'anévrisme avec épaississement, est dur, vibrant, fréquent, quelquefois serré. Dans la dilatation passive, il est au contraire mou, assez fréquent, faible, facile à étouffer. Dans l'un et l'autre cas il présente des irrégularités le plus souvent occasionnées par d'autres lésions co-existantes, qui se sont augmentées, et dont j'indiquerai bientôt l'influence sur le mouvement du pouls. Enfin il survient assez fréquemment des hémorrhagies nasales.

Deuxième degré. — *Respiration*. L'acte de la respiration est devenu extrêmement gêné. Le malade fait de longues inspirations, qu'il renouvelle incessamment, parce que les poumons engorgés et comprimés ne peuvent admettre qu'un très-petit volume d'air. Il ne peut respirer dans la position horizontale; il est obligé, pour rendre la respiration un peu moins difficile, de se mettre à son séant, de courber son corps en avant, en appuyant, pour ainsi dire, sa poitrine sur ses genoux. (On peut tirer avantage de cette observation contre la théorie de la pression abdominale dont je parlerai plus bas.) Il ne peut monter trois ou quatre degrés de suite, sans qu'un essoufflement extrême ne le force à s'arrêter promptement. La toux est forte, fréquente; l'expectoration, dans certains cas peu considérable, est quelquefois très-abondante, suivant le tempérament du malade; elle est ordinairement visqueuse, souvent sanguinolente: et il n'est pas rare de voir survenir de légers crachemens de sang.

Deuxième degré. — *Digestion*. Le malade ressent, quelquefois même assez vivement, le besoin de manger: mais il peut rarement le satisfaire sans s'exposer à des digestions pénibles, même à des vomissemens excités par une toux violente, à des douleurs d'estomac, à une difficulté plus grande dans la respiration. Quelques malades cependant, par une bizarrerie que je ne puis expliquer, éprouvent du soulagement par la plénitude de l'estomac;

Ce qui me paraît agir de la même manière que la position chez ceux qui appuient la poitrine sur leurs genoux pour se soulager.

La constipation, qui existait dans la première période de la maladie, fait place, assez ordinairement, à un dévoiement quelquefois abondant, qui tourmente et fatigue singulièrement le malade, sur-tout la nuit, par le mouvement qu'il est forcé de se donner, pour satisfaire au besoin qui l'accompagne.

Deuxième degré. — *Sécrétions et exhalation*. Les urines deviennent rares par intervalles, ce qui rend l'état du malade plus pénible; quelque temps après elles coulent de nouveau et abondamment, soit par les seuls efforts des organes, soit par l'effet des remèdes employés; alors le malade recouvre une apparence de santé qui n'est jamais de longue durée.

L'infiltration séreuse se manifeste déjà sur les extrémités inférieures, sur-tout quand le malade a marché, ou qu'il est resté quelque temps debout.

La cavité abdominale, sans paraître positivement le siège d'un épanchement, présente, lorsqu'on touche ses parois, qui paraissent épaissies, une mollesse, une flaccidité qui semblent annoncer l'épanchement prochain d'un liquide. Du reste, la bouffissure du visage, la pâleur, la flaccidité des tégumens de tout le corps, annoncent une disposition générale à l'infiltration qui doit bientôt se manifester.

TROISIÈME DEGRÉ.

L'ensemble des signes que le second degré des

anévrismes du cœur présente, ne permet pas au médecin de méconnaître l'existence de cette affection; mais c'est sur-tout lorsque l'anévrisme est parvenu au degré dont je vais tracer les principaux caractères, qu'on ne doit plus se méprendre sur la nature de la maladie : en effet, quoique les secours de la médecine soient alors purement palliatifs, il importe cependant beaucoup à la réputation du médecin, à la certitude de son pronostic, à la détermination qu'il doit prendre pour la médecine agissante, ou pour l'expectation, de ne pas confondre cette maladie avec d'autres affections qui ont avec elle quelques traits de ressemblance. Je traiterai plus à fond dans un autre chapitre ce dernier point de médecine clinique. *Voyez* l'art. VI des corollaires.

Troisième degré.—*Examen extérieur*. Le visage, dans le commencement de ce troisième degré, est plus bouffi, plus infiltré et sur-tout plus injecté qu'il ne l'a jamais été. Les lèvres, les joues, le nez sont bleuâtres, violets, livides; les paupières, gonflées par de la sérosité qui s'y est amassée, forment souvent des espèces de bourrelets qui font paraître les yeux singulièrement petits. Cependant, il est assez ordinaire de voir, vers la fin de cette période, la bouffissure de la face disparaître tout-à-coup, pour faire place à une maigreur particulière. La peau est alors flasque et tremblotante au moindre mouvement de la tête ou au plus léger attouchement. On voit souvent sur les parties latérales de la poitrine, ainsi que sur les tégumens de l'abdomen, des vergetures violettes, quelquefois assez multipliées. Les parties les plus éloignées du point central de la circulation perdent leur chaleur plusieurs jours même avant que la mort ne survienne. Les tégumens de la poitrine, par leur épaississement et leur infiltration, rendent la percussion du thorax difficile à pratiquer; le plus souvent ses résultats sont obscurs; et pour en obtenir de précis, il faut apporter une attention toute particulière à cet examen; il faut, de plus, avoir une grande habitude de mettre ce moyen en usage. Alors on s'aperçoit aisément, en frappant les parois de cette cavité, qu'un corps solide rend sourd et obscur le son qu'elle fait entendre. A l'aide de ce moyen on peut encore mesurer, d'une manière approximative, l'étendue de la dilatation, par l'étendue dans laquelle les parois thorachiques ne résonnent point.

Troisième degré. — *Fonctions du cerveau.* Quelquefois il y a du délire, sur-tout la nuit. Le malade est dans un abattement inexprimable; à peine a-t-il la force de mouvoir ses membres. Les sens sont émoussés; il ne peut goûter un instant de repos; il se réveille en sursaut aussitôt qu'il s'endort. Une anxiété continuelle le tourmente si vivement, qu'un désespoir souvent furieux le porte à désirer et à demander la mort, et lui fait recouvrer l'usage de ses membres affaiblis pour tenter de se la donner.

Troisième degré. — *Circulation.* La troisième période des anévrismes du cœur est marquée quelquefois par la disparition presque complète de ses battemens. En appliquant la main sur la région de cet organe, à peine sent-on un bruissement étendu, ou un tumulte obscur et profond, impossible à décrire, qui ne ressemble en rien aux pulsations ordinaires : quand ces battemens conservent encore de la force, ils se font avec une précipitation extraordinaire. Le pouls, dans presque tous les cas, est petit, fréquent, inégal, intermittent, insensible, et souvent comme vermiculaire.

Les veines sont gonflées, sur-tout au col.

Troisième degré. — *Respiration*. La suffocation est à chaque instant plus imminente. Toutes les inspirations forcées que fait le malade sont vaines, et d'autant plus difficiles, qu'il n'a pas assez de force pour prendre les positions qui, dans la deuxième période, en facilitent l'acte.

Il y a aussi une toux sèche, comme convulsive. La matière, quelquefois très-abondante, de l'expectoration, est assez souvent sanguinolente, ou bien c'est du sang pur, caillé, noir et comme charbonné, que le malade expectore. D'autres fois, mais plus rarement, ces crachats sont puriformes et comme purulens, ce qui a induit plusieurs praticiens à perdre de vue la véritable maladie, pour s'arrêter à l'idée de l'existence d'une affection des poumons, tandis que ces crachats sont simplement muqueux, et que leur caractère particulier dépend de l'état de la surface de la membrane muqueuse des bronches.

Troisième degré. —*Digestion*. L'appétit est nul ;

Cependant quelques-uns de ces malades ont, de temps en temps, la fantaisie de manger; ils s'y livrent quelquefois assez amplement pour augmenter la suffocation et hâter la mort. Les facultés digestives paraissent anéanties; la digestion ne se fait point, ou au moins très-lentement; car, après la mort, on retrouve ordinairement, dans l'estomac de ces sujets, les alimens tels à-peu-près qu'ils les ont pris, et presque sans avoir éprouvé aucune altération qui paraisse tenir à l'acte digestif. Les déjections alvines sont fréquentes et séreuses chez les uns; il existe chez les autres une constipation qui ne cède point à l'usage des lavemens, et des autres moyens laxatifs.

Troisième degré. — *Sécrétions et exhalation.* Les urines, dans le cours du troisième degré, sont épaisses, sédimenteuses, en très-petite quantité. Durant cette troisième période, il arrive pourtant, comme je le dirai quand je parlerai du traitement, que de temps en temps elles coulent plus abondamment; alors l'état du malade devient meilleur: mais bientôt elles se suppriment de nouveau, et avec elles disparaît cette amélioration qui, subitement, avait fait concevoir au malade les plus grandes comme les plus vaines espérances.

La diathèse séreuse est souvent au plus haut degré. Les tégumens de toutes les parties du corps, les muscles, le tissu cellulaire, etc., sont tuméfiés par l'infiltration. Il se forme quelquefois sur les membres des crevasses qui laissent couler une quantité énorme de sérosité, ce qui soulage momentanément le malade. Dans les derniers jours de la vie, il n'est pas très-rare de voir l'intumescence extérieure disparaître en partie ; alors la sérosité semble s'amasser en quantité plus remarquable dans les grandes cavités, et particulièrement dans la poitrine.

La mort vient toujours terminer le pénible spectacle que présente la réunion de tous ces symptômes. Quand la maladie parcourt tous ses degrés, la mort est parfois lente, et le malade s'éteint insensiblement. Il est cependant fréquent de la voir précédée par de légers mouvemens convulsifs. Lorsqu'au contraire le malade meurt, la maladie n'étant encore parvenue qu'à son second degré (ce qui arrive aussi quelquefois), la mort est presque toujours prompte, subite, inopinée. En descendant de son lit, en buvant, en causant même il cesse de vivre ; et souvent l'on est surpris de le trouver mort quand on ne l'a perdu de vue qu'un instant.

ARTICLE II.

Des signes propres à chacun des deux genres (actifs et passifs) d'Anévrismes.

J'ai avancé que si les deux genres d'anévrismes que j'ai admis présentaient des différences très-grandes relativement à leur nature, ils en offraient également de remarquables dans leurs signes. Je me crois donc autorisé à penser que lorsqu'une de ces lésions existe sans grandes complications, il y a des moyens de la reconnaître sur l'homme vivant.

J'ai traité en détail, dans l'article précédent, des signes des différens degrés d'anévrismes en général ; je vais essayer, dans celui-ci, d'établir entre les signes des anévrismes actifs et passifs un parallèle qui puisse faire reconnaître ceux qui sont propres à chacun de ces deux genres de lésion.

A. Un tempérament sanguin, une constitution robuste, la vigueur de l'âge, un caractère violent, sont des causes prédisposantes à l'anévrisme du premier genre.

a. Un tempérament lymphatique, une constitution faible, la cacochymie, un caractère sans énergie, sont des prédispositions au développement de l'anévrisme du second genre.

B. L'anévrisme actif est aussi ordinairement la suite d'une lésion aiguë ou insensiblement née de l'organe central de la circulation, causée par un effort violent, un exercice immodéré, long-temps continué, la course, la lutte, l'acte vénérien, l'équitation, le port des fardeaux, l'usage des instrumens à vent, le chant, les cris, la toux, les rhumes violens, la pleurésie, la pneumonie, etc., la danse forcée, une contusion extérieure, les affections morales vives, les alimens succulens, l'usage et l'abus du vin, des liqueurs, etc. ; alors, et dans le plus grand nombre des cas, de la lésion partielle de l'organe, naît souvent la maladie de la totalité.

b. L'anévrisme du second genre, ou avec amincissement, vient plus souvent, au contraire, à la suite des maladies chroniques, telles sur-tout que les engorgemens, la débilité, toutes les affections morales tristes, et par conséquent débilitantes, telles que les chagrins profonds, cachés, long-temps soufferts, sur-tout chez les sujets des deux sexes sensibles, délicats, nerveux, réservés, pudiques, continens, que ces causes agitent perpétuellement, et qui les entretiennent dans un état de spasme habituel, dont l'effet immédiat est d'établir un trouble permanent dans les fonctions de la circulation et de la respiration. Enfin un état contre nature, avec faiblesse de l'organe pulmonaire, ou un obstacle quelconque qui se forme lentement dans le cours de la circulation. Observons cependant que ces obstacles donnent quelquefois naissance à l'anévrisme actif, mais dans les conditions de la prédisposition indiquée *A*.

C. Dans les cas d'anévrismes actifs, les malades ont la figure rouge, vultueuse (1), les yeux injectés.

c. Dans l'anévrisme passif, la figure est le plus ordinairement pâle, fatiguée, quelquefois cependant injectée et violette.

D. Dans le premier cas, les battemens du cœur sont brusques, secs, violens, souvent sensibles à

---

(1) J'entends par *face vultueuse* la rougeur du visage, avec son augmentation de volume, comme dans les maladies inflammatoires en général; par *face injectée*, la rougeur bien différente du visage dans diverses maladies chroniques. La première sorte de coloration me paraît tenir à l'afflux du sang dans les capillaires artériels; tandis que je regarde la seconde comme due à l'engorgement du sang dans les capillaires veineux.

la vue. Souvent la tête, le buste, les vêtemens en sont visiblement remués dans certaines positions du corps. Les couvertures sont aussi manifestement soulevées, si on observe le malade au lit. Quelle que soit alors la force de la pression que la main exerce sur la région du cœur, elle est toujours soulevée par les mouvemens de l'organe qui, si l'on en croit quelques auteurs, sont souvent assez bruyans pour se faire entendre à une distance assez éloignée. Je n'ai jamais, je le répète, entendu ces battemens de loin ; mais plusieurs fois il m'a suffi, pour les entendre très-distinctement, de les écouter avec beaucoup d'attention et de très-près ; mon confrère, M. *Leroux*, a depuis peu répété la même observation.

d. Dans le second, les palpitations sont faibles, quelquefois plus rares, plus lentes, plus sourdes, plus rentrées, si j'ose m'exprimer ainsi. En appliquant la main sur la région précordiale, on ressent l'impression d'un corps mou qui vient soulever les côtes, et non les frapper d'un coup vif et sec, comme il arrive dans la première de ces affections; il semble qu'on les affaiblit par une forte pression, tandis que dans le premier cas, le cœur semble s'irriter contre la pression, et réagir plus fortement encore.

E. Dans le cas d'anévrisme actif, le pouls est fréquent, fort, dur, vibrant ; on ne peut, quelle que soit la pression que les doigts exercent sur l'artère, effacer son calibre, étouffer ses battemens. On aperçoit souvent et distinctement les pulsations des carotides et des artères des membres.

e. Dans l'anévrisme passif ou avec amincissement des parois du cœur, le pouls est faible, plus ou moins fréquent, mou, souvent peu sensible, facile à étouffer par la moindre pression. En touchant les artères, on dirait qu'elles sont comme cachées sous les parties voisines.

Dans l'un et l'autre cas, le pouls présente une foule de variétés, d'irrégularités, suivant les complications de rétrécissement, d'ossification, etc., etc., et selon le degré et le siège de ces complications.

F. Dans la première de ces maladies, la percussion du thorax fait entendre un son obscur dans un espace moins étendu, parce que ce genre de dilatation est ordinairement moins considérable.

f. Dans la seconde de ces deux affections, la poitrine du côté gauche ne résonne point du tout dans un grand espace, parce que, dans ce cas, la dilatation, soit partielle, soit totale du cœur, est toujours très-remarquable, et que le plus souvent la diathèse séreuse prédominant, il y a plus ou moins d'eau dans la cavité thorachique gauche, et spécialement dans le péricarde.

Je dois cependant prévenir ici qu'on se tromperait en concluant de ce que je viens de dire que la dilatation passive offre toujours un volume du cœur plus considérable que l'active; quelquefois celle-ci est extrêmement considérable, et atteint au moins le volume de la dilatation passive.

Tels sont, du moins d'après mon expérience, les signes principaux qui peuvent faire reconnaître la nature active ou passive des anévrismes du cœur. Si un seul de ceux que j'ai indiqués suffit rarement pour éclairer le praticien, la réunion de plusieurs ne peut guère laisser de doutes sur la nature de l'affection.

ARTICLE III.

Des signes d'après lesquels on peut juger quelle est la cavité du cœur qui se trouve affectée d'Anévrisme.

Nous n'avons point, il faut l'avouer, de signes très certains qui caractérisent bien particulièrement l'affection de l'une plutôt que de l'autre des quatre cavités du cœur.

On ne peut, avec *Lancisi*, admettre comme signe certain de la dilatation du ventricule droit, la pulsation de la veine jugulaire, puisque ce phénomène a été observé sur des sujets dans lesquels les cavités gauches ont été trouvées dilatées; que d'ailleurs cette pulsation peut être confondue, comme je l'ai déjà dit, avec celle des carotides. Souvent, en effet, on a vu ces artères battre violemment dans les anévrismes avec épaississement des parois du ventricule gauche; ces battemens ne caractérisent donc pas plus la lésion des cavités gauches, que ceux de la jugulaire n'indiquent l'affection du ventricule droit. Cependant ce signe, qui ne mérite souvent que peu de considération, peut, quand il est réuni à plusieurs autres dont je vais parler, faire raisonnablement soupçonner quel est le côté du cœur qui se trouve malade.

Les battemens du cœur qui se manifestent plus sensiblement du côté droit de la poitrine pourraient aussi être donnés comme signes de la dilatation du ventricule droit. Mais, ainsi que le premier, ce signe n'a que très-peu de valeur s'il est isolé, puisque le volume du cœur, considérablement augmenté, la déviation de la totalité de l'organe, etc., ou seulement de sa pointe, constituent autant d'états contre nature, dans lesquels les battemens du cœur se font sentir, soit à la région antérieure, soit vers la partie latérale droite de la poitrine, et tantôt plus haut, tantôt plus bas.

La régularité constante du pouls, réunie d'ailleurs aux signes généraux de l'anévrisme du cœur, ne pourrait-elle pas être donnée comme un indice de la dilatation des cavités droites? attendu que cette dernière affection n'entraînant pas toujours un dérangement dans l'action de l'oreillette et du ventricule gauche, et le sang ne trouvant aucun obstacle dans ces dernières cavités, peut être poussé dans les artères avec la régularité ordinaire. Mais ce signe est de même très-incertain, puisque la dilatation des cavités droites est assez souvent accompagnée d'un rétrécissement à l'orifice ventriculaire gauche, ou à celui de l'aorte, qui occasionne toujours une irrégularité du pouls, proportionnée au degré de ce rétrécissement. Avouons d'ailleurs que la régularité constante du pouls est excessivement rare dans les dilatations confirmées, actives ou passives du cœur, par cela même que ces dilatations s'observent excessivement rarement simples, mais presque toujours compliquées avec des rétrécissemens, des ossifications, etc., etc.; et que l'irrégularité du pouls marche et s'augmente à mesure que l'ossification, le rétrécissement font des progrès : la dilatation suit la même progression, de telle sorte et avec une telle exactitude de co-relation, que l'on peut dire que ces trois états et les symptômes qui en naissent sont nécessairement simultanés.

C'est dans les organes qui se trouvent dans la dépendance des deux circulations qu'on observe les phénomènes les plus propres à faire connaître quelles sont celles des cavités du cœur qui se trouvent malades.

La petite circulation paraît éprouver plus de dérangemens; l'organe pulmonaire lui-même semble plus affecté dans l'anévrisme du ventricule droit. L'essoufflement est, en général, plus considérable. L'hémoptysie est aussi plus fréquente dans cette dilatation. La figure est violette, presque noire, en raison de la stase du sang plus prompte à paraître dans la veine cave supérieure, dans les jugulaires, dans les faciales, qui ne peuvent se dégorger facilement dans l'oreillette droite. La couleur différente du sang veineux et du sang artériel semble expliquer assez bien la couleur violette et presque noire dans les dilatations des cavités droites, et la figure plus rouge dans la dilatation, sur-tout active, du ventricule gauche.

Dans l'anévrisme des cavités gauches, au contraire, les phénomènes de la maladie paraissent plus marqués dans les parties soumises à l'influence de la grande circulation. La figure n'est point aussi violette que dans le cas précédent, mais elle offre, sur-tout aux joues, une couleur rouge très-vive.

Dans l'anévrisme des cavités droites, la peau du visage paraît comme échymosée; dans la même affection des cavités gauches, elle est seulement injectée en un rouge vif et très-intense.

Dès que la maladie a dépassé sa première période, et qu'elle est parvenue à la fin de la seconde, la bouffissure générale survient toujours, quelle que soit l'espèce de l'anévrisme. Mais elle est plus tardive, lorsque les cavités gauches sont le siège de la maladie; quand, au contraire, les cavités droites sont dilatées, l'engorgement pulmonaire qui existe toujours ne permet point au sang d'être dans le poumon exactement et pleinement soumis à l'influence réparatrice de la respiration. Le sang sort donc du poumon, et rentre dans la grande circulation à peu près tel qu'il était en en sortant, c'est-à-dire, n'ayant point perdu tout ce qu'il doit perdre, ni acquis tout ce qu'il doit acquérir. Les inconvéniens provenans d'une telle subversion dans les résultats de la circulation, doivent être extrêmement graves; et je suis disposé à croire que cette seule cause peut amener plus promptement la diathèse séreuse dans les cas de dilatation des cavités droites, que dans celle des cavités gauches du cœur, et que la mort, même abstraction faite de cette diathèse séreuse, doit souvent être plus subite, et due en partie à l'état particulier du sang, etc., dont la vertu stimulante est altérée, dégénérée, etc.

ARTICLE IV.

Du traitement des Anévrismes du cœur, suivant leur nature, et les périodes auxquelles ils sont parvenus.

Les diverses ressources de la médecine contre les anévrismes du cœur ne peuvent pas être employées avec le même avantage dans les différens degrés de la maladie ; elles ne sont pas non plus indifféremment applicables aux anévrismes actifs et aux dilatations passives. C'est sous ces deux points de vue principaux que, dans la suite de cet article, j'examinerai les moyens que la médecine fournit pour le traitement des anévrismes du cœur.

La première période est celle dans laquelle les anévrismes du cœur peuvent recevoir de la médecine des secours efficaces, parcequ'alors la cause encore agissante peut être combattue avec succès. Dans les deux autres périodes, au contraire, il ne faut plus se flatter d'une guérison radicale, et les remèdes palliatifs sont les seuls auxquels on puisse avoir recours.

Si les différens degrés auxquels les anévrismes sont parvenus offrent plus ou moins de chances de guérison, leur nature, ainsi que je l'ai déjà dit, influe également beaucoup sur le succès du traitement.

La curation d'un anévrisme actif, dans la première période de sa formation, paraît, toutes choses égales d'ailleurs, moins difficile à obtenir que celle d'une dilatation passive. La raison de cette différence est facile à donner : dans le premier cas, il y a excès de forces dans l'organe; dans le second, au contraire, il est dans un état remarquable de faiblesse. Une méthode débilitante fait la base du traitement de la première lésion; pour guérir la seconde, il faudrait ajouter à l'organe des forces qui lui manquent naturellement, ou qu'il a perdues par accident. L'une de ces indications se remplit avec la plus grande facilité; c'est celle d'affaiblir le malade. L'autre, au contraire, est le plus souvent au-dessus des ressources de la médecine; car il est très-difficile, ou pour mieux dire impossible, de rendre à un organe, par des moyens nécessairement indirects, des forces inhérentes à son organisation, et qu'il a perdues.

Quelle que soit en général l'espèce d'anévrisme que l'on ait à traiter, on doit d'abord attaquer la cause, qui, à l'époque où la cure de la maladie peut être tentée avec espoir, n'a pas encore produit sur l'organe toute l'altération, tout le désordre qu'elle peut occasionner. Ainsi, un flux quelconque a-t-il été supprimé, il faut y suppléer le plus promptement et le plus complètement possible. Une humeur dartreuse, psorique, goutteuse, rhumatisante, s'est-elle portée sur le cœur ou sur ses annexes, on ne doit pas balancer à mettre en usage tous les moyens qui peuvent rappeler la gale à la surface du corps, la goutte et l'humeur rhumatisante dans le lieu qu'elles occupaient avant l'espèce de métastase qui s'est opérée, ou bien dans celui où elle devrait (la goutte particulièrement) se porter, si le malade est suspecté d'être capable de cette affection par hérédité, par son genre de vie, etc.

Si l'on se rappelle ce que j'ai dit sur les causes des anévrismes, on sentira sans peine que la plupart de celles que j'ai désignées comme propres à cette maladie sont presque toutes au-dessus des ressources de la médecine. De ce nombre sont d'abord les affections morales. En effet, les unes agissent brusquement et comme par une cause aiguë : telles sont par exemple une terreur subite, inattendue, un accès violent de colère, etc.; il se formera promptement dans ce cas un anévrisme du cœur, ou tout au moins le désordre produit par ces affections morales mettra l'individu qui les aura éprouvées dans une telle disposition à contracter cette maladie, qu'il lui sera impossible de s'y soustraire. Comment le médecin pourra-t-il prévenir l'action d'une telle cause? Comment s'opposera-t-il au développement prompt ou lent de ses effets? L'inefficacité de la médecine est, dans ce cas, si évidente, qu'il est superflu d'insister davantage sur ce point.

Le pronostic est le même quant aux causes morales débilitantes, qui agissent par conséquent d'une manière sourde et lente sur l'intégrité de l'organe : telles sont les passions tristes, les chagrins profonds, concentrés, etc., etc.

Je suppose donc que des chagrins prolongés aient opéré lentement et sourdement la formation d'un anévrisme du cœur. Quand bien même on serait, dans les premiers temps, prévenu par des palpitations, ou par tout autre symptôme, qu'il y a disposition à l'anévrisme du cœur, sera-t-il possible au médecin de remédier à cette cause toujours agissante? Il aura la douleur de voir chaque jour se développer, pour ainsi dire sous ses yeux, un mal auquel bientôt il ne pourra plus porter aucun remède, puisqu'il ne peut rien contre sa cause, et qu'il ne peut opposer à ses effets que des anti-spasmodiques ou tels autres moyens, suivant les indications, dont le succès, dans le cas supposé, est toujours éphémère.

J'en excepterai des cas trop rares, et dont la possibilité est bien plus dans l'imagination et le désir que dans le fait : je veux parler de ceux où la perte d'une place, d'une partie de la fortune, etc., causant à un malade des palpitations et un désordre qui va donner naissance à un anévrisme, sur-le-champ des amis puissans ou généreux font évanouir cette cause, et avec elle l'état nerveux qu'elle avait déterminé : et même ce changement heureux ne pourrait avoir lieu que dans l'hypothèse qu'il n'y aurait point encore de lésion organique, ce qui n'est pas sévèrement applicable à l'état dont il s'agit ici; c'est d'ailleurs un secours qui n'est presque jamais à la disposition du médecin (1), bien que ce soit un des moyens indiqués par la médecine.

---

(1) On raconte une anecdote de Bouvart, célèbre médecin de Paris, vers la fin du siècle dernier, analogue au sujet que je traite : un banquier, ami de Bouvart, l'envoie chercher pour un état de malaise, d'agitation et d'anxiété indicibles dans lequel il se trouvait depuis quelques jours. Le médecin crut découvrir la cause de la situation du malade, en jugeant qu'une affection morale seule pouvait la déterminer. Le banquier avoua à son ami qu'effectivement un embarras momentané et le besoin urgent d'une somme de .... était sans doute la cause de l'état où il se trouvait. Bouvart, de retour chez lui, envoie la somme à son ami, et guérit ainsi son malade.

Dans le nombre des causes générales des anévrismes du cœur, il en est cependant quelques-unes que l'on peut combattre avec avantage, sur-tout si les secours de la médecine sont réclamés au temps où le mal n'a pas encore jeté de profondes racines.

L'observation attentive d'un grand nombre de maladies du cœur a désigné certaines professions comme causes éloignées, et même déterminantes, des anévrismes. Ainsi, les tailleurs y sont tellement exposés, qu'il n'est pas rare d'observer sur ceux même qui ne sont point attaqués d'affections organiques du cœur bien caractérisées, un léger trouble dans les phénomènes de la circulation, qui semble être le signe précurseur d'une affection plus grave. Les conseils du médecin dans ce cas, et dans d'autres analogues, peuvent singulièrement contribuer à faire avorter la maladie naissante. En effet, quelle est la cause qu'il faut combattre? On la trouve dans la profession même de l'individu; profession propre à causer du désordre dans l'action du cœur, en raison des obstacles apportés à la circulation par les courbures multipliées que l'aorte ventrale et ses branches éprouvent dans la position forcée qu'une habitude pernicieuse fait garder à ces ouvriers pendant tout le temps de leur travail. D'abord la circulation est gênée par l'inflexion de l'aorte, par l'angle que font les crurales avec les illiaques, les poplitées avec les crurales, etc. L'ouvrier, toujours assis, a les membres inférieurs dans une inaction continuelle, pendant que les supérieurs exercent des mouvemens étendus; certes des circonstances telles que celles-là sont bien propres à déterminer l'affection qu'on observe si souvent chez ces artisans. Il est quelques individus dont l'organisation vigoureuse surmonte facilement des causes de cette nature ; mais il en est d'autres qui en ressentent plus ou moins promptement les effets pernicieux. Que ces derniers quittent leur profession dangereuse, pour en embrasser une autre qui leur convienne mieux, et bientôt disparaîtront les avant-coureurs d'une maladie, dont la gravité est trop reconnue pour qu'on apporte la moindre négligence à en prévenir le développement. Je ne discuterai point de nouveau l'opinion des physiologistes modernes, qui ont prétendu que les courbures des artères étoient indifférentes à la facilité de la circulation. Les faits que j'ai rapportés dans le paragraphe précédent viennent à l'appui de ce que j'ai dit plus haut à ce sujet ; ce ne sont pas au surplus les seuls qu'on puisse leur opposer. Il y a loin, d'ailleurs, des inflexions naturelles de ces vaisseaux aux courbures forcées et permanentes que nécessitent tant d'actes obligés par les arts, les métiers, etc.

L'état de tailleur n'est pas le seul auquel on puisse appliquer ce que je viens de dire. Les tanneurs, les corroyeurs, les blanchisseuses, etc., etc., sans cesse courbés et appuyés sur une planche qui met l'aorte ventrale dans un état habituel de compression, doivent être, par les mêmes causes, exposés fréquemment aux mêmes genres d'affection.

Les anévrismes actifs et passifs paraissent également survenir à la suite d'un état pléthorique constant ; mais la même cause, ainsi que je l'ai déjà dit, agit, dans ces deux cas, d'une manière différente, et le même traitement ne trouverait certainement pas une application également avantageuse dans ces deux circonstances. Le reste de cet article développera cette idée.

L'influence puissante de la pléthore sanguine sur la formation des anévrismes artériels a suggéré à *Albertini* et à *Valsalva* la méthode curative connue sous le nom du dernier seulement, quoiqu'elle appartienne également à tous deux.

Chacun sait qu'elle consiste à réduire le malade, par des saignées multipliées, par une diète rigoureuse et prolongée, à un état d'exténuation telle qu'il lui soit à peine possible de lever les mains de dessus son lit. L'anévrisme alors diminue à mesure que le malade devient plus faible, et l'on ne rend de forces au malade, par des alimens, qu'avec lenteur, et lorsque les parties *anévrismées*, dont rien alors n'empêche la contractilité naturelle, se sont resserrées, rapprochées au point que l'organe soit rendu à peu près à son état primitif.

« Ce fut avec mon ami *Valsalva*, dit *Albertini*
« dans un mémoire inséré parmi ceux de l'académie de Bologne, que nous imaginâmes que la
« meilleure, la plus sûre et peut-être l'unique méthode pour guérir ces lésions, serait celle que je
« viens de décrire. M. *Valsalva* fut le premier qui
« eut l'occasion de l'employer. Le succès justifia
« notre espérance; et elle a été confirmée depuis
« par des succès pareils qu'ont eus d'autres médecins de Bologne. Il résulte de ces observations
« que les jeunes gens traités de la sorte avant
« que le mal fût parvenu à son dernier période

« ont été les uns guéris, les autres notablement sou-
« lagés, et que les vieillards et ceux en qui la ma-
« ladie était déjà invétérée, avaient du moins trouvé
« dans cette méthode un obstacle plus ou moins
« puissant au progrès du mal, et un prolongement
« à leur vie, pourvu cependant que la lésion orga-
« nique n'eût pas augmenté au point que les ma-
« ladies secondaires survenues à la première eus-
« sent déjà fait elles-mêmes des progrès considé-
« rables.

« Ainsi, des vieillards en qui la maladie n'était
« point trop avancée, et des femmes de tout âge,
« ont retardé leur mort au moyen d'une méthode,
« sinon aussi sévère que celle que j'ai indiquée,
« du moins peu différente, plus long-temps encore
« que le médecin *Antipater* dont parle *Galien*.
« Outre les faits que je viens de rapporter, et plu-
« sieurs autres, je puis citer l'exemple d'un che-
« valier, qui prolongea ainsi sa vie depuis 65 ans
« jusqu'à 74, et dans le cadavre duquel nous trou-
« vâmes ensuite l'oreillette droite du cœur et l'artère
« pulmonaire extrêmement dilatées, le péricarde
« intimement uni au cœur, et une hydropisie de
« poitrine. » *Albertini* cite encore deux autres faits
analogues.

Cette méthode curative, appliquée avec quelque
succès au traitement des anévrismes artériels, semblerait, comme l'a dit *Albertini*, ne pouvoir, dans
aucun cas, être appliquée plus rationnellement que
dans celui d'anévrisme du cœur. La contractilité des
fibres de cet organe, beaucoup plus grande que celle
du tissu des parois artérielles, fait concevoir des

espérances bien fondées pour la réussite des tentatives qu'on pourra renouveler ; mais pour que l'application de cette méthode soit aussi heureuse qu'il est à desirer, on devra puiser dans la distinction des anévrismes en deux genres, des indications dont on ne pourra s'écarter sans préjudice pour le malade; or, cette distinction manquait au diagnostic d'*Albertini* et de *Valsalva*.

En effet, dans l'anévrisme actif, la force des parois de l'organe est bien plutôt augmentée que diminuée. Si le traitement de *Valsalva* est, dans ce premier cas, mis en usage, et que le malade soit entretenu, pendant un certain temps, dans l'état de faiblesse qui en résulte, on conçoit facilement que les parois charnues du cœur peuvent, dans le principe de la maladie, revenir à leur état naturel, parce que leur contractilité, loin d'être diminuée, a acquis plus d'énergie, et que je crois être en droit de penser que leur rétractilité permanente étant en même raison, celle-ci agira d'autant plus puissamment que la faiblesse générale occasionnée par la méthode curative sera plus grande et plus prolongée.

Dans l'anévrisme passif, au contraire, il faudrait, pour en opérer la guérison, pouvoir rendre au tissu musculaire du cœur la contractilité et cette force rétractile qui, dans ce second cas, paraissent presque anéanties. A quelle fin pourrait alors conduire le traitement de *Valsalva*, si ce n'est à remplir de moins en moins les cavités d'un organe musculaire devenu presque membraneux, dont les parois sont par conséquent amincies, et qui ont perdu leur ressort? Indépendamment en outre de la débilité générale que ce traitement introduit, de la diathèse séreuse qu'il tend ici à faire prédominer, de l'appauvrissement du sang qui devient de moins en moins stimulant pour le cœur, déjà trop débile, et pour tous les autres solides, organes, etc., etc.

L'anévrisme actif me paraît donc être le seul dans lequel la méthode de *Valsalva* puisse devenir curative ; encore n'est-elle applicable que dans la première période de cette affection ; dans les deux autres degrés, un traitement palliatif est le seul qui doive être mis en usage ; mais comme ce traitement palliatif est commun à toutes les maladies du cœur parvenues à une période avancée, pour éviter les répétitions, j'en parlerai seulement à l'article du traitement des maladies du cœur en général, quoique ce traitement palliatif tienne beaucoup de celui dont je viens de discuter l'utilité.

Une méthode curative qui se rapproche en partie de celle de *Valsalva*, et que l'illustre *Morgani* dit avoir employée avec quelque succès, est celle qui consiste à dériver une certaine quantité de sang de l'organe central de la circulation, en plongeant souvent les membres, et particulièrement les supérieurs, dans un bain chaud. Par ce moyen, on appelle dans le membre immergé une quantité de sang beaucoup plus considérable que celle qui naturellement doit y séjourner. Le cœur alors se trouve d'autant plus soulagé, qu'il est dégorgé d'une plus grande quantité de sang. Les palpitations deviennent moins fréquentes, moins fortes ; mais ce soulagement ne doit être que momentané, et la fluxion sanguine, artificiellement déterminée dans le membre, doit cesser avec les immersions mêmes ou peu après. La spoliation ou soustraction d'une quantité convenable de sang par les saignées me paraît bien plus sûrement efficace.

Cette méthode n'en est cependant pas moins d'une utilité majeure, pour éviter ou adoucir un de ces paroxismes dont je parlerai plus bas, qui se renouvellent périodiquement dans quelques maladies du cœur, et pendant lesquels la vie peut courir le plus grand danger. Quelques observations prouvent que le soulagement obtenu par ce moyen a été plus complet et plus prolongé qu'on ne devait s'y attendre; mais aucune n'atteste une guérison complète, ce qui m'engage à rejeter ce moyen dans le nombre de ceux que j'indiquerai comme palliatifs.

Quel que soit, au surplus, le succès qu'on doive se promettre du traitement indiqué par *Valsalva*, et de celui qu'a conseillé *Morgagni*, combien n'est-il pas difficile de trouver des malades qui, ne connaissant pas d'ailleurs toute la gravité de leur mal, et auxquels ce traitement serait aussi inutile que barbare, soient disposés à se soumettre à une méthode curative dont la nature, la longueur, etc., sont faites pour effrayer les moins pusillanimes! Combien peu se rencontrera-t-il, sur-tout dans les hôpitaux, de cas où ce traitement puisse être employé, puisque les malades ne s'y rendent que lorsque la maladie est déjà dans une période trop avancée pour qu'il puisse encore être salutaire!

CHAPITRE IV.

ARTICLE PREMIER.

De l'endurcissement du Tissu musculaire du cœur.

L'endurcissement dont je veux parler ici ne doit pas être confondu avec la solidité qu'acquièrent quelquefois les parois du cœur dans l'anévrisme de la première espèce. Dans ce dernier cas, les fibres charnues, quoique plus épaisses et plus consistantes, jouissent encore de toute leur force contractile, tandis que l'état pathologique dont il va être question, est caractérisé par la perte partielle plus ou moins étendue de la contractilité musculaire; que d'ailleurs ce même état n'est le plus souvent accompagné d'aucune dilatation.

Plusieurs fois j'ai observé l'endurcissement du tissu charnu du cœur; mais dans les divers cas qui se sont présentés à mon observation, cet endurcissement était parvenu à des degrés différens. Le fait suivant, qui a déjà été inséré dans le journal de Médecine (mars 1801), donnera l'exemple le plus singulier que j'aie vu de cette dégénérescence.

(Obs. 27.) Une blanchisseuse, âgée de cinquante-cinq ans, d'un tempérament lymphatico-sanguin, avait essuyé de longs chagrins; dès-lors sa santé était devenue chancelante.

Cinq ans après (en 1796), ses règles se supprimèrent et ne reparurent qu'en 1800. Alors ses jambes commencèrent à enfler ; cette enflure se propagea aux cuisses et à l'abdomen. La respiration devint gênée ; il survint de la toux qui, plus violente la nuit que le jour, privait la malade de tout sommeil. Lorsque cette femme précipitait sa marche, sa respiration était plus difficile, et des battemens obscurs se faisaient sentir à la région du cœur. Une diarrhée survint qui dissipa tous ces accidens. Cette diarrhée disparut, et les symptômes fâcheux se renouvelèrent avec plus de force. Alors la malade fut obligée de se tenir au lit ; le sommeil, rare, fut interrompu par des rêves effrayans, suivis de réveils en sursaut.

Quand elle entra à la clinique, le 16 juillet, son pouls était petit, fréquent, serré, et concentré ; il présentait, non pas une grande irrégularité, mais ce trouble si facile à reconnaître par le praticien exercé, et si difficile à décrire. La poitrine percutée résonnait dans toutes ses parties, excepté vers la région du cœur ; la main, appliquée sur cette région, était soulevée dans une grande étendue ; on remarquait, dans les battemens de l'organe, quelquefois des intermittences, et ordinairement une grande irrégularité.

Ces phénomènes suffirent pour me faire reconnaître une lésion de l'organe de la circulation ; l'infiltration de l'abdomen ne permettait pas de s'assurer au juste de l'état des viscères du système gastrique.

Je regardai la maladie comme incurable, et comme devant causer une mort prochaine. Les diurétiques et les apéritifs furent administrés dans la seule intention de soulager la malade, en diminuant, s'il était possible, l'infiltration.

Les jours suivans le ventre devint plus tendu, la respiration plus gênée ; la malade se plaignait d'étouffemens, et sur-tout d'une douleur fixe et insupportable dans l'épigastre, vers l'hypocondre gauche; elle ne pouvait dormir ni respirer que lorsqu'elle était assise. L'infiltration fit des progrès rapides ; elle s'étendit à la poitrine, sur-tout du côté droit. Dès le 21, le visage et les extrémités supérieures en furent atteints; le 29, elle était devenue générale, le pouls était plus petit, plus concentré, intermittent, irrégulier. Cet état dura jusqu'au 14 août, que la malade expira après une agonie dans laquelle elle avait plusieurs fois poussé des cris, et s'était débattue fortement.

Lorsque je fis l'ouverture du cadavre de cette femme, le visage et le col étaient de couleur violette; tout le système veineux de la tête et du col était gorgé de sang ; tous les tégumens du corps étaient infiltrés.

Les poumons, par leurs bords, avaient contracté de légères adhérences avec la plèvre et le médiastin ; ils étaient d'ailleurs sains et crépitans.

Il y avait une très-petite quantité de sérosité épanchée dans les cavités de la poitrine, sur-tout du côté gauche.

Le péricarde avait acquis une étendue très-remarquable ; il ne contenait point d'eau.

Le cœur était beaucoup plus volumineux qu'il ne l'est ordinairement dans une femme de moyenne stature ; on voyait très-peu de graisse à sa base. Le sang qui découla des cavités du cœur, quand on le détacha, était très-diffluent. L'oreillette et le ventricule droits, ainsi que l'artère pulmonaire, n'offraient rien de particulier, sinon que les piliers du ventricule, et même les parois de l'oreillette étaient d'une consistance fort remarquable, et que les parois charnues de ces cavités, plus épaisses qu'elles ne le sont ordinairement, étaient si compactes, qu'elles se soutenaient au lieu de s'affaisser, comme il arrive toujours quand ce ventricule est vide. Toutes ces parties étaient élastiques ; elles cédaient difficilement à la pression, et se rétablissaient d'elles-mêmes.

La cavité de l'oreillette gauche était dilatée, et présentait la même consistance que celle du côté droit.

La cavité du ventricule gauche paraissait fort distendue ; ses parois avaient au moins le double de l'épaisseur ordinaire. Elles se soutenaient en voûte, et formaient véritablement une boîte charnue, très-élastique, et résonnant quand on la frappait, de même que si l'on eût frappé une espèce de cornet. Cette élasticité, cette propriété de résonner étaient d'autant plus extraordinaires, que la portion charnue de ce ventricule avait sa couleur propre, et ne paraissait convertie ni en substance osseuse, ni en substance cartilagineuse, ni en rien d'analogue ; et cependant, en l'entamant, le scalpel éprouvait une résistance insolite, et faisait entendre un bruit de crépitation singulier.

Avec un ventricule gauche aussi dilaté, et d'une aussi grande épaisseur, la malade aurait dû avoir le pouls très-large, très-dur et très-fort, puisque tous les orifices vasculaires étaient aussi très-libres. Cependant il était petit, serré, concentré, faible, irrégulier, et parfois intermittent; ce qui s'explique fort bien par la dureté élastique de la partie gauche du cœur, et de la cloison de ses ventricules, qui ne devait permettre à ce viscère qu'une contraction pénible, très-difficile, et nécessairement très-incomplète.

On trouva dans l'abdomen plutôt de l'infiltration des viscères qu'un véritable épanchement dans la cavité.

L'estomac était retiré sur lui-même. Le reste des viscères abdominaux ne présentait rien de remarquable.

J'ai annoncé que l'observation qui vient d'être citée n'était pas la seule de ce genre qui se fût présentée dans ma pratique. Je ne rapporte pas les autres, parce qu'elles n'offrent que très-peu de différence. Les cavités du cœur avaient, dans ces cas, des parois un peu moins solides, mais assez dures encore pour résister à la pression, et crier sous le tranchant du scalpel. Les symptômes de la maladie et les caractères du pouls étaient, dans ces circonstances, parfaitement semblables à ceux que j'ai décrits dans cette observation.

Les causes de cette affection paraissent être les mêmes que celles que j'ai indiquées pour l'anévrisme de la première espèce en général; à cette différence près, cependant, que dans l'anévrisme actif les parois du cœur, en même temps qu'elles deviennent plus épaisses, cèdent à la réaction du sang, se dilatent pour revenir ensuite et réagir avec une vigueur d'autant plus grande, que les parois sont plus épaissies; tandis que, lors de l'endurcissement dont je parle, ou l'induration des parois est accompagnée de dilatation des cavités, ou bien le cœur endurci a conservé sa capacité naturelle : dans le premier cas, on peut assurer que c'est à une époque quelconque d'une dilatation préexistante, que l'induration est survenue. En effet, la substance du cœur, dans cette affection, est privée de sa dilatabilité et de sa contractilité; propriétés qui ne peuvent plus s'exercer, parce que les fibres du cœur sont, en quelque sorte, solidifiées, et forment une masse inextensible, incapable, par conséquent, de dilatation et de contraction, ou si ces mouvemens ont lieu, ce ne peut être que très-imparfaitement. Aussi le pouls, comme on l'a vu, est-il petit, serré, faible, irrégulier, etc.

Dans le second cas supposé, celui de non dilatation, l'induration est la première affection qui se développe; et, par les mêmes raisons que je viens de donner, la dilatation ne peut se former.

Il est extrêmement difficile de dire quels sont les signes qui peuvent caractériser une telle affection.

Dans la première période de sa formation, elle doit présenter tous les signes propres aux anévrismes actifs commençans, parce que les parois du cœur ont de l'épaisseur, de la force, sans avoir encore acquis une solidité extraordinaire.

Dans les autres périodes de la maladie, les signes de plusieurs lésions de différens genres se trouvent réunis. Que l'on porte, en effet, à cette époque de la maladie, la main sur la région du cœur, on y sentira tantôt des battemens obscurs comme dans le cas cité, tantôt des battemens brusques et violens que j'ai observés dans quelques-uns de ces cas. Mais ces derniers battemens ne peuvent être produits que par les mouvemens de l'oreillette et du ventricule droit, et sur-tout par l'action plus vive de l'oreillette gauche, qui, sans doute, dans ce cas, remplit, en partie, les fonctions du ventricule gauche, à travers lequel elle chasse le sang dans les artères. Que l'on compare, après cela, l'état du pouls qui est petit, faible, serré, presque insensible, avec les battemens forts et tumultueux du cœur, que j'ai observés dans un cas pareil, on ne le trouvera nullement en rapport avec ces battemens. Ne sera-t-on pas porté, par la considération de ces phénomènes, à penser qu'il existe, outre une dilatation de l'organe, un rétrécissement à l'embouchure aortique? Ici l'erreur paraît, en quelque sorte, inévitable; et l'on sera forcé d'embrasser l'opinion pour laquelle il y aura le plus de chances probables.

Quant au traitement, si l'on pouvait reconnaître le premier degré de cette affection, on réussirait peut-être à prévenir son développement par un traitement débilitant, analogue à celui que j'ai indiqué pour l'anévrisme actif. Mais, il faut le dire, l'erreur de nutrition qui cause l'endurcissement est-elle capable de céder au traitement débilitant? ou ce traitement est-il propre à empêcher l'endurcissement de se former? Je n'en sais point assez pour me permettre de rien décider à cet égard. Mais, dans tous les cas, quand le mal a fait des progrès, et en le supposant connu, le traitement palliatif est le seul auquel l'état actuel de nos connaissances me semble indiquer d'avoir recours.

ARTICLE II.

De la transformation du tissu musculaire en substance cartilagineuse et osseuse.

Dans l'altération dont j'ai parlé dans l'article précédent, le tissu musculaire n'a pas très-sensiblement changé de nature, du moins à la vue. Il a conservé sa disposition et sa couleur primitives; mais il n'en est pas de même dans les affections dont je traite dans cet article, quoique ce ne soit peut-être seulement qu'un degré ultérieur de la même altération. Il paraît qu'alors le mode de nutrition du tissu musculaire a changé, et qu'une matière nouvelle, déposée dans le tissu élémentaire des fibres, a transformé la masse charnue en substance cartilagineuse ou osseuse.

Une seule de mes observations vient se placer dans cet article; j'en rapporterai ensuite d'autres empruntées à quelques praticiens ou extraites de différens auteurs.

(OBS. 28.) Un homme, âgé de 64 ans, avait toujours joui d'une bonne santé, jusques au commencement de l'été de 1798. A cette époque, il fut attaqué d'une fluxion de poitrine, pour le traitement de laquelle il fut saigné sept fois, et qui, après sa guérison, laissa le malade dans un état de faiblesse extrême.

Quatorze mois après la cure de cette maladie aiguë, il fut pris de difficulté de respirer, et d'étouffemens violens qui duraient depuis deux mois environ, lorsque le malade entra à la salle de clinique interne. Six jours avant son entrée, les étouffemens étaient devenus si violens, qu'au moindre exercice il était menacé de suffocation. Il disait n'avoir point éprouvé de palpitations. Son pouls, à peine sensible des deux côtés, était petit, concentré, irrégulièrement intermittent; on l'eût dit suspendu pendant deux ou trois pulsations; lorsque la main était placée sur la région du cœur, on sentait cet organe battre avec beaucoup de force. Ce phénomène ne cadrait nullement avec l'état de petitesse, de faiblesse et de concentration du pouls. La poitrine résonnait bien, excepté dans la région du cœur et vers la partie postérieure et droite de cette cavité, qui avait été le siège du point de côté dans la péripneumonie. Les jambes étaient plutôt empâtées qu'infiltrées. Il se réveillait souvent en sursaut.

Quoique convaincu de l'existence d'une lésion organique du cœur, j'eus peine à déterminer le genre de cette lésion; je m'arrêtai enfin à l'idée d'un rétrécissement compliquant un anévrisme du cœur.

Le pronostic me parut être des plus fâcheux. Cependant les diurétiques procurèrent pendant deux mois une amélioration sensible dans son état. La respiration était plus libre; le pouls se développa et devint moins intermittent et plus régulier; mais vers le commencement d'avril 1800, il retomba dans un état pire qu'il n'avait jamais été. Le pouls reprit ses anciens caractères. La respiration devint suffocative, et la quantité de l'urine moins considérable. Les jambes s'infiltrèrent de nouveau. L'infiltration fit en peu de temps des progrès effrayans, et le malade mourut sans agonie le 17 avril, dix-huit mois après la fluxion de poitrine, et trois mois après son entrée à l'hôpital.

Lors de l'ouverture du cadavre, le visage, et surtout les lèvres, étaient de couleur violette et noirâtre.

Les poumons, sains d'ailleurs, avaient contracté de légères adhérences avec les plèvres costales.

Le volume du cœur était beaucoup plus considérable qu'il ne l'est ordinairement.

L'oreillette et le ventricule droits étaient très-développés, et l'orifice ventriculo-auriculaire, de ce côté, dans un état de dilatation manifeste.

L'oreillette gauche était aussi très-ample; son orifice de communication également dilaté; les valvules mitrales étaient devenues cartilagineuses.

Les parois du ventricule gauche avaient au moins un pouce d'épaisseur, et beaucoup de solidité. La pointe du cœur, jusqu'à une certaine hauteur, et dans toute l'épaisseur de sa substance, était cartilagineuse. Les colonnes charnues intérieures du ventricule avaient aussi acquis une dureté remarquable, et qui approchait de celle du cartilage dont elles avaient les caractères physiques.

Je n'ai rien à ajouter sur les causes, les signes, et le traitement de cette affection, à ce que j'ai dit sur les causes, les signes et le traitement de l'endurcissement du tissu musculaire.

En joignant à l'observation rapportée dans cet article les faits qui vont suivre, on ne pourra pas douter de l'existence, assez fréquente peut-être, de ces affections très-surprenantes par leur nature; ces altérations le paraissent cependant beaucoup moins, quand on considère que l'action nécessaire de l'organe n'en est jamais entièrement détruite ; ce qui arriverait indubitablement, si toute l'étendue et toute l'épaisseur des parois du cœur avaient contracté une consistance cartilagineuse ou osseuse.

Cette consistance, dans l'observation que je viens de citer, et dans celles que je vais rapporter, se remarque soit à la pointe, soit à la base, soit à toute autre partie du cœur ; mais, dans tous les cas cités, une portion plus ou moins étendue de l'organe avait conservé sa texture musculaire, et l'action de cette portion suffisait seule pour donner au sang l'impulsion qui lui était nécessaire pour pénétrer, quoiqu'avec peine, les routes de la circulation.

La lenteur, la faiblesse, et l'anéantissement presque complet du pouls, qui existaient chez tous les individus attaqués de cette maladie, prouvent que le cours du sang, dans toutes ces circonstances, était seulement ralenti ; les battemens du cœur n'étaient d'ailleurs, et ne pouvaient être, chez aucun d'eux, tout à-fait anéantis.

Voici, quant à l'ossification du cœur, des observations qui viennent à l'appui de celle que je viens de rapporter.

Haller dit qu'il visita un jeune malade peu de temps avant sa mort, sur lequel il ne put sentir battre les artères radiales, quoique les carotides eussent des mouvemens de pulsation très-marqués.

A l'ouverture du cadavre, on observa que le volume du cœur était naturel, que la partie inférieure du ventricule droit était ossifiée ; que les valvules de l'aorte et de l'artère pulmonaire, ainsi que les parties les plus charnues de l'oreillette gauche, étaient dans le même état d'ossification.

M. *Renauldin* a inséré dans le journal de Médecine (janvier 1806) une observation qui mérite d'être citée en raison de l'intérêt qu'elle présente.

Un étudiant en droit, âgé de 33 ans, d'un tempérament nerveux, d'un caractère fort susceptible, très-adonné à l'étude qu'il prolongeait bien avant dans la nuit, vivant avec sobriété, buvant habituellement une quantité énorme d'eau, éprouvait, depuis deux ans, des maux de tête continuels, et des dérangemens fréquens dans ses digestions. Constamment il avait la respiration un peu gênée. Depuis quelque temps il portait au-dessous de la malléole externe, du côté droit, un léger gonflement, accompagné de douleurs vives, et d'une pulsation isochrône au pouls. Peu après il fut atteint d'une péripneumonie, qui céda à un traitement bien dirigé; mais depuis l'époque de la convalescence de cette maladie, sa santé devint de jour en jour plus chancelante, et il fut obligé de s'aliter......

La figure était pâle et maigre, et tout le corps également émacié. Au moindre mouvement que faisait le malade, il éprouvait de vives et fréquentes palpitations de cœur. La main, appliquée sur la région de cet organe, ressentait une sorte d'écartement des côtes; et lorsqu'on pressait, même légèrement, cette région, on occasionnait une douleur très-aiguë, et qui durait long-temps après la compression. La percussion pratiquée sur cette région ne déterminait qu'un son obscur et sourd, tandis qu'il était clair et naturel sur le reste des parois thorachiques. Le pouls avait de l'élévation; le gauche ne différait nullement du droit. Le malade vomissait fréquemment le peu d'alimens qu'il prenait. Il se plaignait d'avoir les extrémités inférieures fort douloureuses. Les jambes étaient tourmentées de crampes très-fortes, et aux deux talons siégeait une douleur fixe particulière.

M. *Renauldin* reconnut l'existence d'une affection organique du cœur. Le malade mourut six semaines après s'être alité.

A l'ouverture du cadavre, les poumons étaient intacts, la masse du cœur extrêmement dure et pesante; quand on voulut inciser le ventricule gauche, on éprouva une grande résistance causée par le changement total de cette partie charnue en une véritable pétrification qui avait une apparence sablonneuse en certains endroits, et ressemblait, dans d'autres, à une cristallisation saline. Les grains de cette espèce de sable, très-rapprochés les uns des autres, devenaient plus gros à mesure qu'ils s'éloignaient de la superficie du ventricule, en sorte qu'ils se continuaient intérieurement avec les colonnes charnues; ces dernières, aussi pétrifiées, sans avoir changé de forme, avaient acquis un volume considérable; plusieurs égalaient la grosseur de l'extrémité du petit doigt, et avaient l'air de véritables stalactites placées dans différentes directions. L'épaisseur totale du même ventricule était augmentée. Le ventricule droit, ainsi que les gros troncs artériels qui partent du cœur, ne présentaient aucune trace de désorganisation. Les artères temporale, maxillaire, et une partie de la radiale, étaient ossifiées de chaque côté. Le cerveau, les viscères de l'abdomen et les vaisseaux qui s'y distribuent, étaient sains.

Quant à l'ossification de la masse entière du cœur, on n'en a pas d'exemple. On peut même avancer qu'on n'en rencontrera jamais; non que cette ossification, rigoureusement parlant, ne puisse avoir lieu, mais parce que la mort surviendra toujours avant que l'ossification ait pu devenir complète; la raison en est palpable.

ARTICLE III.

Du Sphacèle des membres considéré comme effet des anévrismes du cœur ou des gros vaisseaux.

Le sphacèle des membres est considéré par quelques-uns comme effet des anévrismes du cœur ou des gros vaisseaux. Les observations que quelques auteurs ont consignées dans leurs écrits, mais sans en tirer aucune conséquence pathologique, montrent seulement la co-existence du sphacèle des membres avec les anévrismes du cœur ou des gros vaisseaux.

D'autres écrivains, ayant pu réunir plusieurs faits de ce genre, ont cru devoir appeler sur ce point l'attention des observateurs, en avançant que le sphacèle des membres pouvait être regardé comme un effet de la maladie des principaux agens de la circulation, et être mis par conséquent au rang des signes de ces affections.

C'est ainsi qu'une observation, consignée dans *Fabrice de Hilden*, a donné occasion à *Senac* et à *Lancisi* de placer le sphacèle dont je parle au nombre des effets et des signes des anévrismes du cœur, ou des artères qui en partent.

A l'aide d'explications physiologiques, dont on abuse souvent, il leur a été facile de se rendre raison de ce phénomène ; ils ont pu se dire que, dans ce cas, la circulation, entravée de quelque manière que ce soit, aux orifices mêmes du cœur, ne peut se faire qu'imparfaitement et avec lenteur dans les vaisseaux du premier et du second ordre, tandis qu'elle est tout-à-fait éteinte dans le système des vaisseaux capillaires ; que de cet anéantissement de la circulation doit nécessairement résulter le sphacèle des parties les plus éloignées du centre. C'est par la même raison que lorsqu'on a intercepté la circulation dans un membre, en pratiquant la ligature de son artère principale, on détermine dans quelque cas la gangrène des doigts, des orteils, ou même d'autres parties moins éloignées de la ligature : mais de ce qu'on peut prouver d'une manière assez plausible la possibilité d'un fait, on ne peut pas affirmer, par cela seul, qu'il existe ; aussi me permettrai-je de douter encore que l'on ait réuni un assez grand nombre d'observations pour prononcer sur ce point avec une certitude suffisante. La réserve que je garde dans ce cas me paraît d'autant plus fondée, que si l'on peut expliquer, par des raisonnemens, la possibilité du fait, on peut, par des raisonnemens aussi, prouver que si l'explication paraît avoir au fond quelque solidité, elle pèche au moins dans l'application qu'on en fera à bien des cas de cette nature. En effet, dans la plupart des faits, qui, jusqu'au moment où j'écris, se sont présentés à l'observation, le dérangement organique me paraît trop peu considérable, pour que la circulation pût être interrompue de manière à produire le sphacèle. Comment concevoir, par exemple, que dans le cas d'un anévrisme de l'artère pulmonaire, tel qu'il en existe un dans l'observation citée par *Fabrice de Hilden*, la circulation soit interrompue à un degré suffisant pour qu'il puisse en résulter la gangrène d'une main, quand j'ai donné, dans le cours de cet ouvrage, vingt exemples d'oblitération presque parfaite de l'orifice aortique, sans que j'aie jamais observé, sur aucun des sujets qui me les ont fournis, la gangrène consécutive, qu'on dit provenir de ces affections organiques ?

Dans aucune des observations que j'ai rapportées, et dans un bien plus grand nombre encore que j'aurais pu citer sur les maladies du cœur, je n'ai jamais vu le sphacèle dont il est question. Je ne regarde pas, en effet, la fonte subite d'un œil dans un des cas rapportés, dans un autre l'échymose des paupières, comme des phénomènes semblables à celui dont je m'occupe.

Malgré l'opinion que je viens d'énoncer, je ne dois point omettre de dire que plusieurs observations analogues à celle de *Hilden*, ont été faites dans ces derniers temps à l'Hôtel-Dieu de Paris par M. *Giraud*, qui, d'après le rapprochement qu'il en a fait, a cru pouvoir établir en proposition que la gangrène des membres était, dans certains cas, l'effet, et pouvait devenir un indice de la dilatation du cœur et des grosses artères. Il est inutile de répéter ici que cette proposition me paraît un peu hasardée: l'expérience est, sur ce point, comme sur tant d'autres, le seul juge auquel il faille s'en rapporter. Et combien serait faible et incertain dans son diagnostic le médecin qui attendrait, pour prononcer l'existence d'une dilatation du cœur, que la gangrène se manifestât à un membre? Certes, quand ce phénomène survient, le mal est au plus haut degré, la mort est inévitable et instante, et il y a long-temps que le médecin a dû connaître la nature de l'affection et porter son pronostic.

Voici le sommaire des observations qui ont donné lieu aux réflexions que je viens de faire.

Une femme (1) était tourmentée par des palpitations, une toux fréquente et de la gêne dans la respiration. Après un temps assez long, la main gauche de cette malade tomba en sphacèle. Aucun des moyens employés n'eut de succès; l'amputation même fut pratiquée inutilement. On fit l'ouverture du corps, et l'on observa un anévrisme énorme de l'artère pulmonaire. Peut-on pousser plus loin l'impéritie et l'ignorance du diagnostic d'une maladie qu'elles le furent dans ce cas? Il n'est pas aujourd'hui d'élève en médecine, tant soit peu instruit, qui n'eût reconnu l'existence d'une lésion organique des gros vaisseaux, puisqu'on observa à l'ouverture du corps un *anévrisme énorme* de l'artère pulmo-

---

(1) Obs. de *Fab. de Hilden*, cent. II, obs. 49.

naire : il fallait bien qu'il fût *énorme*, pour entraîner la gangrène du bras gauche; mais recourir à l'amputation dans un cas pareil, quelle ineptie!

Deux faits analogues se sont présentés, comme je l'ai déjà dit, à l'Hôtel-Dieu de Paris, depuis quelques années; ils différaient de celui que je viens de transcrire, en ce que c'était le cœur lui-même qui était affecté vers sa pointe. Dans l'un de ces cas, les douleurs atroces et continues qu'éprouvait le malade, et qu'on ne put calmer par les remèdes les plus puissans, déterminèrent à pratiquer l'amputation que le malade demandait à grands cris. Le succès de l'opération ne fut pas meilleur que celui qu'obtint *Fabrice de Hilden*. La mort survint promptement, sans que les douleurs aient été calmées par l'amputation.

Concluons de ces observations que la gangrène des membres est loin d'être un effet fréquent des maladies du cœur ou des gros vaisseaux; qu'il faudrait être bien peu avancé dans la connaissance de ces maladies pour n'avoir point déterminé, bien avant l'apparition de la gangrène, l'existence de la maladie du cœur ou de ses gros vaisseaux; qu'attendre la gangrène d'un membre pour établir le diagnostic de la maladie qui l'occasionne est, dans le cas dont il s'agit, la preuve d'une ignorance impardonnable, et l'amputation le fait d'une barbare ineptie.

ARTICLE IV.

De l'Apoplexie considérée dans ses liaisons avec les anévrismes du cœur, ou des gros vaisseaux. — La faiblesse de la circulation, dans les cas d'anévrisme avec amincissement des parois du cœur, m'a servi à expliquer comment la gangrène des membres pouvait compliquer, bien rarement pourtant, les maladies de cet organe. Une altération opposée de cette même fonction va me servir maintenant à rendre raison de l'apoplexie à laquelle les maladies du cœur, ou des gros vaisseaux, semblent conduire quelquefois ; terminaison qu'*Albertini*, dans les Mémoires de l'institut de Bologne, paraît avoir indiquée quand il dit, en parlant des polypes, « que les malades avaient des vertiges, et quelquefois des espèces d'attaques d'apoplexie ; ce qu'on a vu arriver aussi dans quelques autres vices du cœur et des parties précordiales. »

Ma pratique ne m'a présenté aucun fait de cette nature, ce qui mérite d'être remarqué, vu les observations assez nombreuses que j'ai été à portée de faire sur la maladie dont il s'agit ; mais différens auteurs me fourniront des observations pour remplir cette lacune. En voici une de *Baglivi* :

Le célèbre *Malpighi*, âgé de soixante-six ans, sujet depuis long-temps à des palpitations de cœur, tourmenté par la goutte et par la pierre, fut frappé d'apoplexie, suivie de la paralysie de tout le côté droit du corps. Quarante jours après cet accident, il se rétablit assez bien, mais avec perte de la mémoire et du raisonnement. Trois mois étaient à peine écoulés, qu'une apoplexie nouvelle le fit périr en quatre heures.

A l'ouverture de son corps, on vit que le volume du

cœur était augmenté, les parois du ventricule gauche étaient épaisses de deux doigts. Le ventricule droit du cerveau renfermait deux livres de sang; le gauche contenait un peu de liquide jaunâtre. Tous les vaisseaux du cerveau étaient variqueux. Je me rappelle que *Baglivi*, dans son traité *de durâ Meninge*, rapporte la cause de l'apoplexie et de la mort qui en est la suite aux adhérences de la dure-mère avec le crâne (1). On se souvient que dans ce traité il veut établir que la dure-mère est à la circulation des esprits animaux ce que le cœur est à la circulation du sang: la dure-mère, selon son système, se contracte, puis sa portion connue sous le nom de tente du cervelet, et ainsi alternativement, etc. A quelles extravagances ne conduit pas la rage d'enfanter un système ?

Autre Obs. Un homme ressentit subitement une douleur de tête insupportable, et mourut peu après d'apoplexie.

Le cœur était si ample, qu'il pouvait contenir trois livres de sang; l'aorte et les artères du cerveau avaient éprouvé une grande dilatation. Le cerveau était inondé de sang.

On peut lire dans l'ouvrage de *Morgagni* quelques faits analogues à ceux que je viens de rapporter.

---

(1) Voyez dans *Baglivi*, pag. 621, **Historia morbi et sectionis cadaveris Marcelli Malpighii**. Ce que cette observation a de rare et de curieux, mais qui est étranger au sujet que je traite, c'est que la paralysie était du côté droit ainsi que l'épanchement était dans le ventricule droit, tandis que dans l'immense majorité des cas, la paralysie des membres est du côté opposé à l'épanchement dans le cerveau.

Dans les diverses observations qu'il a citées, et dans celles que rapporte *Lieutaud*, les altérations du cœur co-existantes étaient ou de nature diverse, ou parvenues à des degrés différens.

Quoique les observations que je viens d'indiquer soient très-incomplètes et fort compliquées, je suis assez porté à croire (mais loin d'être convaincu) que, dans ces cas, l'affection du cœur préexistante a pu être la cause déterminante de l'apoplexie qui a terminé les jours de ces individus, d'autant qu'il est plus d'une manière de se rendre raison de ce phénomène.

Cette apoplexie, en effet, peut survenir, 1° quand il existe une affection du cœur avec épaississement des parois de cet organe ; 2° elle peut aussi avoir lieu dans le cas d'un anévrisme passif, dans ceux de compression, de rétrécissement d'un vaisseau principal, ou d'un obstacle quelconque, empêchant le retour du sang veineux des parties supérieures dans le cœur.

Dans le cas où l'apoplexie a lieu chez un sujet dont le cœur est malade par excès de substance et de force musculaire, il est aisé de concevoir que la résistance des parois des vaisseaux du cerveau n'est plus en rapport avec la force d'impulsion extraordinaire que le cœur imprime au sang ; il faut nécessairement alors ou que les petits vaisseaux du cerveau deviennent plus perméables à ce fluide, ou bien que les tuniques de ces vaisseaux se rompent, et donnent lieu à l'épanchement de sang et à l'apoplexie.

Dans le second cas, celui où le sang poussé par

le cœur dans le système vasculaire cérébral, ne peut revenir à cet organe par suite d'un obstacle quelconque à la circulation, les choses doivent se passer tout différemment ; car alors le système artériel du cerveau s'emplit toujours, et le système veineux ne se vide point ; il doit se former des dilatations des veines, peut-être même des artères cérébrales, dilatations qui, devenues de jour en jour plus considérables, arrivent au point de causer la rupture de quelqu'un de ces vaisseaux.

Quand on a observé avec attention certains paroxismes qui se reproduisent dans quelques maladies du cœur, on est très-disposé à penser que c'est, dans certains cas, un engorgement momentané des vaisseaux cérébraux, et dans d'autres du poumon, qui détermine le retour de ces paroxismes, si intenses dans quelques circonstances, qu'ils paraissent être, par leur nature particulière, très-voisins de l'apoplexie : j'en parlerai plus bas.

J'ai dit, dans le commencement de cet article, que je n'avais jamais observé la mort apoplectique évidemment causée par une lésion organique du cœur ; j'ai vu plusieurs fois, dans des cas de cette nature, tout le système vasculaire cérébral, sur-tout les sinus, gorgés de sang, mais je n'en ai jamais vu d'extravasé dans la substance même du cerveau ou dans ses cavités. J'ai vu également, dans des affections analogues, de l'eau épanchée dans les ventricules latéraux, ou à la base du crâne ; j'ai souvent observé une infiltration très-prononcée entre la pie-mère et l'arachnoïde. Enfin, les dernières heures, quelquefois les derniers jours de la vie, présentent ces malades dans un état *subapoplectique;* on en trouve un exemple parmi les observations que j'ai déjà citées. Dans plusieurs de ces observations la mort avait été, pour ainsi dire, subite; je n'ose cependant pas assurer avoir observé un seul cas dans lequel l'apoplexie ait été l'effet évident d'une maladie du cœur.

ARTICLE V.

De la dégénérescence graisseuse du tissu musculaire du cœur. — La dégénérescence graisseuse des muscles a été indiquée par *Haller* et plusieurs autres auteurs, mais aucun ne l'a mieux vue et décrite que *Vicq-d'Azyr* (1). Le sujet de son observation est un homme âgé, chez lequel il trouva presque tous les muscles de l'extrémité inférieure gauche absolument changés en graisse, au point qu'on en retrouvait à peine quelques vestiges en les cherchant dans la place qu'ils devaient occuper. « Mais ce que cette extrémité présente de plus cu-
« rieux, ajoute-t-il, c'est la désorganisation de la
« fibre musculaire, et sa dégénérescence en fibres
« cellulaires qui se fait par nuances insensibles. Dans
« le couturier, si on l'examine depuis son insertion
« à l'os des îles jusqu'au tibia, on observe tous ces
« changemens avec leurs degrés successifs de la
« manière la plus frappante; inférieurement il est
« tellement confondu avec la graisse qui environne
« le genou, qu'on ne peut le distinguer.... Ce n'est

---

(1) Tome V, édition de M. *Moreau.*

« point entre les lames que le suc graisseux paraît
« épanché, mais bien entre les élémens de la fibre
« elle-même. Le membre, recouvert de sa peau,
« avait son volume et sa forme ordinaires, etc., etc. »

Cette dégénérescence paraît être commune à plusieurs parties qui ont le tissu musculaire pour base. Ce que *Vicq-d'Azyr* a vu sur l'extrémité inférieure d'un vieillard, des anatomistes modernes l'ont observé sur le cœur. Sans doute ils publieront un jour ces observations intéressantes ; pour moi, je n'ai jamais observé cette altération.

J'ai avancé que cette dégénérescence graisseuse me paraissait être commune à la plupart des organes musculaires ; voici les faits qui semblent le prouver.

Chez les vieillards on trouve quelquefois les muscles jumeaux altérés d'une manière tout-à-fait semblable.

Les muscles qui environnent les luxations non-réduites sont aussi sujets à ce mode d'altération.

Il est important d'observer que cette dégénérescence ne prive pas ordinairement les muscles de toute leur faculté contractile, soit parce que cette dégénérescence n'est jamais complète, soit parce que les fibres musculaires conservent encore quelque contractilité, malgré cette altération. En effet, les vieillards chez lesquels les muscles jumeaux étaient ainsi dégénérés n'ont pas été privés pour cela de toute la faculté de marcher ; on a seulement remarqué que la force des muscles était diminuée. Je ne doute pas que cette diminution d'action ne soit en raison directe de cette dégénérescence, de telle sorte que la dégénérescence totale doit nécessairement entraîner la cessation entière de l'action musculaire : le fait cité par *Vicq-d'Azir* le prouve, puisque le malade fut forcé, sur la fin de ses jours, de se servir de béquilles pour marcher : l'action des muscles avait donc été tout-à-fait anéantie par ce genre d'altération.

Je ne puis dire comment une telle transformation peut se faire, seulement j'ajouterai quelques réflexions que cette observation me suggère.

1° La nature graisseuse des muscles ainsi dégénérés ne peut guères être révoquée en doute, puisqu'elle offre les caractères physiques, et quelques propriétés chimiques de la graisse ; 2° les parties altérées, dans l'observation de *Vicq-d'Azyr*, et dans les autres faits analogues, ayant conservé leur forme et leur volume naturel, on ne peut pas dire que cette altération provenait de l'amas d'une grande quantité de graisse sur les parties ainsi dégénérées ; 3° enfin l'affaiblissement de l'organe musculaire est le résultat nécessaire et en raison directe de cette dégénérescence.

Il est important de distinguer la dégénérescence graisseuse dont je viens de parler, d'un autre état pathologique qui semble se rapprocher de celui-là, sans cependant avoir avec lui une parfaite ressemblance : je veux parler de l'état dans lequel le cœur, chez les gens très-gras, et même chez des personnes douées d'un embonpoint modéré, se trouve opprimé, et comme étouffé par l'énorme quantité de graisse dont il est enveloppé de toutes parts, et particulièrement vers sa base.

Les auteurs ont peu connu le premier genre

d'affection du cœur; mais ils ont donné des exemples multipliés de ce dernier.

Kerckring rapporte que, dans le cadavre d'un enfant extrêmement gras, le cœur paraissait manquer tout-à-fait, tant était grande la quantité de graisse dont il était enveloppé. Cet enfant était mort dans un accès de suffocation, et cette fin s'explique facilement.

Bonnet a vu, en ouvrant le corps d'un homme qui avait beaucoup d'embonpoint, et dont la mort avait été subite, que le péricarde et le cœur étaient *enfouis* dans une énorme quantité de graisse.

Je pourrais citer plusieurs autres exemples semblables : tel est celui rapporté par *Morgagni*, qui dit, dans sa Lettre III, article 20, qu'un homme âgé, mort en quelques jours d'une attaque d'apoplexie, avait le cœur si couvert de graisse, qu'on n'apercevait rien autre chose qu'une masse graisseuse. Mais la réunion d'un plus grand nombre d'observations de ce genre ne nous apprendrait rien de plus ni sur ces affections, ni sur les signes auxquels elles peuvent être reconnues.

Je ne cite aucun fait de ce genre qui me soit propre; j'ai cependant plusieurs fois observé des cœurs recouverts d'une couche considérable de graisse, mais je n'ose prononcer que cet état fût pathologique, c'est-à-dire porté au point de déranger constamment, et à un point qui fait maladie, la fonction de l'organe, quoique je conçoive très-bien que, dans tous ces cas, les mouvemens du cœur aient dû se trouver gênés et entravés par cette surabondance graisseuse, et que je sois intimement convaincu que les mouvemens du cœur ne peuvent être habituellement gênés et entravés, sans constituer le sujet dans un état de lésion de santé, toujours grave par l'importance de la fonction troublée. J'ajouterai que plus une fonction est nécessaire et sans repos marqué possible, plus son trouble est dangereux. Or, rien de plus nécessairement permanent, rien qui doive être plus habituellement régulier que l'action du cœur. Je ne doute même aucunement que quand l'accumulation de la graisse est portée au point où on la voit dans les observations que je viens de rapporter, elle ne doive être considérée comme la cause de la mort, et quelquefois même de la mort subite, comme ces exemples en font foi.

TROISIÈME CLASSE.

AFFECTIONS DES PARTIES TENDINEUSES OU FIBREUSES DU CŒUR.

Considérations générales. — La membrane interne du cœur est une de celles dont la nature, malgré les recherches de *Bichat*, est restée indéterminée. Ce physiologiste était disposé à penser qu'elle avait plus de rapports avec les membranes séreuses qu'avec aucune autre sorte de membrane, sans pourtant avoir avec les premières une entière similitude ; il pensait aussi que, quelle que fût sa nature, elle présentait dans le cœur à sang rouge, et dans le cœur à sang noir, des différences, sinon de texture, au moins de propriétés.

Sur divers points de la surface interne du cœur, cette membrane mince est appliquée, collée, comme confondue avec les parties fibreuses, ou d'apparence fibreuse ; je dis fibreuses ou d'apparence fibreuse, parce que les anatomistes sont loin d'être d'accord sur la nature de ces parties. Ainsi les uns regardent comme tendineuses, ou fibreuses, les bandes blanchâtres qui ceignent les orifices ventriculo-auriculaires, tandis que d'autres prétendent que ces bandes ne sont dues qu'à l'épaississement de la membrane interne, par l'addition d'une certaine quantité de tissu cellulaire à cette même membrane. Ceux-ci admettent dans l'épaisseur, à la base, et sur-tout vers les bords libres des valvules, des faisceaux fibreux placés entre les deux replis de la membrane interne; ils vont même jusqu'à décrire la distribution et la disposition de ces faisceaux; ceux-là regardent ces mêmes valvules comme formées seulement par l'adossement de deux feuillets, ou replis, de la membrane interne, entre lesquels n'est interposée aucune substance autre que le tissu cellulaire peu abondant qui sert à les unir. Tous cependant semblent s'accorder à regarder comme tendineuses ou fibreuses les petites cordes qui, partant des piliers charnus des ventricules, vont s'implanter dans les bords libres des valvules.

Sans prétendre fixer l'irrésolution des anatomistes sur la véritable nature de ces parties, je me contenterai d'observer qu'il n'est aucun tissu dans le corps humain qui devienne plus souvent le siège des endurcissemens et des ossifications contre nature, que le tissu fibreux. On peut s'assurer de la vérité de cet aperçu, en considérant combien sont fréquens les endurcissemens cartilagineux ou osseux du périoste, des ligamens, de la dure-mère, de la membrane fibreuse de la rate, etc., etc. Le tissu séreux, au contraire, ne devient presque jamais le siège des ossifications dont je parle. Si l'on considère, après cela, que les lésions si fréquentes des orifices, des valvules et des parties tendineuses du cœur, ne sont presque jamais que des endurcissemens cartilagineux ou osseux de ces parties, ne sera-t-on pas en droit de penser que les bandes blanchâtres qui entourent les orifices, les valvules, qui semblent faire corps avec ces mêmes bandes, et dont l'épaisseur est ordinairement plus grande vers leurs bords que dans leur partie moyenne, que les tendons valvulaires enfin, tiennent plus de la nature du tissu fibreux que de celle du tissu séreux, qui n'est là que sur-ajouté?

Les parties qui viennent d'être énumérées sont donc celles que je place au rang des parties tendineuses ou fibreuses du cœur. Quelle que soit, au surplus, l'exactitude de cette classification, en me servant de la dénomination le *tissu fibro-séreux*, j'entends bien moins déterminer la véritable nature de ces parties, que me donner la facilité de réunir dans une même classe des afections qui paraissent être communes à la membrane interne et à quelques-unes des parties subjacentes. Je ne tiens pas plus à cette dénomination qu'à toute autre que l'on croirait devoir lui substituer. Pour mettre un certain ordre dans la distribution des objets que j'avais à traiter dans cette classe, il fallait que je prisse un parti ; j'ai tâché d'embrasser celui qui s'écartait le moins des résultats de l'observation.

De tous les tissus qui font partie de l'organisation du cœur, le fibro-séreux est, en quelque sorte, celui qui devient le plus fréquemment malade. Ce n'est pas qu'il soit sujet à un plus grand nombre de lésions de nature différente, car les altérations qu'il paraît susceptible d'éprouver peuvent presque toutes se rapporter aux endurcissemens cartilagineux ou osseux ; mais c'est qu'on retrouve ces endurcissemens dans presque tous les cas de maladies du cœur, soit comme cause de ces maladies elles-mêmes, soit comme effets, soit comme complications.

CHAPITRE PREMIER.

ARTICLE PREMIER.

De l'endurcissement ou de l'ossification des parties fibreuses en général.

J'ai dit plus haut que les parties fibreuses avaient toujours une disposition singulière à se laisser pénétrer par les substances qui constituent les cartilages et les os ; malgré cette disposition, constatée par l'observation, il faut encore des circonstances favorables, ou, pour parler plus exactement, des causes déterminantes, pour que l'ossification du tissu fibro-séreux ait lieu. Quelles que soient les causes en vertu desquelles les vaisseaux se chargent plus volontiers de charrier ou d'exsuder dans ces parties une substance autre que celle qu'ils doivent y porter, d'après les lois premières de l'organisation, les diverses périodes de l'ossification naturelle ne paraissent point être celles que suit l'ossification contre nature dont je parle; celle-ci ne semble pas être assujettie à passer par une suite d'états qui se succèdent régulièrement dans les divers degrés de l'ossification ordinaire. La dureté du cartilage ne doit point remplacer un état mucilagineux ou muqueux qui existait avant elle, et la solidité osseuse ne procède pas de la solidification graduellement plus complète d'un cartilage, mais bien d'un dépôt de substance osseuse tout-à-fait indépendant d'un état cartilagineux antérieur. Ce que j'aurai occasion de dire dans le paragraphe suivant rendra plus intelligibles les remarques que je viens de faire.

La plupart des auteurs qui ont indiqué l'ossification des parties séro-fibreuses du cœur ont désigné, sous le nom de *pierre*, les produits de cette altération, et peut-être ont-ils donné à ces concrétions la dénomination la plus juste. En effet, dans l'ossification naturelle la matière des os se dépose dans le tissu élémentaire, même des fibres, qui deviennent alors véritablement osseuses; mais il en est autrement dans l'ossification contre nature, qui semble être bien plutôt un dépôt, une incrustation de matière calcaire, puisque ce n'est pas dans l'élément même des fibres que cette substance se dépose, mais bien dans leurs interstices, et souvent encore à l'extérieur de ces fibres, sur lesquelles la matière osseuse est simplement fixée ou déposée, et tout-à-fait irrégulièrement. Que cette ossification soit intérieure ou extérieure, en général la surface en est toujours lamelleuse, grenue, rugueuse, et ressemble, comme je l'ai dit, beaucoup plus à un dépôt de substance calcaire, souvent même à une cristallisation imparfaite, qu'à une ossification régulière. Cet état particulier tient probablement aux circonstances qui accompagnent l'ossification contre nature dans sa formation. Le phosphate calcaire, apporté par les vaisseaux, et déposé dans les parties séro-fibreuses plus également, plus uniformément distribué, formerait, sans doute, une ossification plus lisse, plus unie, plus régulière.

On voit, d'après ce qui précède, qu'on pourrait facilement distinguer deux variétés d'ossification contre nature des parties séro-fibreuses du cœur, qui ne différeraient pas par la nature de la matière qui les constitue, puisqu'elle est reconnue identique, mais par la manière suivant laquelle le dépôt de cette substance s'est formé.

La première variété serait l'incrustation des parties cellulaires ou fibreuses, par la matière calcaire qui se dépose dans les interstices de leur tissu. L'ossification, dans ce cas, est toujours recouverte par la membrane interne du cœur, et lors de l'ouverture des cadavres on ne peut la toucher à nu.

Pour donner une idée plus exacte de la seconde variété, on peut dire que c'est une sorte de cristallisation irrégulière; alors la membrane interne du cœur ne recouvre jamais la protubérance et les saillies ou aspérités inégales que présente cette seconde espèce.

La première se fait lentement; la deuxième paraît se former avec une certaine précipitation, comme semble l'indiquer la marche tantôt lente tantôt rapide de quelques maladies du cœur, dans lesquelles on retrouve presque toujours ces dépôts osseux.

ARTICLE II.

De l'endurcissement et de l'ossification des bandes blanchâtres situées au pourtour des orifices auriculo-ventriculaires.

§. 1ᵉʳ.

Rétrécissement des orifices auriculo-ventriculaires en général.

Les zônes blanchâtres du pourtour des orifices auriculo-ventriculaires deviennent fréquemment le siège d'un endurcissement cartilagineux ou osseux. L'un et l'autre de ces états a été observé un grand nombre de fois, et j'en ai déjà donné plus d'un exemple à l'article des anévrismes ou des dilatations diverses des différentes cavités du cœur.

Le point de vue le plus intéressant sous lequel on puisse considérer ces endurcissemens est le rétrécissement qu'ils occasionnent presque constamment dans l'orifice qui en est affecté. La formation de ce rétrécissement s'explique facilement par le gonflement indispensable des bandes fibreuses qui entourent les orifices, gonflement produit par le dépôt qui se fait dans ces parties d'une matière étrangère, sans soustraction d'aucune autre substance qui s'y trouvait auparavant. La même cause qui produit ce gonflement doit déterminer en même temps le raccourcissement des fibres en les éloignant les unes des autres; de là le resserrement que l'on observe souvent, lequel, joint au gonflement dont je viens d'indiquer la cause, produit quelquefois une oblitération presque complète des divers orifices. J'ai observé plusieurs fois ces rétrécissemens parvenus à un point tel, qu'on pouvait s'étonner que le filet de sang auquel donnait passage l'espèce de fente qui tenait lieu d'orifice, fût suffisant pour fournir à une circulation capable d'entretenir une vie même languissante. Quelquefois le bourrelet qui cause le rétrécissement est lisse, poli et cartilagineux, comme on peut en voir un exemple sur une pièce modelée qui est déposée dans les cabinets de l'École de Médecine de Paris. Dans d'autres cas, ce même bourrelet, cartilagineux ou osseux, est surmonté de tubercules irrégulièrement figurés, et ressemblant assez bien à des végétations. Enfin, il n'est pas très-rare de voir ce rétrécissement dû à un dépôt de substance calcaire qui s'est fait inégalement sur la surface du pourtour de l'orifice.

En parlant des anévrismes du cœur, j'ai placé au nombre des causes principales de ces affections les rétrécissemens des orifices. Je me suis assez étendu sur cette matière, pour me dispenser d'y revenir dans cet article; mais il est une question dont je ne me suis point encore occupé, et qu'il convient cependant d'examiner : c'est de savoir si les rétrécissemens des orifices précèdent toujours les anévrismes, ou si quelquefois ces rétrécissemens ne sont que consécutifs aux dilatations du cœur.

J'ai observé quelquefois, rarement à la vérité, des anévrismes du cœur, sans rétrécissement d'aucun des orifices de cet organe ; mais, sans doute, dans ces cas, l'obstacle, cause principale de la dilatation, était situé plus avant dans le cours de la circulation, comme j'ai eu occasion de le prouver assez au long. Il est donc rigoureusement vrai de dire que l'anévrisme total ou partiel du cœur n'est pas inséparable du rétrécissement de l'un de ses orifices.

Mais quand il existe un rétrécissement marqué de l'une de ses ouvertures, le cœur peut-il être exempt de dilatation ? Je pense que cela doit arriver très-rarement, et jamais peut-être quand le rétrécissement est très-considérable; car alors sa formation est presque toujours ancienne, et a dû déjà produire ses effets, dont la dilatation du cœur est le principal résultat. Il ne faut point oublier cependant ce que j'ai avancé un peu plus haut, que je croyais que dans certains cas, rares à la vérité, ces rétrécissemens par ossification, etc., avaient une marche assez rapide et étaient par conséquent portés à un haut degré en assez peu de temps.

L'ampliation des cavités droites, produite par le sang qui s'y accumule dans les derniers instans de la vie, est un phénomène qui, sans être parfaitement analogue à celui dont je m'occupe, milite cependant en faveur de l'opinion que j'ai émise.

Peut-on maintenant concevoir qu'un anévrisme, soit actif, soit passif, ayant été déterminé par une cause autre qu'un rétrécissement, ce rétrécissement puisse se former sur un cœur déjà *anévrismé*? Je pense que cela doit arriver très-rarement. Peut-être un endurcissement cartilagineux ou osseux du pourtour d'un orifice survient-il dans ce cas ; mais alors il doit plutôt être accompagné d'une véritable dilatation de l'orifice, que d'un rétrécissement de la même ouverture. Plusieurs fois, en effet, j'ai observé l'endurcissement des zônes fibreuses dans l'état même de dilatation manifeste des orifices de communication qu'elles entourent; mais, ainsi que je l'ai fait entendre plus haut, il est très-probable que la dilatation a existé avant cette ossification, et le développement de cet état pathologique aura, dans ce cas comme dans le premier, produit secondairement un rétrécissement qui, en raison de la dilatation considérable préexistante, a laissé le diamètre de l'orifice encore plus grand qu'il ne l'est dans l'état naturel (1).

§. II.

Rétrécissement de l'orifice auriculo-ventriculaire gauche.

Des deux orifices auriculo-ventriculaires, le gauche est celui qui devient le plus fréquemment le siège d'un rétrécissement par endurcissement et ossification. C'est aussi celui sur lequel on observe ces altérations plus complètement formées. Il est très-probable que la raison de la plus grande fréquence de cette lésion se trouve dans l'organisation fibreuse plus pronon-

---

(1) Cette assertion qui ne peut guères être démontrée par l'observation, présente, j'en conviens, une locution assez inexacte, puisqu'elle prononce le mot de rétrécissement d'un orifice supposé d'ailleurs être resté plus grand que dans l'état de nature. Malgré cette inexactitude, mon idée me paraît assez clairement rendue.

cée de l'orifice gauche, organisation qui le rend apparemment plus disposé à recevoir la matière qui doit le transformer en cartilage ou en os, ou en substance comme pierreuse.

Aux observations de rétrécissement plus ou moins considérable de l'orifice gauche, déjà citées dans diverses parties de cet ouvrage, j'en ajouterai une qui présente des particularités intéressantes dans la marche de la maladie.

(Obs. 29.) Un forgeron, âgé de vingt ans, d'une constitution très-robuste, et d'un tempérament sanguin, entra à l'hôpital de la Charité le 4 juin 1792.

Il s'y rendait, disait-il, pour une dyssenterie dont il était attaqué depuis l'hiver, et qui lui avait fait perdre beaucoup de sang par les selles.

Il n'avait jamais été attaqué d'autres maladies; mais il était sujet à de fréquentes hémorrhagies nazales. C'était, selon lui, une incommodité commune à toute sa famille.

Depuis environ dix à onze mois, ce malade ne pouvait faire de mouvemens violens, sans éprouver de la gêne dans la poitrine, et des battemens assez forts dans la région du cœur. Les hémorrhagies nazales auxquelles il était sujet cessèrent trois mois avant son entrée à l'hôpital. Alors les palpitations, plus fréquentes que jamais, devinrent aussi plus violentes, sans pourtant gêner excessivement le malade. Il se rendait à l'hôpital pour sa prétendue dyssenterie, et ne se plaignait même aucunement des symptômes dont je viens de parler, qu'il ne déclarait qu'à mesure qu'on l'interrogeait.

Dès que je vis le malade, je soupçonnai une lésion organique du cœur, et j'annonçai deux jours après son existence dans l'une des conférences cliniques particulières que je faisais alors. Voici ce qu'il présentait de plus remarquable :

En portant la main sur la région du cœur, on sentait des palpitations vives, très-accélérées, et fort irrégulières. Le malade ne pouvait rester couché sur le dos, parce qu'il étouffait dans cette position; il se couchait assez volontiers sur le côté gauche; il se réveillait souvent en sursaut, et disait sentir en dormant de vives secousses dans le corps. Le pouls était irrégulier et sensible aux deux bras; les pulsations étaient fréquentes, fortes, faibles, redoublées; il y avait des intermittences très-irrégulières; enfin le pouls était tellement variable, qu'il est difficile d'en tracer les caractères de manière à en donner une idée vraie.

Cette maladie une fois reconnue, le pronostic était facile à établir eu égard à l'intensité des symptômes; c'était une mort inévitable.

J'omets l'historique du traitement, qui consista en de petites saignées, des diurétiques doux, des anti-spasmodiques, et autres palliatifs, sur l'inutilité desquels j'avais prononcé d'avance.

Les symptômes eurent bientôt une marche très-rapide, et le malade sentit, à tout ce qu'il éprouvait, qu'il portait dans son sein une cause de mort. La suffocation qui existait depuis quelque temps devint de plus en plus instante; les extrémités inférieures s'infiltrèrent considérablement; un délire violent survint, et dura à peu près vingt-quatre heures ; un froid extraordinaire s'empara de tous les membres du malade. Il mourut le 29 juin, vingt-cinq jours après son entrée.

Le cadavre était généralement infiltré. Il y avait un peu de sérosité épanchée dans les cavités de la poitrine. Les poumons étaient sains ; le péricarde renfermait un peu d'eau ; le cœur était très-volumineux; toutes ses cavités étaient gorgées de sang.

L'oreillette et le ventricule droits étaient dans l'état naturel, sauf l'ampliation de leur capacité, et l'élargissement proportionné de l'ouverture de l'une à l'autre de ces cavités.

L'oreillette gauche était aussi dilatée. L'orifice de communication de cette oreillette avec le ventricule gauche était extraordinairement rétréci, et formait une espèce de fente osseuse à travers laquelle une pièce mince de monnaie aurait à peine pu passer ; la partie de la valvule mitrale, qui s'adapte à l'orifice de l'aorte, ne s'y appliquait que fort irrégulièrement.

Les gros vaisseaux n'offraient rien de particulier.

Le dérangement organique que je viens de décrire est évidemment la cause de l'augmentation du volume du cœur, et de la mort du sujet de l'observation.

Il est facile de voir que la dyssenterie dont se plaignait le malade n'en était pas véritablement une, mais seulement l'effet d'une pléthore sanguine, déterminée plus particulièrement sur le système vasculaire, et sur-tout veineux, du bas-ventre. Cette pléthore peut être facilement expliquée : les cavités gauches du cœur se vidaient mal ; les cavités droites se désemplissaient par conséquent mal aussi. Le sang des veines caves s'accumulait ; de là l'engorgement sanguin des vaisseaux hépatiques, si fréquent dans les maladies du cœur ; de là la pléthore veineuse hypogastrique ; de là l'hémorrhagie intestinale, et non pas la *dyssenterie*.

Le tempérament du malade était sanguin jusqu'à l'excès : c'était celui de toute sa famille ; il était sujet aux hémorrhagies par le nez ; dix à onze mois avant sa mort, il ne pouvait faire de mouvemens un peu violens sans palpitations. Le saignement de nez s'arrêta, les palpitations augmentèrent, l'hémorrhagie intestinale survint ; en fallait-il davantage en effet pour ne pas appeler *dyssenterie* des déjections sanguines, qui d'ailleurs n'étaient accompagnées ni de douleurs intestinales, ni de ténesme, ni des autres symptômes particuliers à cette maladie ?

§. III.

Rétrécissement de l'orifice auriculo-ventriculaire droit.

L'orifice auriculo-ventriculaire droit devient très-rarement le siège d'endurcissemens osseux ou cartilagineux. Il n'en est cependant pas constamment exempt, comme le célèbre *Bichat* l'a écrit dans son *Anatomie générale*. Il a avancé que, d'après le résultat même des observations faites à l'hôpital de clinique interne de l'École de Paris, l'orifice du ventricule droit, les valvules tricuspides, les sygmoïdes pulmonaires, et le commencement même de l'artère pulmonaire, n'étaient jamais attaqués d'endurcissement osseux ou cartilagineux. L'auteur, d'ailleurs si fécond en belles conséquences physiologiques, cédant au désir d'indiquer des caractères tranchés pour prouver une différence de nature entre la membrane commune du système vasculaire à sang rouge, et celle du système vasculaire à sang noir, a été trop loin sur ce point ; il aurait pu se contenter de dire, conformément à la vérité, que cette ossification avait été rarement observée sur ces parties.

On peut voir dans les cabinets de l'École de Médecine de Paris un exemple remarquable de l'endurcissement cartilagineux de l'orifice de communication de l'oreillette des veines caves avec le ventricule droit. Ce fait, que j'ai recueilli à la clinique interne, est depuis long-temps modelé et déposé dans le Muséum de l'École de Paris. Voici encore une autre observation du même genre, à laquelle j'aurais pu facilement en joindre plusieurs semblables.

(Obs. 30.) Un palefrenier, âgé de soixante ans, d'un tempérament sanguin, avait, dans le cours de sa vie, été sujet à diverses affections de la poitrine. Quand il se rendit à l'hospice de clinique interne, il était enrhumé depuis plus d'un an, et depuis ce temps aussi il ressentait des palpitations dans la région du cœur, qui d'ailleurs ne résonnait pas par la percussion. Il entra le 10 février 1800 à l'hôpital de clinique, dans un état tellement fâcheux, que la mort devait être très-prochaine. Les principaux symptômes étaient le gonflement et la couleur violette de la face, des lèvres et du col, et une gêne extrême dans la respiration ; les battemens du cœur, très-étendus, se faisaient avec quelques irrégularités; le pouls était irrégulier, et point isochrone aux battemens du cœur. Les idées du malade se brouillèrent bientôt ; il survint, peu de temps après, un assoupissement léthargique ; le pouls alors devint petit, lent et irrégulier. Le malade mourut le troisième jour de son entrée à l'hôpital, un an après l'apparition des premières palpitations.

Dès le premier jour j'avais annoncé et le genre de la maladie, et l'inefficacité des moyens médicinaux, et la mort prochaine du malade.

A l'ouverture du cadavre, la face était d'une couleur violette, noirâtre ; les poumons volumineux adhéraient de toutes parts à la face interne des parois de la poitrine ; le cœur avait un très-grand volume, qui tenait particulièrement à l'ampliation de l'oreillette droite ; les valvules tricuspides et mitrales étaient devenues cartilagineuses, sur-tout à leur base, ce qui rétrécissait le diamètre de l'un et de l'autre orifice. Le péricarde contenait une certaine quantité de sérosité.

L'aorte dilatée présentait, sur sa membrane interne, quelques points d'ossification.

Ces faits d'ailleurs ne sont pas les seuls connus ; *Morgagni* (lettre XLVII, art. 16) dit qu'une femme de 40 ans avait les valvules du ventricule droit endurcies et semi-osseuses.

Quant à l'altération de l'orifice de l'artère pulmonaire et de ses valvules sygmoïdes, je prouverai plus bas qu'on n'a pas eu plus de raison pour nier l'endurcissement de ces parties, que de celles dont je viens de m'occuper.

ARTICLE III.

De l'endurcissement cartilagineux ou osseux des valvules auriculo-ventriculaires.

Lorsque le pourtour des divers orifices se trouve dans l'état pathologique dont il vient d'être traité, il est très-rare que les valvules mitrales ou tricuspides ne participent pas d'une manière plus ou moins marquée à la même altération. Quelquefois aussi on observe l'endurcissement de ces valvules, sans qu'on trouve sur le même sujet les cercles fibreux des orifices dans un semblable état d'altération. Il est encore des circonstances dans lesquelles l'affection ne se borne pas aux cercles fibreux et aux valvules. Les cordes tendineuses qui naissent des piliers charnus, et vont se fixer aux bords libres des valvules, sont, ainsi que ces valvules elles-mêmes, exposées à l'ossification. Plusieurs faits de cette nature sont consignés dans les observations que j'ai faites, et citées déjà en plusieurs endroits. Dans l'un des cas dont je parle, la même affection s'étendait plus loin encore, puisque l'un des principaux piliers du ventricule gauche se trouvait totalement ossifié; de sorte que, dans ce sujet, le pilier, le tendon valvulaire, et la valvule elle-même, formaient un seul corps osseux continu.

J'ai observé un grand nombre de fois les valvules mitrales dans l'état d'épaississement; je les ai vues fréquemment aussi devenir cartilagineuses et osseuses. Ces différents états affectent sur ces voiles membraneux une manière d'être particulière.

Quand ils sont ossifiés, ils ne forment presque jamais une lame dure, lisse et continue, dans toute l'étendue de la valvule; c'est, au contraire, un corps dur formé par la réunion de plusieurs points endurcis, ossifiés; ces divers noyaux d'ossification sont ordinairement unis entre eux par de petites lames mi-cartilagineuses, mi-osseuses; la substance calcaire qui les constitue semble avoir été simplement et inégalement déposée entre les deux lames de la membrane interne du cœur qui forme principalement les valvules auriculo-ventriculaires.

La plupart des anatomistes anciens ont admis dans le tissu des valvules, des fibres tendineuses, distribuées assez irrégulièrement, mais réunies en plus grand nombre à la base de ces mêmes valvules, ainsi qu'à la partie de leurs bords libres qui répond aux filets tendineux des piliers charnus. La distribution inégale du phosphate calcaire, dans les cas d'ossification de ces parties, le dépôt qui s'en fait plus particulièrement à la base et vers les bords, sembleraient attester la réalité de cette disposition anatomique, très-difficile à constater par la dissection.

Les points des valvules où les anatomistes anciens ont cru trouver un certain nombre de fibres tendineuses, sont aussi ceux qui deviennent le plus fréquemment le siège de ces incrustations; il n'est pas rare, à la vérité, de trouver dans le milieu même des valvules quelques noyaux endurcis, cartilagineux, ou osseux; mais là, ils sont ordinairement moins volumineux, moins étendus, et c'est constamment vers la base et vers les bords libres qu'ils sont plus gros, mieux prononcés, et réunis de manière à former un corps osseux inégal et souvent continu.

Les valvules mitrales ou tricuspides ainsi endurcies peuvent conserver à-peu-près leur forme et leur étendue naturelle, ou bien éprouver une sorte de rétraction, de racornissement, qui leur donne la forme d'un bourrelet inégal, moitié osseux, moitié cartilagineux, situé autour de l'orifice auriculaire. J'ai plusieurs fois observé l'une et l'autre de ces dispositions; mais, dans tous les cas, les valvules, soit étendues, soit boursoufflées et rétractées, peuvent boucher la plus grande partie de l'orifice du ventricule. Cette oblitération imparfaite a lieu sur-tout lorsque, outre les altérations dont je viens de parler, les bords des languettes qui forment ces valvules s'agglutinent et se réunissent, ainsi que je l'ai observé souvent.

Dans l'un des cas dont il est ici question, la réunion des valvules mitrales, et l'oblitération qui en résultait, étaient telles, qu'il y avait à peine possibilité d'introduire dans l'orifice un corps du volume d'une plume à écrire. Dans une autre, l'ouverture qui subsistait encore avait à peine trois lignes de diamètre; encore le sang, en la traversant, était-il obligé de prendre une direction latérale, en raison de l'obliquité de l'espèce de conduit, ressemblant au canal carotidien du temporal, que formaient les valvules mitrales, épaissies, déformées, réunies.

J'ai dit plus haut que la substance osseuse était

déposée le plus ordinairement entre les deux feuillets membraneux qui constituent principalement les valvules. On rencontre cependant des cas dans lesquels, en passant le doigt sur la partie endurcie et ossifiée, on touche immédiatement des petites pointes ou des aspérités osseuses. Alors la membrane interne, naturellement peu extensible, a été déchirée par les bords tranchans de ces petites lames osseuses que les contractions du cœur doivent faire constamment chevaucher les unes sur les autres, ou elle s'est déchirée par l'accumulation et l'augmentation du volume de la matière déposée entre les lames de la valvule.

Les valvules mitrales ont été trouvées beaucoup plus fréquemment que les tricuspides dans l'état pathologique dont je parle. Mais s'il est rare de rencontrer l'ossification des valvules du ventricule droit, il ne s'ensuit pas qu'on doive affirmer qu'elle n'a jamais lieu, comme l'a dit Bichat.

J'ai avancé, à l'article des anévrismes du cœur, que les rétrécissemens de ces divers orifices étaient une des causes fréquentes de ces affections. Quand j'aurai traité des rétrécissemens qui surviennent très-fréquemment à l'embouchure de l'aorte, et quelquefois à celle de l'artère pulmonaire, j'indiquerai les signes des uns et des autres.

ARTICLE IV.

De l'endurcissement cartilagineux, ou osseux, des Valvules semi-lunaires ou sygmoïdes en général.

De toutes les lésions auxquelles le cœur est exposé, la plus fréquente peut-être est l'endurcissement cartilagineux ou osseux des valvules sygmoïdes aortiques. Cet état pathologique se présente sous plusieurs aspects ; quelquefois l'endurcissement assez régulier n'est point accompagné d'un épaississement considérable ; mais le plus ordinairement ces valvules ont éprouvé une déformation quelconque, la matière osseuse s'étant inégalement déposée entre les deux feuillets qui les forment. C'est principalement vers leur base que se fait l'amas le plus considérable de matière osseuse. Il est même assez ordinaire de voir cet endurcissement former un cercle continu, qui répond à la base de chacune de ces valvules; de sorte qu'il serait possible, en enlevant ce cercle osseux, d'emporter en même temps les trois valvules altérées. La base n'est pas la seule partie des valvules sur laquelle on observe souvent l'endurcissement et le boursoufflement dont je parle ; le petit tubercule qui se voit à la partie moyenne de leur bord libre acquiert, dans un grand nombre de cas, un volume plus considérable que celui qui lui est naturel ; ou, pour mieux dire, il est remplacé par une espèce de noyau d'ossification d'où l'endurcissement osseux semble partir, pour se propager sur toute l'étendue du bord libre des valvules, qui dans ce cas se rétractent, se recroquevillent à mesure que le gonflement et le boursoufflement de ce bord fait des progrès.

Quelle que soit la portion des valvules sygmoïdes qui ait subi cette altération, la position qu'elles conservent constamment à cause de leur endurcissement est différente. Elles peuvent ou se trouver appliquées contre les parois mêmes de l'artère, c'est le cas le plus rare; ou bien elles peuvent rester irrégulièrement abaissées, et c'est ce qu'on observe le plus ordinairement.

Les valvules endurcies ne restent appliquées contre les parois des vaisseaux que lorsque le volume du boursoufflement a occasionné le recroquevillement, ou la rétraction que j'ai déjà indiquée dans cet article ; autrement elles demeurent constamment abaissées et presque immobiles.

Le principal effet de l'un et de l'autre de ces états pathologiques est d'occasionner le rétrécissement, ou l'oblitération imparfaite de l'embouchure des artères aortiques ou pulmonaires, et de donner lieu à un dérangement plus ou moins notable dans l'état du pouls ou dans les phénomènes de la respiration.

Les valvules sygmoïdes aortiques sont celles que l'on trouve beaucoup plus fréquemment altérées de cette manière.

Les sygmoïdes pulmonaires le sont bien plus rarement. J'en ai cependant observé quelques exemples, dans lesquels l'altération était peu marquée ; mais *Morgagni* a vu chez une fille de seize ans, malade depuis sa naissance, les valvules de l'artère pulmonaire dans un tel état d'ossification, de gonflement et de réunion, que leurs bords agglutinés entre eux laissaient à peine, pour le passage du sang, une ouverture de la largeur d'une lentille. Cet auteur n'est d'ailleurs pas le seul qui ait observé ce cas pathologique.

Le rétrécissement ou l'oblitération incomplète de l'embouchure aortique, s'est présenté un grand nombre de fois à mon observation ; mais, dans ces différens cas, la maladie était parvenue à des degrés variés, depuis le rétrécissement à peine sensible, jusques à l'oblitération presque entière de la lumière du vaisseau.

L'observation suivante renferme l'exemple le plus complet et le plus singulier que je connaisse, de ces rétrécissemens causés par l'altération des valvules semi-lunaires.

(Obs. 31.) Une blanchisseuse, âgée de 76 ans, entra, le 14 mai 1803, à l'hopital de clinique interne. Cette femme, dans tout le cours de sa vie, n'avait jamais joui que d'une mauvaise santé; à l'âge de soixante-sept ans elle éprouva, en marchant, une gêne dans la respiration telle qu'elle fut obligée de s'arrêter subitement. Ce premier accident fut accompagné de palpitations de cœur. Ces symptômes ne devinrent alarmans que dix-huit mois après. A cette époque, l'infiltration des extrémités devint si considérable, qu'elle fut contrainte à abandonner ses travaux.

Lorsqu'elle entra à l'hôpital, elle avait la figure livide, les yeux larmoyans, les extrémités inférieures infiltrées, ainsi que les bras, les mains et les parois abdominales. Elle éprouvait de fréquentes nausées; la respiration était haute, courte, entrecoupée; les palpitations se renouvelaient souvent; la poitrine percutée ne résonnait point dans la région du cœur; le pouls était vite, assez faible, irrégulier.

Il ne fallait point d'autres symptômes pour faire connaître l'organe affecté et la gravité de la maladie.

Treize jours après son entrée à l'hôpital, cette femme, dont la maladie, pendant ce temps, avait fait des progrès rapides, mourut comme suffoquée.

La figure, sur le cadavre, était inégalement noire et violette, le cerveau était en bon état, les poumons étaient flasques et infiltrés, il y avait une petite quantité d'eau dans les deux plèvres. Le péricarde contenait environ une demi-livre de sérosité; le cœur ne paraissait pas beaucoup plus volumineux qu'il ne devait l'être.

Le ventricule droit était flasque et mou au toucher; c'est son état presque habituel.

Le gauche, au contraire, opposait à la pression une élasticité et une résistance telle, que les parois de cette cavité revenaient promptement à l'état où elles étaient avant qu'elles eussent été comprimées; la substance du ventricule gauche était d'une consistance si ferme, qu'il conservait une forme presque cylindrique. Une portion de ce cylindre était recouverte par le péricarde; et l'autre partie, qui répondait à la cloison, faisait saillie dans le ventricule droit, dont il occupait, en grande partie, la capacité. L'épaisseur des parois charnues de cette cavité était de quinze lignes.

L'orifice du ventriculaire gauche était garni de plusieurs points âpres et osseux, qui, réunis près de la cloison, formaient un noyau assez considérable.

Les valvules mitrales n'étaient endurcies que dans leur point de contact, avec le cercle en partie osseux de l'orifice ventriculaire.

L'embouchure même de l'aorte ne paraissait pas rétrécie, mais les valvules semi-lunaires, par leur disposition, en bouchaient presque complètement la lumière.

Ces valvules étaient non-seulement endurcies, ossifiées, mais encore épaissies de telle sorte, qu'il s'était fait un dépôt de substance calcaire entre les deux feuillets membraneux qui les forment. La dureté osseuse qu'elles avaient acquise les tenait immobiles dans l'état d'abaissement ; leurs bords libres s'étaient rapprochés de manière à se toucher mutuellement, et à oblitérer entièrement la lumière du vaisseau. Le sang n'aurait eu, pour s'échapper de la cavité du ventricule, qu'une fente excessivement étroite, si l'une de ces valvules, quoiqu'ossifiée et très-épaissie, n'avait encore conservé vers sa base assez de mobilité pour exécuter une espèce de mouvement de bascule qui augmentait d'une ou deux lignes au plus l'ouverture propre à laisser passer le sang.

Les parois du ventricule droit n'avaient acquis ni consistance, ni épaisseur contre nature. Les oreillettes n'étaient pas sensiblement plus amples qu'elles ne devaient l'être ; mais leurs parois étaient si faibles, que, dans plusieurs points, elles étaient transparentes et qu'elles se déchiraient avec la plus grande facilité, en se détachant circulairement de la base du ventricule.

Toutes les cavités du cœur étaient distendues par du sang noir, moitié diffluent, moitié coagulé.

Voici un autre exemple de cette sorte de lésion des valvules semi-lunaires avec rétrécissement de l'artère sous-clavière gauche :

(OBS. 32.) Un cocher, âgé de 48 ans, robuste et de tempérament sanguin, avait, trois mois avant son entrée à la clinique, essuyé une fluxion de poitrine très-vive, et qui avait été traitée principalement par les saignées. Il était à peine convalescent de cette maladie, quand il vint à l'hôpital le 28 mai 1800 ; je ne le fis monter dans la salle de clinique que sur le seul examen du pouls, qui m'indiquait assez une lésion organique du cœur.

Le pouls était, en effet, fort, plein, et même roide, du côté droit ; petit, mou, obscur et à peine sensible du côté gauche ; irrégulier, *ondulant* et *frémissant* de l'un et de l'autre côté.

Il fut pris de crachement de sang et d'étouffemens très-considérables ; la suffocation paraissait instante ; les yeux étaient hagards, la figure injectée ; la poitrine, vaguement douloureuse, ne résonnait pas vers la région du cœur et vers la partie inférieure du côté droit. Le pouls avait conservé les mêmes caractères.

Aux résultats de la percussion, à la gêne extrême de la respiration, aux crachemens de sang, aux caractères du pouls, je reconnus l'existence d'un hydro-thorax que je jugeai être consécutif à une lésion organique du cœur, avec rétrécissement de l'orifice aortique.

Le malade, pendant quelques jours qu'il avait passés chez lui, s'était fait saigner plusieurs fois, et s'en était trouvé soulagé, mais très-affaibli; une constipation opiniâtre nécessita l'emploi de quelques minoratifs.

Quelque temps après l'infiltration qui existait déjà devint plus considérable; les diurétiques, les apéritifs, les anti-spasmodiques ne procurèrent que très-peu de soulagement.

Le malade ne prenait aucun repos, il était obligé de rester nuit et jour à son séant; quand on appliquait la main sur la région du cœur, on le mettait en danger de suffoquer. Il succomba à cette série de symptômes le 2 juin, dix-huit jours après son entrée à l'hôpital, et quatre mois après la péripneumonie dont il avait été affecté.

A l'ouverture du cadavre, on trouva beaucoup d'eau dans la cavité droite de la poitrine, peu dans la gauche; les poumons étaient durs et adhérens à la plèvre.

Le péricarde ne contenait pas de sérosité; le volume du cœur était considérablement augmenté; l'oreillette et le ventricule droits ne présentaient rien de remarquable. L'oreillette gauche saine présentait un large orifice ventriculaire sur les valvules duquel on voyait un commencement d'ossification. Le ventricule gauche était dur, épais, très-charnu; les tendons des valvules étaient presque osseux. Les valvules aortiques étaient ossifiées et réunies entre elles, de sorte qu'on pouvait à peine introduire le bout du doigt dans l'orifice de l'aorte ; cette artère était dilatée, rugueuse et épaissie jusqu'à la fin de sa courbure. L'artère sous-clavière gauche était, à un pouce environ de sa naissance, si rétrécie, que la tête d'une grosse épingle aurait pu à peine y être introduite. Ce rétrécissement était dû à l'épaississement osseux des parois artérielles.

Cette oblitération presque complète de l'artère sous-clavière gauche, et que j'avais annoncée durant la maladie, explique très-bien pourquoi le pouls était à peine sensible de ce côté ; mais ce caractère singulier ne pouvait jeter aucune obscurité sur le diagnostic suffisamment éclairé par les autres symptômes, et sur-tout par l'irrégularité permanente du pouls. Le diagnostic de la complication d'hydropéricarde se trouve d'ailleurs confirmé dans cette ouverture, où l'endurcissement des poumons fait voir en même temps les suites de la péripneumonie soufferte.

Quand on considère combien, dans les cas analogues, l'ouverture que ces rétrécissemens laissent subsister est étroite, on conçoit difficilement comment un tel dérangement organique peut exister pendant des années. On ne peut guère douter que si l'on apportait subitement, dans un sujet sain, une pareille entrave à la circulation, on produirait très-promptement la mort ; mais comme ces obstacles se forment lentement, la circulation n'est interrompue que par degrés, et la nature semble, jusqu'à un certain point, s'habituer à un obstacle aussi puissant apporté graduellement au libre exercice de ses lois.

L'endurcissement des valvules semi-lunaires est sujet à un trop grand nombre de variétés de forme et de figure, pour que je puisse ici les indiquer toutes. Ce que j'ai dit de quelques-unes de ces dispositions peut faire pressentir ce qu'on doit penser des autres. Dans le plus grand nombre des cas, la membrane interne de l'aorte, soit au-dessus, soit au-dessous des valvules, participe, d'une manière plus ou moins marquée, à l'affection principale. J'ai souvent vu un endurcissement inégal se propager jusques au commencement des vaisseaux, dont l'ensemble forme ce qu'on est convenu d'appeler l'aorte ascendante.

Avant de parler des signes des rétrécissemens des divers orifices du cœur et des vaisseaux, dont j'ai donné d'assez nombreux exemples, je crois devoir traiter encore des végétations valvulaires, parce qu'elles contribuent à oblitérer ces orifices, et qu'elles apportent dans les signes des obstacles qu'elles occasionnent des différences et des caractères particuliers qu'il est essentiel de faire connaître.

CHAPITRE II.

Des végétations des valvules auriculo-ventriculaires et des semi-lunaires.

Sous le nom de végétations, je n'entends point parler d'éminences, ou aspérités cartilagineuses ou osseuses semblables ou analogues à celles dont il vient d'être question, mais bien de véritables excroissances ou végétations molles ou peu consistantes, dont la nature serait tout-à-fait inconnue, si une ressemblance parfaite avec les crêtes et les choux-fleurs vénériens, et quelques rapprochemens faits d'après un certain nombre d'observations, ne conduisaient à penser que leur nature pourrait être syphilitique. Pourquoi en effet se refuserait-on à croire que le virus vénérien, qui se déguise sous toutes les formes pour attaquer des organes qui, par leur position, sont à l'abri de ses atteintes immédiates; pourquoi, dis-je, se refuserait-on à penser que ce virus puisse porter son action destructive sur le cœur, ou sur quelqu'une de ses parties? Est-il plus difficile de croire qu'il peut se former des végétations vénériennes sur les valvules du cœur, que sur la peau aussi fine du gland, de l'intérieur du prépuce, des petites lèvres, de l'intérieur de la bouche, etc., dont les apparences et le tissu connu ont d'ailleurs beaucoup d'analogie? Les céphalalgies opiniâtres et chroniques, les douleurs ostéocopes, les exostôses, dont la cause et la nature vénérienne est reconnue par tous les praticiens, et prouvée par l'efficacité du traitement anti-syphilitique appliqué à la curation de ces affections, ne sont-ils pas aussi des effets de ce virus portés sur des parties situées hors de ses atteintes immédiates?

Quoique cinq autres observations analogues à celles que je rapporterai bientôt viennent à l'appui de ce soupçon, je ne crois cependant pas avoir encore réuni un assez grand nombre de faits pour pouvoir assurer rien de bien positif à ce sujet; mais si l'on parvenait à acquérir quelque certitude de la nature vénérienne de ces végétations, dont on peut jusqu'à un certain point établir le diagnostic, ne pourrait-on pas, la cause syphilitique étant connue, tenter l'usage des anti-vénériens, et obtenir, par ces moyens, sinon une cure radicale, au moins une diminution marquée dans les symptômes de la maladie?

On sent, d'après ces différens aperçus, que l'histoire de la vie privée du malade pourrait mettre sur la voie de reconnaître la nature de l'affection organique que l'on aurait à traiter, et même indiquer les moyens les plus propres à son traitement.

Celle de mes observations qui fournit un des exemples les plus marqués de ces sortes de végétations, a déjà été imprimée dans le Journal de médecine, chirurgie et pharmacie (en octobre 1800); en voici les principales circonstances :

(OBS. 33.) Un carrier, âgé de 39 ans, d'une constitution robuste, mais très-intempérant, exposé, par état, aux vicissitudes du chaud et du froid, avait, à l'âge de vingt ans, éprouvé des douleurs rhumatismales, qui n'avaient que momentanément altéré sa santé.

Au commencement de novembre 1799, cet homme fut attaqué d'une fluxion de poitrine, qui se dissipa assez bien, en apparence, par un traitement approprié; il lui resta cependant, après sa convalescence, une toux opiniâtre et une douleur dans l'hypocondre droit : à ces symptômes se joignirent, peu après, un enrouement marqué, des vomissemens produits par la violence de la toux, des accès de fièvre le soir, enfin de l'enflure aux extrémités. Sorti de l'hôpital Cochin, où il avait été traité de sa péripneumonie, il entra à l'Hôtel-Dieu, d'où il sortit peu de temps après pour venir à l'hôpital de la Charité, qu'il quitta bientôt, et dans lequel il fut reçu pour la seconde fois le 9 juin 1800.

Toutes les fonctions animales étaient engourdies; à peine le malade répondait-il aux questions qu'on lui faisait; les traits étaient altérés, la figure vieillie, pâle, jaunâtre et bouffie; on y voyait quelques vergetures rouges, livides; les lèvres étaient injectées; il ne pouvait se coucher que sur le côté droit; la poitrine résonnait un peu moins dans la région du cœur que par-tout ailleurs; il prétendait n'avoir point éprouvé de palpitations. La main appliquée sur le cœur ne ressentait aucun trouble dans les battemens de cet organe, ce que l'on pouvait raisonnablement attribuer à l'œdème considérable des parois de la poitrine. Le ventre était tendu, dur, la région épigastrique douloureuse. Autant qu'on put s'en assurer par le toucher, le foie était gonflé et endurci. Les jambes étaient très-enflées; on y voyait un grand nombre de petites taches brunes; un écoulement de sang décomposé assez peu considérable avait lieu par l'anus. Le pouls était fréquent, petit et irrégulier.

Le son assez obtus de la région du cœur, les caractères du pouls, la dyspnée, la couleur des lèvres, l'expression de la physionomie, l'engorgement sanguin du foie, qui accompagne presque toujours les maladies du cœur, me firent soupçonner une maladie organique de ce viscère.

Le pronostic fut que le malade était très-voisin de sa perte. La médecine n'offrait aucune ressource; les deux premiers jours de son entrée, cet homme cracha du sang en petite quantité; il était fort affaibli, et le 12, trois jours après son entrée, sept mois après la péripneumonie dont il a été question, il mourut en demandant à boire, sans trouble et sans agonie.

Lors de l'ouverture du cadavre, l'habitude du corps était jaunâtre, infiltrée et parsemée de petites taches, comme scorbutiques, qui existaient déjà sur les jambes pendant la vie; la figure était injectée.

La poitrine, du côté droit, résonnait assez bien en haut, et d'une manière plus obscure vers la partie inférieure qu'occupait une portion du foie. Du côté gauche, le son était assez bon; la région du cœur était plus sonore qu'elle ne l'est ordinairement quand ce viscère est considérablement augmenté de volume.

Les parois abdominales étaient distendues par des gaz renfermés dans les intestins.

Une certaine quantité de sérosité jaunâtre était épanchée dans la cavité gauche de la poitrine.

Les poumons étaient en général sains, crépitans, sans duretés, excepté dans la partie postérieure du poumon droit, qui était endurci dans un point seulement.

Le péricarde renfermait un peu d'eau. Le cœur était un peu plus volumineux que dans l'état naturel; il avait à sa face antérieure une de ces taches blanches dont nous avons parlé; une autre tache de même nature se voyait postérieurement. Les diverses cavités du cœur étaient plus gorgées de sang qu'on ne les voit à la suite des maladies dans lesquelles le système de la circulation n'a point été altéré.

La grande portion de la valvule mitrale qui est au-devant de l'orifice de l'aorte ne tenait plus par les filets tendineux aux colonnes charnues auxquelles ces filets vont se rendre. A son bord, devenu libre, pendaient plusieurs espèces de végétations assez irrégulières, assez longues, et imitant bien certaines excroissances vénériennes. Ces excroissances paraissaient être des dégénérescences particulières des filets tendineux, détachés de leurs colonnes charnues. L'une de ces colonnes laissait voir deux portions mousses de ces mêmes filets : on ne trouvait pas ailleurs les traces des autres filets tendineux, rompus ou détachés.

L'une des valvules semi-lunaires de l'aorte offrait à la région moyenne de sa face correspondante à l'axe de l'artère, des végétations assez fortes, en tout semblables à celles de la valvule mitrale.

Une étendue de près d'un pouce carré de la partie gauche de l'oreillette gauche, jusqu'à l'orifice du ventricule, était grenue, âpre au toucher, et offrait en petit la dégénérescence qu'on avait trouvée tant à la grande portion de la valvule mitrale, qu'à l'une des valvules semi-lunaires de l'aorte; ce qui semble prouver que l'espèce de végétation du bord de la valvule mitrale n'était pas une simple dégénérescence spontanée des bouts des filets tendineux rompus, puisque des végétations en tout semblables se rencontraient à une valvule semi-lunaire et sur une étendue assez considérable de l'oreillette, parties qui n'ont point, dans leur état naturel, de filets tendineux qui s'y implantent. Ne pourrait-on pas même soupçonner que la rupture de ces filets de la valvule n'a eu lieu que par le fait même de l'altération qu'ils ont soufferte par l'action de la végétation ? Le foie était dur et gorgé de sang ; l'estomac érytémateux à sa face interne.

En examinant les parties de la génération, on vit que le bourrelet du gland présentait des cicatrices assez profondes de chancres, et l'on pouvait croire que l'un d'eux n'était pas parfaitement guéri.

Au premier fait dont je viens de rapporter l'histoire, je crois devoir en joindre un second intéressant sous un double rapport, puisqu'il fournit un nouvel exemple des végétations valvulaires, et qu'il prouve, en outre, que les valvules des cavités droites sont, quoique plus rarement, exposées à toutes les affections que l'on observe sur les mêmes parties du côté gauche.

(Obs. 34.) Une femme, âgée de 23 ans, avait été,

depuis son enfance jusqu'à l'âge de puberté, sujette à de fréquentes hémorrhagies nazales, et à une toux continuelle. A l'âge de six ans, elle avait été attaquée d'une hémiplégie du côté droit. A quinze ans elle fut réglée pour la première fois; mais l'évacuation menstruelle fut promptement supprimée par un refroidissement subit qu'elle éprouva lorsqu'elle était en sueur. Cet accident détermina en outre une maladie inflammatoire de la poitrine, qui fut traitée par des saignées multipliées; la malade, à la suite de ce traitement, ne fut qu'imparfaitement rendue à la santé. Sa convalescence dura trois mois, et depuis cette époque jusqu'à celle de l'entrée de la malade à l'hôpital, il lui était resté une douleur presque constante au-dessous du sein droit, de la gêne dans la respiration, une toux continuelle et une expectoration de mauvais caractère. A vingt-un ans, cette femme avait eu une gonorrhée contre laquelle elle mit vainement en usage un grand nombre de remèdes, puisqu'elle en était encore affectée lorsqu'elle entra à la clinique.

Une vive affection de l'ame, survenue quelque temps après un accouchement, avait occasionné des convulsions difficiles à faire disparaître, par les saignées, les bains et les anti-spasmodiques. A cette époque le flux menstruel s'était supprimé une seconde fois; il était survenu alors des étouffemens, des palpitations; le corps avait perdu tout son embonpoint; la figure, rouge d'abord, était devenue pâle et plombée. Depuis ce temps, tous les symptômes devinrent de plus en plus inquiétans, et quand elle entra à l'hôpital, aux symptômes précédens étaient jointes une chaleur brûlante à la paume des mains, sans sueurs nocturnes, une céphalalgie frontale permanente, une anxiété difficile à décrire; le sommeil était interrompu par des réveils en sursaut; on sentait à la région du cœur des mouvemens tumultueux et irréguliers; elle mouchait continuellement du sang; elle vomissait tout ce qu'elle prenait d'alimens; elle ne pouvait rester dans son lit que lorsqu'elle était à son séant, et même le corps penché en avant : le pouls, pendant tout le temps que cette femme demeura à l'hôpital, resta toujours intermittent, inégal, irrégulier, tumultueux parfois, impossible à décrire.

Le caractère de la maladie était précis. La réunion de tous les symptômes ne pouvait laisser de doutes dans mon esprit sur le genre de lésion.

Le pronostic ne laissait aucun espoir : cependant elle éprouva, pendant les premiers jours de son entrée à l'hôpital, une amélioration dans son état, qui ne fut pas de longue durée.

La maladie devint à chaque instant plus grave, et conduisit la malade au tombeau, quinze jours après son entrée à l'hôpital de clinique.

Quand je fis l'ouverture du corps, je vis que l'amaigrissement était très-marqué, malgré l'infiltration générale, peu considérable à la vérité; la figure était bleue et décharnée. La percussion de la poitrine faisait entendre un son assez clair dans toutes ses régions.

Le poumon droit était légèrement adhérent à la plèvre. Sa substance était, par suite de la péripneumonie, endurcie, engorgée, et semblable à celle du foie ; il contenait plusieurs tubercules dans son intérieur.

Le poumon gauche, quoique malade, ne l'était cependant pas autant que le poumon droit.

Le cœur paraissait n'être pas beaucoup plus volumineux que dans l'état naturel ; il était adhérent au péricarde dans presque toute son étendue ; ces adhérences étaient plus fortes vers sa partie antérieure, et un peu au-dessus de sa pointe.

Les cavités de l'organe n'avaient point éprouvé de dilatation.

L'orifice auriculo-ventriculaire gauche était rétréci, dur et cartilagineux. Les valvules mitrales, et les semi-lunaires de l'aorte, étaient parsemées de végétations en tout semblables aux poireaux vénériens qu'on observe sur le gland et le prépuce des individus affectés de maladies syphilitiques.

L'orifice auriculo-ventriculaire droit n'était point rétréci ; mais ses valvules, ainsi que les sygmoïdes de l'artère pulmonaire, étaient recouvertes d'un aussi grand nombre de végétations que les mêmes parties du côté opposé.

J'ai eu plusieurs occasions d'observer sur les valvules semi-lunaires aortiques et pulmonaires les mêmes végétations ou excroissances que j'ai aperçues sur les valvules des ventricules. Aux deux observations que j'ai citées, et où l'on a dû voir que ces excroissances se rencontraient tant sur les valvules aortiques, que sur les pulmonaires, je joindrai les deux faits suivans :

(Obs. 35.) Un porteur d'eau, âgé de 33 ans, entra

le 11 juillet 1797 à la clinique interne. Cet homme était, depuis très-long-temps, sujet à des accès de palpitations et d'étouffemens qui survenaient surtout lorsqu'il montait ou marchait avec précipitation; mais à l'époque de son entrée à l'hôpital, il y avait huit jours que les symptômes avaient pris un caractère tellement fâcheux, qu'il était à chaque instant menacé de suffocation.

Le jour de son entrée, telle était sa position : la figure était altérée; les jambes, les pieds et les mains étaient infiltrés; la difficulté de respirer était excessive, la toux fatigante, l'expectoration abondante et pituiteuse; les battemens du cœur étaient tumultueux; la percussion n'obtenait aucun son à la région de cet organe; le pouls était fréquent, un peu dur, inégal et très-irrégulier.

Ce malade succomba à son affection après être resté cinq jours à l'hôpital dans un état d'anxiété extrême.

A l'ouverture de la poitrine, je trouvai le cœur excessivement volumineux. Les divers orifices de communication des oreillettes dans les ventricules paraissaient larges, et plutôt dilatés que rétrécis. Les valvules semi-lunaires aortiques étaient frangées, comme corrodées, garnies de végétations, semblables à des excroissances vénériennes.

Les poumons étaient sains, et la poitrine ne contenait qu'une très-petite quantité d'eau.

(Obs. 36.) Dans un autre sujet, mort des suites d'une maladie du cœur, j'ai encore eu occasion d'observer les trois valvules semi-lunaires de l'aorte réunies entre elles de manière à n'en former qu'une seule. Le bord libre de cette valvule était surmonté de quelques végétations à peu près semblables à celles dont j'ai parlé précédemment.

ARTICLE UNIQUE.

Des signes propres aux rétrécissemens des orifices.

L'endurcissement cartilagineux ou osseux des orifices auriculo-ventriculaires, des valvules mitrales et tricuspides, des valvules semi-lunaires aortiques et pulmonaires, les végétations qui croissent sur les valvules, soit ventriculaires, soit artérielles, ont pour principal effet de produire le rétrécissement plus ou moins complet des orifices affectés.

Lorsque ces rétrécissemens existent, la circulation est gênée, et ses phénomènes sont singulièrement intervertis. C'est en consultant le trouble de la circulation, que le médecin peut trouver sur l'homme vivant les signes, j'oserais dire certains, de ce genre d'affections.

Pour indiquer avec précision ces signes, il est important d'établir une distinction entre les diverses affections dont j'ai parlé : 1° celles qui produisent une oblitération incomplète mais permanente, et toujours la même, des orifices ; 2° celles qui n'occasionnent ce rétrécissement que par momens.

Au rang des premières doivent être placés les endurcissemens, les ossifications des cercles et des valvules ventriculaires, parce que les effets de cet état pathologique permanent sont les mêmes dans tous les temps, et restent constamment sensibles pour le praticien.

Au nombre des secondes, on doit placer les végétations, les excroissances que l'on observe sur les valvules ventriculaires et sygmoïdes, dont la présence ne se manifeste que par intervalles, lorsque ces corps, presque toujours flottans dans la cavité du ventricule ou du vaisseau, se présentent tantôt plus, tantôt moins, et plus ou moins inégalement à l'orifice au bord duquel leur base est fixée.

Les signes des rétrécissemens sont, en général, d'autant plus obscurs, que ces rétrécissemens se trouvent plus éloignés du commencement du système artériel général, parce que c'est sur la considération attentive des dérangemens qui surviennent dans l'action de ce système, qu'est fondée la connaissance des signes dont il est question. Je m'explique : les rétrécissemens qui se forment par les ossifications du pourtour des orifices ou des valvules du cœur droit, ainsi que de l'artère pulmonaire, me paraissent très-difficiles à reconnaître sur l'homme vivant. Où pourrait-on, en effet, aller découvrir les signes propres à les faire reconnaître? L'action régulière ou intervertie des cavités droites du cœur ne peut se rendre sensible que dans les organes soumis à l'influence de la petite circulation; de même que le trouble de l'action du cœur gauche ne peut être reconnu que dans la nature des pulsations artérielles, ou, ce qui revient au même, dans les phénomènes de la grande circulation.

Si l'on pouvait interroger les pulsations de l'artère pulmonaire ou de ses rameaux, comme on examine les battemens de l'aorte ou de ses branches, on reconnaîtrait avec une égale facilité, et les rétrécissemens des orifices du cœur droit, et les mêmes lésions lorsqu'elles ont leur siège dans les orifices des cavités gauches ; mais cette exploration est impossible, et l'on est réduit, dans ce cas, à examiner l'état de l'action de l'organe pulmonaire par les phénomènes de la respiration. Or, connaît-on, pourra-t-on jamais connaître quel trouble, ou plutôt quelle modification éprouvera la respiration, lorsque les poumons, par suite d'un rétrécissement, soit de l'orifice ventriculaire du côté droit, soit de l'embouchure de l'artère pulmonaire, recevront une quantité de sang moindre que celle qui doit naturellement leur parvenir, et sur laquelle la respiration doit exercer son influence révivifiante ? On soupçonne bien qu'une modification particulière de l'acte respiratoire doit fournir les signes que je cherche à découvrir ; mais cette modification n'est pas assez saillante, assez tranchée, ou plutôt nous ne sommes pas doués d'une sagacité assez grande pour reconnaître cette modification particulière de la respiration parmi le grand nombre de celles que cette fonction éprouve dans les différentes affections des poumons. Une espèce d'irrégularité des mouvemens spontanés de la respiration, irrégularité qui augmenterait au moindre mouvement, même à la moindre impression morale, etc., dans un sujet qui, d'ailleurs, ne serait point essentiellement asthmatique ni d'une mobilité nerveuse excessive; ces symptômes, joints à un sentiment perpétuel d'oppression, ne pourraient-ils pas être regardés comme pathognomoniques de cette lésion des parties droites du cœur? Je le soupçonne fort, mais je n'ose l'affirmer.

Si, dans les organes soumis à l'influence de la circulation veineuse ou à sang noir, on ne peut reconnaître les signes du rétrécissement des orifices droits du cœur, peut-on espérer les rencontrer dans une altération des phénomènes de la grande circulation? L'influence de l'une des deux circulations sur l'autre est telle, qu'il est impossible que l'une étant dérangée, l'autre n'en ressente pas un trouble, quel qu'il soit. Mais quelle peut être la nature particulière du trouble qui doit nécessairement exister? Je doute que l'observation puisse donner au praticien un diagnostic assez subtil pour reconnaître l'altération de ces orifices au seul trouble de la respiration, s'il ne s'aide pas de tous les signes coexistans.

En raisonnant d'après les lois physiologiques, on pourrait peut-être avancer que la petite quantité de fluide sanguin transmise des cavités droites du cœur dans l'organe pulmonaire, des poumons dans les cavités du cœur gauche, ne remplissant ces cavités que d'une manière incomplète, ne les stimulera qu'imparfaitement; que de cette irritation insuffisante naîtront de faibles et lentes contractions qui entraîneront la faiblesse, la mollesse, la lenteur du pouls, etc. Mais, dans ce cas, comme dans tant d'autres, à combien d'erreurs, même grossières, ne serait pas continuellement exposé celui qui astreindrait ainsi les phénomènes morbifiques aux notions de la physiologie, et qui trouverait sans cesse dans ces notions, trop souvent hypothétiques, la connaissance des phénomènes qui doivent caractériser telle ou telle affection ! Combien de fois l'observation clinique ne viendrait-elle pas détruire ces spéculations théoriques, comme elle en renversera tôt ou tard tant d'autres, dont les bases paraissent aussi peu solides que celles trop souvent établies par l'esprit d'innovation !

Il faudra donc le concours d'un grand nombre de symptômes pour éclairer le diagnostic du rétrécissement des orifices droits ; il faudra que la couleur comme échymosée de la figure, que l'engorgement plus marqué du système veineux général et de celui du foie en particulier, que le volume augmenté de cet organe, que l'essoufflement plus considérable et plus ancien, que tous les signes, en un mot, qui peuvent indiquer l'affection des cavités droites, ordinairement dilatées par suite du rétrécissement de leurs orifices, se joignent aux caractères du pouls qui, dans ce cas, est moins irrégulier que dans celui du rétrécissement des orifices gauches, mais moins régulier pourtant que dans l'état naturel.

L'obscurité qui enveloppe les signes du rétrécissement des orifices droits ne se dissipe pas entièrement encore, quand il s'agit de reconnaître l'oblitération imparfaite de l'orifice auriculo-ventriculaire gauche. Cependant, outre les signes généraux des maladies du cœur, qui se retrouvent constamment dans ce cas comme dans le premier, parce qu'il existe presque toujours une complication anévrismale, quelques signes particuliers peuvent faire reconnaître l'affection dont il est question.

De ce nombre est un bruissement particulier, difficile à décrire, sensible à la main appliquée sur la région précordiale, bruissement qui provient, sans doute, de la difficulté qu'éprouve le sang à passer par un orifice qui n'est plus proportionné à la quantité de fluide à laquelle il doit donner passage. Ce même bruissement se reconnaît aussi, mais il est bien moins marqué, par la main qui interroge les phénomènes du pouls. Ce caractère n'est pas au surplus le seul par lequel le pouls annonce l'existence du rétrécissement de l'orifice gauche; il est en effet moins régulier que dans le cas de rétrécissement des orifices droits, mais moins irrégulier que lorsque l'orifice aortique est altéré: il ne présente d'ailleurs ni force, ni dureté, ni plénitude, parce que la quantité de sang que le ventricule gauche pousse est proportionnée à celle qu'il reçoit de l'oreillette qui ne se dégorge qu'incomplètement; parce que d'ailleurs l'action de ce ventricule ne peut être bien vigoureuse, puisqu'il n'est que faiblement stimulé par une petite quantité de sang.

Malgré ce défaut d'excitation du ventricule gauche, on ne doit pas croire que, dans ce cas, les battemens et les palpitations du cœur soient toujours faibles et peu prononcés. Les cavités droites, et l'oreillette gauche sur-tout, acquièrent assez fréquemment une épaisseur et une force qui en rendent les contractions très-marquées; elles peuvent même dans ce cas devenir plus violentes que dans aucune autre circonstance, puisque les battemens du cœur dépendent des mouvemens des oreillettes qui poussent cet organe en avant, et que la force de ce mouvement des oreillettes augmente ordinairement en proportion de la difficulté qu'elles éprouvent à pousser le sang à travers leur orifice rétréci.

Lorsque les valvules semi-lunaires aortiques endurcies, ossifiées, bouchent une portion de l'aorte, l'obstacle qu'elles forment brise le flot du sang poussé par le cœur dans cette artère ; il survient des palpitations fortes et fréquentes, parce que le cœur s'emplit avec facilité, mais se vide avec peine ; de là résulte le séjour plus prolongé du sang dans les cavités gauches, une plus longue application du stimulus du sang sur les parois de ce viscère ; enfin une plus grande irritation de cet organe. Le pouls, dans ce cas, peut conserver un certain degré de dureté, de roideur, mais jamais beaucoup de plénitude, ni de régularité. Cette irrégularité constante et permanente, souvent encore augmentée par la fréquence et la force des palpitations, suffira toujours pour établir le diagnostic précis du rétrécissement de l'embouchure aortique, ou de l'altération de ses valvules. Ici, point d'obscurité : avec de l'habitude et de l'attention le médecin doit toujours prononcer avec assurance, et quand il n'aurait pour guide que cette espèce d'ondulation, ce bruissement, ce frémissement sourd, ce caractère si reconnaissable du pouls dans tous les cas de cette nature, son diagnostic ne doit plus être incertain.

Pour terminer ce que j'ai à dire sur les signes

des rétrécissemens, il me reste à parler des cas où l'oblitération plus ou moins forte de l'orifice est produite momentanément par la présence d'une excroissance, d'une végétation ou d'une concrétion polypiforme qui vient s'y présenter.

Quand ces végétations se trouvent appendues aux valvules mitrales, elles s'annoncent par tous les signes propres au rétrécissement de l'orifice auriculaire gauche, à cette différence près, que la plupart de ces signes ne se reproduisent, dans ce dernier cas, qu'après des intervalles plus ou moins éloignés.

Lorsque, pendant les contractions du ventricule gauche, ces appendices, toujours flottantes à l'embouchure aortique, restent appliquées contre les parois du vaisseau, leurs effets sont alors à peu près les mêmes que ceux qui sont produits par la simple ossification des valvules semi-lunaires de l'aorte, et par le rétrécissement que cette ossification détermine dans la lumière du vaisseau; mais si ces excroissances, par leur propre poids, ou par toute autre cause, abaissent les valvules, et se présentent à l'orifice aortique pendant la contraction même du ventricule, il est évident qu'il en résultera une oblitération momentanée et presque totale de la lumière de l'aorte. Cette occlusion intercepte incomplètement, pour quelques instans, le cours du sang; de là les régularités et les irrégularités successives du pouls, les lypothimies fréquentes et incomplètes; cette interruption momentanée de la circulation met le cœur dans la nécessité de redoubler d'efforts pour surmonter l'obstacle qui lui est opposé; de là les battemens réitérés, les palpitations violentes de l'organe, qui cessent aussitôt que l'obstacle n'existe plus, et qui se renouvellent dès l'instant qu'il se reproduit ; de là encore l'impossibilité, quelquefois assez prolongée, de sentir le pouls, tandis qu'un instant après ses pulsations reparaissent avec force, vivacité, fréquence et régularité momentanée.

Je n'ai rien dit des signes des végétations des valvules tricuspides et sygmoïdes pulmonaires, parce que je n'ai encore eu que très-rarement l'occasion de les observer ; je pense d'ailleurs, comme je l'ai déjà dit, que quand bien même cet état pathologique serait plus fréquent, il serait aussi difficile d'indiquer les signes particuliers de ce genre d'affection, qu'il y a de difficulté à distinguer les rétrécissemens de ces mêmes orifices d'avec ceux des cavités gauches.

QUATRIÈME CLASSE.

AFFECTIONS QUI INTÉRESSENT A LA FOIS DIVERS TISSUS DU CŒUR.

ARTICLE PREMIER.

Du Carditis.

Le carditis est mis, dans quelques ouvrages, au rang des phlegmasies des muscles ; je l'ai placé dans cette classe, parce que je pense, contre le sentiment de plusieurs auteurs, que cette affection n'appartient point exclusivement et isolément à l'un des tissus qui composent cet organe; mais qu'elle intéresse d'une manière aussi marquée, et le tissu musculaire et le séreux, et le cellulaire, je n'en excepte pas même le vasculaire, qui entrent dans la texture du cœur. Peut-être même, s'il fallait décider quel est celui de ces divers tissus qui se trouve le plus affecté, pourrais-je avancer que le tissu cellulaire est plus vivement et plus essentiellement lésé qu'aucun autre. J'aurai, dans la suite de cet article, occasion d'étayer cette proposition sur quelques faits d'anatomie pathologique qui me sont propres, et sur d'autres qui seront extraits, pour donner plus de poids à mon opinion, des auteurs qui ont écrit sur ce sujet.

Il est peu de maladies du cœur qui soient moins connues que le carditis. Que l'on cherche à déterminer quel est le véritable tissu affecté, ou à distinguer cette affection de plusieurs autres avec lesquelles elle peut être confondue, de la péricadite, par exemple, on est également arrêté par l'obscurité qui a toujours régné, et qui règne encore dans la discussion de ces questions.

Les membranes séreuses sont en général si intimement unies aux organes qu'elles recouvrent, que leurs affections intéressent presque toujours les tissus de ces organes eux-mêmes, et réciproquement. En effet, la péripneumonie ou l'inflammation de la plèvre pulmonaire existe-t-elle jusqu'à sa terminaison, sans que la substance ou les différens tissus du poumon ne participent plus ou moins à l'inflammation ? Cela doit être excessivement rare; et dans les cas où l'autopsie cadavérique peut être consultée, on trouve toujours une extension de la maladie jusqu'à une portion plus ou moins considérable de la substance pulmonaire. Dans les cas de guérison, le même doute subsiste toujours. L'affection de la membrane séreuse dans la péritonite intestinale est-elle toujours parfaitement isolée de celle des autres tuniques ou du tissu cellulaire ambiant ? Cet isolement des affections des divers tissus a, de nos jours, été poussé beaucoup trop loin ; l'idée peut en être belle en théorie, on peut même en retirer de grands avantages dans l'étude de la science, mais dans la pratique elle ne conduit pas à des résultats aussi utiles. Il s'en faut bien que l'observation vienne toujours à l'appui de ces propositions générales, et de ces règles exclusives.

Avant de citer les observations de la maladie dont je traite, je ne puis éluder une question que souvent je me suis proposée dans le cours de ma pratique, et qu'un nombre suffisant de faits ne m'a pas encore mis en état de résoudre.

L'inflammation du cœur a-t-elle toujours un caractère aigu bien tranché, ou n'affecte-t-elle pas quelquefois une marche cachée, insidieuse, et qu'il me paraît, sinon impossible, au moins très-difficile de reconnaître?

J'ai déjà dit que je n'avais pas réuni un assez grand nombre d'observations pour répondre positivement à l'un ou à l'autre de ces deux chefs de question. Cependant, si la maladie dont je parle affectait constamment un caractère aigu, comment pourrait-il se faire qu'à l'ouverture du corps de quelques individus morts à la suite de certaines maladies dont je vais rapporter des observations, et dont il est impossible d'établir le diagnostic, comment se fait-il, dis-je, que chez ces sujets, on observe le cœur dans un état pathologique qui dénote certainement un état inflammatoire antérieur, quand la maladie n'a présenté dans son cours aucun des signes ou des symptômes propres à la *cardite* simple? Je vais au surplus offrir trois des observations qui ont fait naître dans mon esprit le doute que j'expose ici; et, me contentant d'indiquer les faits, je laisserai aux observateurs le soin de confirmer ou de rectifier l'opinion que j'ai cru pouvoir émettre.

Je pense même, d'après les faits que je vais présenter, et que les médecins ne doivent jamais perdre de vue dans la pratique de l'art, que l'on doit admettre comme chose extrêmement importante la division du carditis en carditis occulte et en manifeste : voyons d'abord des exemples du carditis occulte.

(OBS. 37.) Un décrotteur, âgé de 67 ans, d'un tempérament sanguin, était depuis trente ans sujet à une dyspnée qui le fatiguait beaucoup ; il avait souvent été affecté de rhumes, mais jamais il n'avait ressenti de palpitations de cœur.

Le 24 avril 1803, ayant éprouvé plus de gêne dans la respiration, il sentit une douleur assez faible dans la partie moyenne et intérieure du côté gauche de la poitrine ; deux jours après il cracha du sang, et le 29, cinquième jour de sa maladie, il fut admis à l'hôpital de clinique interne. Alors il avait un peu de mal à la tête, la figure était animée, l'œil brillant, la langue blanchâtre, la respiration un peu gênée, la poitrine vaguement douloureuse ; il n'éprouvait point de palpitations. Le pouls était faible, irrégulier, intermittent, inégal sur les deux bras. Le lendemain la respiration était plus difficile, bruyante, râleuse ; il sentait beaucoup plus de douleur dans la poitrine ; il y avait du délire, accompagné d'une grande loquacité. Dans la matinée de ce jour, il se leva plusieurs fois pour respirer, en se mettant à la fenêtre ; il se leva de nouveau à midi, il se recoucha, et expira inopinément le septième jour de la maladie.

La douleur de la poitrine, la gêne de la respiration, l'examen extérieur du malade m'avaient, dès le second jour, donné la certitude de l'existence d'une péripneumonie ; l'œil brillant, la loquacité, le délire, le siège de la douleur, les caractères du pouls m'indiquaient que l'inflammation s'était étendue sur le cœur, sans que je pusse soupçonner la dégénérescence particulière du tissu de cet organe.

A l'ouverture du cadavre, la figure était inégalement livide et violette; les veines sous-cutanées étaient gorgées de sang.

Le cerveau était en bon état.

Le poumon droit, par-tout adhérent à la plèvre, était flasque, très-extensible, infiltré.

Le poumon gauche était recouvert dans une grande partie de son étendue, sur-tout près du péricarde, d'une couche pseudo-membraneuse de plusieurs lignes d'épaisseur. La plèvre costale de ce côté paraissait aussi avoir été le siège d'une inflammation.

La cavité du péricarde contenait environ une livre de liquide purulent, floconeux. Sa face interne était enduite d'une fausse membrane dont la superficie était mamelonée.

Le cœur, de volume naturel, était mou et flasque. Les parois charnues des ventricules et des oreillettes étaient pâles, jaunâtres; on aurait dit qu'une substance grasse s'était déposée entre les fibres charnues qui paraissaient écartées les unes des autres. On voyait à la surface de ces parois blanchâtres, ainsi que dans l'intérieur même de leur substance charnue, un réseau vasculaire bien développé et très-apparent. En pressant légèrement entre les doigts la substance charnue, on la réduisait facilement à une espèce de bouillie dont la couleur était pâle et terne.

CARDITIS OCCULTE.

Toutes les cavités du cœur contenaient des concrétions polypiformes, qui se continuaient dans la cavité même des gros vaisseaux.

Les viscères renfermés dans la cavité abdominale étaient sains.

Au fait dont je viens de tracer l'histoire, et que j'appellerai volontiers carditis assez occulte aigu, je vais en ajouter deux autres parfaitement analogues, et dans lesquels le diagnostic paraissait aussi obscur que l'état pathologique était évident après l'ouverture du cadavre.

(Obs. 38.) Une jeune personne entra à la clinique comme poitrinaire, ayant le teint pâle, blême, les jambes œdémaciées; elle toussait fréquemment, et expectorait une matière puriforme. Elle s'ennuya bientôt du peu de succès qu'elle obtenait des remèdes pectoraux que je lui faisais administrer, et sortit de l'hospice.

Elle y rentra quelque temps après et fut mise à l'usage des mêmes moyens, d'après l'idée que j'avais conservée de son affection de poitrine; mais examinée de plus près, je fis attention qu'elle avait constamment le pouls petit, les lèvres injectées et violettes, symptôme qui n'est pas ordinaire aux phthisies essentielles. Je pratiquai la percussion avec plus de soin, et je m'aperçus que la poitrine, qui résonnait bien du côté droit, ne rendait aucun son du côté gauche. Cette remarque et plusieurs autres symptômes me firent penser que la poitrine gauche était pleine de liquide.

Le ventre était tellement distendu par un liquide, que je fus obligé de prescrire la paracenthèse, qui donna issue à beaucoup de sérosité ; la malade succomba peu de jours après.

A l'ouverture du cadavre, je trouvai le péricarde distendu par un liquide purulent. La surface du cœur était recouverte d'une couche de matière lymphatique ; le cœur lui-même était petit, contracté, mou, pâle dans l'intérieur même de sa substance.

La surface intérieure de la plèvre était malade du côté gauche seulement.

(OBS. 39.) Une femme fut reçue à l'hôpital de clinique. Elle était attaquée d'une hydropisie ascite, et fut traitée comme telle. Plusieurs fois on lui fit la ponction, sans qu'elle en éprouvât plus de soulagement que l'on n'en obtient ordinairement de ce moyen dans les cas de cette nature. Quoique les symptômes fussent extrêmement obscurs, j'eus, dans le cours de sa maladie, l'idée qu'elle pouvait être attaquée d'une maladie du cœur. Les signes que ce soupçon fit naître étaient la petitesse du pouls, sa faiblesse, son irrégularité, sa singularité. Cette malade mourut, et je vis, à l'ouverture de son corps, que le péricarde, très-distendu, renfermait un liquide lactescent, puriforme ; le cœur était blanchâtre, petit, comme rétracté, sans consistance, et entièrement méconnaissable. Les oreillettes, les ventricules et les gros vaisseaux, se trouvaient enveloppés de matière lymphatique blanchâtre.

Cette femme souffrait depuis sept à huit mois ; on n'avait pu remonter au principe de la maladie ;

mais ce que montra l'ouverture du corps ne laisse aucun doute sur l'existence ancienne d'un carditis qui avait dégénéré en une inflammation chronique dont les symptômes ont été couverts, au point de n'être pas aperçus, par l'hydropisie, consécutive sans doute de l'affection du cœur.

Ces deux cas, au surplus, prouvent d'une manière incontestable, selon moi, la justesse de la distinction que j'ai établie du carditis en occulte et en manifeste; division qui en permet une autre encore, celle du carditis occulte aigu, et du carditis occulte chronique. La première des trois observations donne l'exemple du premier, puisque le malade est mort au septième jour; il ne faut pourtant pas perdre de vue qu'il souffrait depuis trente ans; les deux dernières confirment la seconde, c'est à dire le carditis occulte chronique.

Mes propres observations sur l'inflammation du cœur se bornent à ce que je viens d'en dire :

Je ne me souviens point d'avoir, dans le cours de ma pratique, eu occasion d'observer la *cardite* aiguë non compliquée, décrite par plusieurs auteurs, et qui, d'après leur opinion, est accompagnée de symptômes particuliers propres à la faire reconnaître; mais, pour compléter l'histoire abrégée de cette inflammation, je vais rapporter des observations de carditis aigu, qui feront connaître les circonstances de cette maladie.

Meckel raconte (Mémoire inséré parmi ceux de l'académie de Berlin) les faits suivans:

Carditis occulte. En disséquant un jeune homme

de vingt-six ans, robuste, mort subitement, sans aucune douleur précédente, et qui, peu de jours après sa mort, était déjà dans un état très-avancé de putréfaction, il trouva le péricarde rempli de pus blanc, le cœur corrodé par la suppuration, et entouré de beaucoup de graisse molle, dans un état d'inflammation. La substance musculeuse des deux ventricules était extrêmement relâchée et dépourvue de sang; ce liquide, dans les veines du corps, était dissous, mais l'aorte renfermait une concrétion blanche et polypeuse.

Un vieillard, âgé de soixante-quatre ans, assez robuste d'ailleurs, mais qui avait, pendant sa vie, fait un grand abus du vin, se plaignait d'angoisses quelques jours avant sa mort, qui survint sans être annoncée par aucun autre symptôme. A l'ouverture, on trouva le péricarde rempli de deux livres de pus blanc, et le cœur tout entier, ainsi que les oreillettes, couverts d'une croûte purulente et tenace, de deux lignes d'épaisseur; sous cette croûte, la surface du cœur était corrodée et enflammée. Cet organe était par-tout environné d'une graisse que l'inflammation rendait rouge; il était pâle dans sa substance musculeuse; mais toutes ses cavités étaient remplies de sang épais et coagulé, excepté le ventricule gauche, qui ne contenait qu'une petite concrétion polypeuse et blanche. Ces faits, dont le nom de l'auteur ne permet pas de douter, quelque extraordinaires qu'ils soient, sont bien des exemples frappans de carditis occultes, et aigus par la rapidité de leur marche.

Exemples d'inflammation aiguë du cœur. Sur le cadavre d'un homme de cinquante ans, mort à la suite d'une inflammation du cœur, le même auteur vit une grande quantité de pus dans le péricarde, et un enduit purulent qui recouvrait le cœur. Sous cette couche purulente, il aperçut en quelques endroits les petits faisceaux musculeux qui se présentaient à nu, et, dans ces points, la substance du cœur était raboteuse et inégale; sa membrane propre extérieure, que la suppuration avait rongée, manquait, de sorte que le pus, adhérent extérieurement aux fibres musculeuses, avait pénétré, à la faveur du tissu cellulaire, jusques dans les interstices, qu'il faisait paraître blancs. Les oreillettes étaient enduites d'une très-grande quantité de pus fort épais, et les vaisseaux enflammés leur donnaient aussi une rougeur très-vive, particulièrement à la droite, qui était considérablement dilatée, au lieu que la gauche était flasque et plus pâle. Cette observation peut être mise au rang de carditis aigu manifeste, d'après les paroles de l'auteur, qui dit: *Mort à la suite d'une inflammation du cœur.*

Au rang des observations de carditis assez aigu manifeste, on doit placer celles qui suivent.

Le même *Meckel*, dans l'ouvrage cité, rapporte qu'un jeune homme robuste, âgé de 22 ans, sentait des douleurs aiguës dans la région du cœur, et des angoisses qui ne lui permettaient pas de vaquer à ses travaux accoutumés. La fièvre survint, accompagnée d'un pouls dur et fréquent; les saignées réitérées n'apportèrent aucun soulagement à son mal, qui avait quinze jours de date quand il entra à l'hôpital, où il ne vint que lorsque la violence des douleurs l'y contraignit; elles parurent peu après se relâcher un peu, mais les angoisses ne tardèrent pas à se renouveler, et furent toujours en croissant, jusqu'à sa mort, arrivée le sixième jour après son entrée à l'hôpital, et le vingtième de sa maladie: il mourut en se plaignant continuellement de douleurs poignantes à la région du cœur.

Les viscères abdominaux étaient, à l'ouverture, parfaitement sains, les poumons gorgés de sang; le péricarde enflammé renfermait un pus jaune et épais, qui avait causé une légère adhérence de cette membrane au cœur. La surface de cet organe était enveloppée d'une croûte lymphatique épaisse, qu'on avait peine à en détacher. Après avoir ôté le pus, la surface du cœur parut rouge, rongée, dépouillée de sa tunique extérieure, et dans le même état que la peau, lorsque l'inflammation ou la suppuration en ont enlevé l'épiderme. Outre ce pus épais, il n'y avait point d'autre liquide semblable à la liqueur naturelle du péricarde. On enleva avec circonspection la croûte de matière qui entourait le cœur pour mettre ses fibres à découvert, mais on les trouva encore couvertes d'une graisse abondante, sous laquelle elles étaient cachées. La surface de ce viscère était inégale, les vaisseaux enflammés et comme enduits de pus avaient formé un réseau rougeâtre; les oreillettes se trouvaient aussi dans le même état. Les fibres du cœur, exactement dégagées par-tout de la graisse, parurent plus pâles jusque dans la cavité des ventricules, sans la moindre inflammation, et sans aucune trace de pus, en sorte que le tissu en était plutôt lâche que roide, ou dans un état de contraction. Cette maladie est bien évidemment un carditis sub-aigu manifeste, car sa marche et sa durée ne permettent pas de le ranger dans la classe des *très-aigus*. L'examen du corps confirme ici la vérité que j'ai avancée, que, dans l'inflammation du cœur, souvent tous les tissus, et même ses vaisseaux, sont atteints.

Une femme de vingt-quatre ans, au rapport de *Storck*, ayant passé d'un lieu chaud dans un autre beaucoup plus froid, ressentit des horripilations, une douleur très-aiguë dans le côté gauche, avec une grande chaleur et beaucoup d'altération. A ces premiers symptômes se joignirent bientôt la difficulté de respirer, les palpitations de cœur, et une ardeur inexprimable dans le côté gauche de la poitrine. En même temps les forces tombèrent, le pouls devint très-petit, les extrémités froides: peu après survinrent les anxiétés, les défaillances, enfin la mort au sixième jour.

On fit l'ouverture du corps, et l'on trouva les poumons rouges, engorgés, et dans un état d'inflammation; la face intérieure du péricarde corrodée ou ulcérée; cette poche membraneuse était distendue par du pus sans consistance. La partie antérieure du cœur était très-profondément en suppuration; la base de cet organe était presque à l'état de gangrène; le commencement de l'aorte, dans l'étendue d'un pouce, était aussi en suppuration.

Carditis sub-aigu manifeste. On lit dans *Fabrice de Hilden* qu'un homme de quarante-cinq ans se plaignit d'une douleur gravative fixée dans un point de la poitrine, accompagnée d'un sentiment de compression sur le cœur, et de difficulté de respirer. Ces symptômes ayant persisté pendant plusieurs jours, l'état du malade sembla devenir meilleur : mais bientôt il survint une fièvre ardente avec dyspnée, délire, veilles continuelles ; les lypothimies se succédant l'une à l'autre sans relâche, le malade mourut au onzième jour.

On vit, à l'ouverture du cadavre, que le péricarde était rempli d'une grande quantité de pus dans lequel le cœur baignait en partie. Cet organe lui-même paraissait moitié détruit, moitié corrompu. Le poumon avait éprouvé une altération analogue. On ne peut encore méconnaître ici un carditis sub-aigu manifeste, mais il est impossible de ne pas remarquer les expressions un peu vagues de cœur *moitié détruit, moitié corrompu,* etc.

J'aurais pu multiplier beaucoup ces observations, mais celles que j'ai rapportées suffiront, je pense, pour appuyer les propositions que j'ai mises en avant, et qui seront encore confirmées par ce qui me reste à dire des terminaisons diverses de l'inflammation du cœur.

Des trois observations qui me sont propres, et de celles que j'y ai jointes et que je viens de citer, on pourra, je crois, déduire cette conséquence, que l'état pathologique du cœur des individus morts à la suite de l'inflammation de cet organe, soit aiguë, soit chronique, a des caractères particuliers qu'il n'est pas inutile de tracer comme faits d'anatomie pathologique.

Dans les cas de carditis, l'inflammation du tissu séreux du cœur paraît se comporter de la même manière que dans la *péricardite*. Quant à l'inflammation du tissu musculaire, il semble, d'après les observations citées, que cette affection convertit à la longue la partie musculaire du cœur en une substance molle et pâle; les fibres charnues conservent alors peu de tenacité, le tissu cellulaire qui les unit paraît lâche; quelquefois il est pénétré de matière lymphatico-purulente; dans certains cas, il est en partie détruit; le système vasculaire est plus apparent, plus développé que dans l'état ordinaire, et paraît atteint aussi de la phlegmasie des autres tissus. En considérant le cœur entier dépouillé du péricarde, il offre à sa surface la couleur d'une graisse pâle, jaunâtre, quelquefois un peu livide. Cette matière, comme graisseuse, semble remplir les interstices des fibres musculaires qui, en général, sont peu apparentes, en raison de leur ténuité et de leur pâleur. Peut-être cet état, superficiellement examiné, a-t-il été pris quelquefois pour une dégénérescence graisseuse.

Les parois de l'organe se déchirent par le moindre effort, et il n'est pas besoin d'exercer sur elles une forte pression pour les réduire en bouillie.

Les cavités du cœur sont presque toujours, dans ce cas, remplies de sang coagulé. Des branches solides de ces caillots se propagent jusques dans la cavité des gros vaisseaux. La formation de ces concrétions polypiformes s'explique aisément, quand on considère combien le genre d'altération qu'éprouvent les parois du cœur doit ôter de force à l'action de cet organe qui, dans les derniers jours de la vie, ne peut plus se débarrasser de tout le sang que les veines versent dans ses cavités.

Si les deux tissus séreux et musculaire, dans le carditis, sont également malades, l'élément cellulaire, dans tous les cas, ne paraît pas moins affecté; on peut même dire que souvent il est en partie détruit, puisque, sur plusieurs sujets, ainsi qu'on l'a prouvé plus haut, on a vu les faisceaux musculaires libres et détachés, par suite, sans doute, de la destruction du tissu cellulaire interposé.

Il me paraît d'ailleurs bien difficile, pour ne pas dire impossible, de faire un ensemble des signes certains auxquels on peut distinguer le carditis d'avec l'inflammation du péricarde. Les signes et les symptômes semblent être les mêmes. Ne pourrait-on pas dire que l'intensité plus grande des symptômes et des accidents dans un cas que dans l'autre, en constitue la différence? Cependant une douleur vive, poignante, profonde, dans la région du cœur, la fréquence plus grande des syncopes, sont notées, par quelques auteurs, comme des signes, en quelque sorte pathognomoniques, de l'inflammation essentielle de l'organe central de la circulation: mais j'ai vu ces signes dans le péricarditis, à la suite duquel j'ai trouvé et le péricarde malade, et la substance charnue plus ou moins profondément altérée.

Le carditis peut affecter le plus grand nombre des terminaisons propres à l'inflammation en général.

§. Ier.

Terminaison par suppuration.

La suppuration est une terminaison si fréquente de l'inflammation du cœur, qu'à la suite du carditis on trouve constamment du pus dans la cavité du péricarde; mais ce pus n'est-il pas fourni par la membrane séreuse du cœur, puisqu'on en retrouve aussi quand le péricarde est seul enflammé? Quelques-unes des observations citées dans l'article précédent répondent à cette objection, en montrant, dans presque tous les cas de cette nature, les faisceaux charnus du cœur séparés les uns des autres, et comme isolés par la suppuration qui semble détruire avec plus de facilité, et plus particulièrement le tissu cellulaire qui les unit, le cœur en partie détruit, en partie corrompu, etc. Ne lit-on pas aussi dans les auteurs des exemples de collection de pus dans l'épaisseur même des couches musculeuses du cœur?

Barrerus rapporte qu'un jeune homme de dix neuf ans, affecté d'une gonorrhée rebelle, fut pris d'une fièvre aiguë, avec douleur atroce dans la région hypogastrique. Ces symptômes ayant disparu, le malade fut attaqué de palpitations violentes et continuelles, d'une difficulté très-grande dans l'acte de la respiration; les extrémités inférieures se tuméfièrent; le pouls devint faible, les douleurs augmentèrent; le malade mourut dans les plus cruelles anxiétés.

A l'ouverture du cadavre, on trouva un abcès dans la région hypogastrique, entre le péritoine et les muscles abdominaux, et un autre abcès, long de plus d'un pouce, situé vers la pointe du ventricule droit du cœur.

Forestus, *Fontanus*, et plusieurs autres écrivains, ont trouvé des abcès sur différens points du cœur.

La suppuration de cet organe peut donc se former sur sa face externe, comme cela arrive dans les *péricardites*, après lesquelles le cœur lui-même est ordinairement enflammé dans sa superficie; elle peut encore se faire et le pus s'amasser dans l'intérieur même de la substance musculaire de ses parois, comme le prouve la formation des abcès que je viens de citer; elle peut enfin avoir lieu dans les cavités mêmes de l'organe, comme on l'a vu dans l'observation, où je trouvai un pilier charnu rompu et en suppuration au lieu même de la rupture.

§. II.

Gangrène du cœur.

La gangrène doit être encore une des terminaisons de l'inflammation du cœur; mais l'état gangreneux de ce viscère se rencontre très-rarement, par proportion à la fréquence de son inflammation et de sa suppuration. J'ajoute même que je ne connais aucun fait bien avéré de gangrène du cœur, née immédiatement du carditis aigu et manifeste. Les auteurs, il est vrai, ont donné plusieurs observations de gangrène de cet organe, mais en général l'exposé en est toujours extrêmement incomplet et tend encore à confirmer ce que je viens d'avancer, puisqu'il n'est pas parlé d'inflammation préalable. Les exemples que je vais rapporter sont plutôt comme complément de mon travail que comme preuves bien avérées d'une des espèces de terminaison de l'inflammation du cœur. J'oserais presque avancer que la gangrène, en tant que suite immédiate de l'inflammation, est une terminaison impossible de cette maladie, parce qu'elle tue dans la crudité quand elle est assez forte pour finir par gangrene si elle avait lieu dans une partie moins essentielle à la vie : ici une forte inflammation intervertit tellement la fonction et produit par *consensus* des accidens si violens, que le malade meurt nécessairement avant que l'effet du mal ait pu l'élever jusqu'à la gangrène.

Je ne me souviens pas de l'avoir jamais vue : mais mon collègue, M. *Leroux*, a eu tout récemment occasion d'observer ce genre d'altération ; voici le fait qu'il m'a communiqué.

Une femme, âgée de cinquante ans, malade depuis cinq mois, entra à l'hôpital de clinique le 27 juin 1805.

Toute l'habitude du corps était enflée ; l'infiltration avait été en augmentant progressivement depuis le commencement de sa maladie, et paraissait plus considérable du côté droit. La peau était blanche, la figure pâle. La poitrine ne résonnait pas dans la région du cœur, où l'on sentait des battemens faibles et étendus. Le pouls était sur-tout remarquable par sa faiblesse.

Cette femme fit usage sans succès des apéritifs, des toniques, et même de quelques drastiques; la leucophlegmatie augmenta; elle perdit toutes ses forces, et mourut après un mois de séjour dans l'hôpital; sa maladie avait alors six mois de date.

A l'ouverture du cadavre, les poumons étaient adhérens à la plèvre, infiltrés et peu crépitans.

Il y avait quelques onces de sérosité rougeâtre dans la cavité droite de la poitrine et dans celle du péricarde.

Le cœur avait un volume double de celui qui lui est naturel; sa substance était flasque et molle; sa surface présentait plusieurs plaques livides, noirâtres, gangrenées, parsemées de petites granulations blanchâtres, semblables à celles qu'on voit sur le canal intestinal après ses inflammations chroniques; l'altération indiquée par ces taches pénétrait toute la substance du cœur, et, dans l'intérieur, les faisceaux charnus se déchiraient comme s'ils eussent été gangrenés.

Les orifices du cœur étaient libres, excepté l'aortique, dont la lumière était rétrécie par des concrétions osseuses qui remplissaient les intervalles des valvules sygmoïdes, et tenaient ces valvules dans un état permanent de tension et d'immobilité, cause particulière de la dilatation de l'organe.

La surface interne de l'aorte était parsemée de

petites plaques ossifiées. La superficie de cette artère était comme échymosée.

Le sang contenu dans les cavités du cœur et des vaisseaux était noir et diffluent.

Le foie noir, marbré, était gorgé de sang.

L'estomac était, à l'intérieur, d'un rouge livide; sa membrane interne se détachait facilement des autres, quand on la raclait avec l'ongle. Les intestins grêles présentaient des plaques sphacélées, comme celles qui se voyaient sur le cœur; elles pénétraient toutes les tuniques des intestins qui étaient épaissies, mais non ulcérées.

Quoique l'état que je viens de décrire paraisse évidemment gangreneux; d'après la constitution et l'état du sujet, d'après les symptômes et la marche de la maladie, je ne puis regarder cette gangrène comme un résultat ou une suite immédiate de l'inflammation dont il restait à peine des traces sur le cœur : c'est bien plutôt un état de mortification, produite par une extrême débilité. En un mot, cette gangrène me paraît avoir beaucoup plus de rapports avec la gangrène sénile ou spontanée, qu'avec toute autre espèce de la même affection.

Les observations suivantes prouvent que la gangrène du cœur peut reconnaître différentes causes, puisque, dans l'un de ces cas, elle paraît avoir été déterminée par une fièvre pestilentielle, que dans l'autre elle semble avoir été produite par une inflammation essentielle de cet organe.

Deidier rapporte qu'une femme de trente ans,

d'un tempérament sanguin, fut attaquée d'une fièvre pestilentielle. Un bubon se forma sous l'aisselle, et la mort suivit bientôt un sommeil léthargique. A l'ouverture du cadavre, une énorme quantité de sang noir et grumelé remplissait le cœur; l'oreillette gauche offrait des traces de gangrène.

J. Bauhin cite l'exemple d'un homme qui avait une fièvre légère, accompagnée d'une petite toux, auquel il survint de la douleur dans la poitrine et dans la partie supérieure du ventre; à ces symptômes se joignirent des défaillances fréquentes qui amenèrent bientôt la mort. Le poumon était comme détruit; la cavité de la poitrine était pleine de sang putride et coagulé; le péricarde contenait plus d'une *mesure* de pus; presque toute la substance du cœur était détruite et putréfiée.

On conçoit difficilement comment la gangrène d'un organe tel que le cœur, dont l'action est indispensable à la vie, peut être portée au point d'en occuper toute la substance avant que la mort ne survienne. Je serais assez disposé à croire que l'on a pris plus d'une fois, pour un état gangreneux du cœur, le ramollissement de sa substance, observé par plusieurs praticiens à la suite du carditis. Si je ne craignais d'ailleurs de trop multiplier les observations, il me serait facile de prouver que plusieurs auteurs anciens ne s'entendent pas entre eux sur ce qu'ils nomment état gangreneux du cœur.

§. III.

Ulcères du Cœur.

Les exemples d'ulcérations du cœur à la suite des inflammations générales de cet organe sont loin d'être rares; et presque toujours, ainsi que je l'ai dit dans l'article précédent, on trouve, en ouvrant les corps des individus morts à la suite du carditis, et même de l'inflammation du péricarde, le cœur en suppuration sur toute sa superficie.

Mais outre ces ulcérations générales plus fréquentes, il semble, d'après un assez grand nombre de faits, que d'autres ulcérations se forment sur le cœur, soit à la suite d'une inflammation locale peu étendue, soit par toute cause inconnue jusqu'à présent, et qu'elles déterminent une affection partielle, qui ne devient funeste que lorsqu'elle a fait passer le malade par tous les degrés de la consomption.

En traitant dans l'article précédent de la suppuration du cœur, j'ai donné des exemples d'ulcérations ordinairement superficielles, produites par l'inflammation générale de l'organe; je vais citer maintenant quelques observations abrégées qui semblent prouver l'existence des ulcérations du second genre, ordinairement plus profondes, et auxquelles le nom d'ulcère semble convenir beaucoup mieux qu'aux lésions du premier.

Sur le cadavre d'un homme qui avait dépéri lentement, on trouva, suivant *Fernel*, trois ulcères sordides et profondément excavés dans la substance du cœur. On pouvait, ajoute-t-il, juger que leur formation était ancienne.

D'après le rapport de *Marchettis*, un homme depuis long-temps dans un état de dépérissement, mourut subitement. On trouva, à l'ouverture de son corps, un grand ulcère qui avait rongé non seulement la membrane capsulaire du cœur, mais encore une grande portion de la substance de ce viscère; l'ulcération ayant enfin pénétré dans le ventricule gauche, avait ainsi causé la mort.

Morgagni a consigné dans son ouvrage une observation toute semblable à cette dernière.

ARTICLE II.

De la rupture du Cœur.

La rupture du cœur peut être ou complète, ou partielle. Par rupture complète, j'entends celle dans laquelle les parois rompues, déchirées, de l'intérieur à la surface, donnent au sang le moyen de s'épancher dans la cavité du péricarde. Par rupture partielle, je veux désigner celle qui se fait seulement dans une portion de la substance de ce viscère; telles sont les ruptures que j'ai observées tant sur les piliers charnus de l'intérieur des ventricules, que sur les cordes tendineuses qui, de ces piliers, vont se rendre et s'implanter aux bords libres des valvules auriculo-ventriculaires.

§. Ier.

De la rupture complète du Cœur.

La rupture complète du cœur a rarement été observée dans l'état sain de cet organe. On peut citer cependant quelques exemples de cette lésion organique, à la suite d'un effort violent, d'un accès de colère, d'un paroxisme épileptique, ou dans l'acte vénérien. La rupture qui ne reconnaît d'autres causes que celles que je viens d'énoncer, paraîtrait devoir se faire plus ordinairement dans les parois des oreillettes, qui sont plus faibles, que dans la substance plus résistante des ventricules.

Il semble cependant, d'après les rapprochemens que *Verbrugge* (*Dissert. de Anevrysm.*) a faits sur ce point, que les ventricules se déchirent plus fréquemment que les oreillettes, et même que, des deux ventricules, le gauche, qui paraît par son organisation moins exposé à ces ruptures, en est néanmoins le plus fréquemment le siège. Quelquefois aussi ces ruptures se font à la naissance de quelques gros troncs veineux, en sorte que l'épanchement de sang qui en résulte a lieu de même dans la cavité du péricarde.

Les observateurs ne sont pas riches en faits qui attestent la rupture du cœur, lorsque cet organe est sans altération préalable ; mais on trouve, dans leurs écrits, un assez grand nombre d'observations qui constatent l'existence des ruptures du cœur, dans les cas où les parois musculeuses de cet organe avaient été antécédemment malades.

Je n'ai pas eu occasion d'observer aucune des deux espèces de ruptures totales dont je viens de parler. Les affections qui disposent le cœur à cette rupture ou déchirure sont les anévrismes, surtout lorsqu'ils ont fait de grands progrès, les ulcérations et le ramollissement de la substance charnue du cœur, résultat probable de l'état inflammatoire de cet organe, et les violentes contusions de ce viscère. En voici quelques observations extraites de différens auteurs.

Un vieillard hypocondriaque, au rapport de *Morgagni* (lettre XLIV, article 15), fut pris d'une douleur violente qui semblait remonter du ventre vers la poitrine, accompagnée de gêne dans la respiration et de mouvemens convulsifs : ces accidens le firent périr le troisième jour.

A l'ouverture du corps, on trouva le sang épanché dans le péricarde par trois trous, qui pénétraient dans le ventricule gauche, parvenu à un tel état de dilatation, que sa cavité était trois fois plus grande que dans l'état naturel.

Un homme, selon le même auteur, avait eu aux jambes des ulcères qui s'étaient fermés ; il éprouvait, après le dîner sur-tout, des douleurs dans la poitrine, des mal-aises et des vapeurs qui semblaient lui monter à la tête. Ce malade mourut subitement dans un de ces paroxismes.

On trouva le péricarde plein et comme distendu par du sang noir et coagulé ; ce fluide s'était épanché par une déchirure qui s'était faite dans un point où l'on voyait les fibres du cœur corrodées et anciennement ulcérées.

On conçoit aisément que la mort est toujours la suite de l'épanchement du sang produit par cet accident. Je dois remarquer cependant que la mort qui est subite dans le plus grand nombre des cas, ne survient pas aussi promptement dans quelques autres. Plusieurs observations attestent qu'elle n'arrive quelquefois que le deuxième ou troisième jour, sans doute parce que le sang, dans ces cas, ne s'épanche que par une déchirure fort étroite ou oblique, et par conséquent lentement et en petite quantité.

Je crois devoir observer que jusqu'ici mon intention a été de ne parler que des ruptures ou déchirures spontanées du cœur, et non des blessures ou perforations de cet organe. C'est parce que je ne confonds pas ces lésions ensemble, que je n'ai pas parlé de quelques faits analogues à celui que rapporte *Fanton*, qui vit un homme blessé au cœur, ne mourir que le vingt-troisième jour, quoique le ventricule gauche eût été percé, dit-il, et les fibres internes rongées et détruites. Ce fait, qui d'abord paraît très-étonnant, ne l'est pourtant que jusqu'à un certain point, puisqu'il est plus que probable que chez cet individu la perforation des parois n'avait pas été complète; que d'ailleurs on peut s'assurer, en consultant un assez grand nombre d'observations de ce genre réunies par *Senac* et *Morgagni*, que les blessures du cœur, celles même qui le traversent de part en part, ne donnent pas toujours une mort instantanée, et, bien plus, qu'elles ne sont pas mortelles dans tous les cas indistinctement.

Les blessures du cœur ne tenant d'ailleurs qu'indirectement à mon sujet, je me bornerai à ce que je viens d'en dire.

§. II.

De la rupture de quelque partie du cœur.

Les lésions organiques du cœur que j'entends désigner sous la dénomination de rupture partielle, sont, 1° la rupture d'un des principaux piliers qui se voient à la face interne des ventricules ; 2° la rupture des cordes tendineuses, qui, de ces piliers, vont se rendre au bord des valvules qu'elles soutiennent.

Haller, considérant d'une part la faiblesse des tendons du cœur, et de l'autre, la grandeur de l'effort qu'ils ont à soutenir, s'étonnait qu'on n'eût pas encore observé la rupture de ces tendons. Je ne sache pas que personne avant moi ait offert un seul exemple bien constaté de ce genre de lésion.

Sénac l'a désigné, il est vrai, d'une manière assez précise à l'article des ulcères au cœur, quand il dit (tome II, page 386) « que les colonnes du cœur sont fines en plusieurs endroits, et que dans les efforts de cet organe elles peuvent être tirées trop fortement, ou être déchirées ; leur action peut même, à leurs racines, forcer la substance du cœur et occasionner des inflammations et des suppurations. » Il n'a point cependant d'observations qui lui soient personnelles; il en cite une de *Benivenius*, une de *Dulaurens*, et une troisième de *Lazare Rivière*; mais ces observations ne sont point précises. *Sénac* a vu la possibilité du fait dont je vais donner des exemples.

Morgagni n'est pas plus riche en observations de ce genre. Il parle seulement (l. XXI, art. 49) de piliers des ventricules qui se déchiraient avec la plus grande facilité dans le cœur d'un jeune homme mort d'anévrisme de cet organe. Cette observation, qui ne ressemble en rien à celles que je présente, les confirme pourtant; car de la déchirure facile à la déchirure réelle il n'y a qu'un pas; il ne manque que la cause excitante : or, le violent exercice du sujet de mon observation, ses angoisses morales, etc. sont cette cause qui a manqué au sujet dont parle *Morgagni*. Remarquons-y toutefois une grande différence : c'est que dans le sujet de l'observation de Morgagni, le tissu était affaibli et malade par la distension sur le vif, tandis qu'il était sain dans l'observation que je présente, et qu'il y a infiniment loin de la fibre vivante qui se casse par l'effort des parties, à la fibre morte que l'on déchire.

Ces ruptures surviennent le plus souvent à la suite des efforts violens; alors l'individu qui en est attaqué passe subitement de l'état de santé parfaite à celui de maladie incurable, et le plus souvent prochainement mortelle; c'est du moins ce qu'on peut conclure des observations que je vais rapporter.

(Obs. 40.) Un homme, âgé de trente ans, d'une constitution vigoureuse, fut admis à l'hôpital de la

Charité dans le cours d'une des premières années de la révolution. Depuis quelque temps il avait quitté un métier sédentaire pour prendre celui de courrier. Livré à ce genre de vie très-pénible, il voyageait sans cesse dans toutes les cours de l'Europe. Quand il entra à l'hôpital, il venait de faire mille lieues à cheval, sans prendre de repos; il avait de plus fait le voyage de Londres à Paris, et dans la traversée de Douvres à Calais il avait éprouvé, pour la première fois, de la gêne dans la respiration, et un crachement de sang. Ayant, malgré ces symptômes, continué sa route, le mal s'aggrava singulièrement, et dès qu'il fut rendu à Paris, les étouffemens et la douleur qu'il ressentait dans la poitrine augmentèrent. Il fut saigné cinq fois dans l'espace de trois jours qu'il passa chez lui; mais n'ayant éprouvé aucun soulagement par l'emploi de ce moyen, et de plusieurs autres également jugés convenables, il se fit porter à l'hôpital de la Charité, huit jours après l'invasion de sa maladie.

Alors les traits de son visage étaient altérés; les extrémités ne paraissaient que légèrement infiltrées, le pouls était petit, serré, singulièrement fréquent, assez irrégulier; en appliquant la main sur la région du cœur, outre les pulsations très-fortes de l'organe, on sentait un battement confus et irrégulier qui ne ressemblait en rien aux mouvemens du cœur. Le malade ne pouvait rester ni couché, ni debout, ni à son séant; il était dans un état d'agitation, d'anxiété impossible à décrire.

Le lendemain même de son entrée les jambes et les cuisses étaient déjà extrêmement infiltrées.

Les traits du visage s'altéraient de plus en plus. Pendant la nuit suivante, les symptômes s'aggravèrent encore; il était horriblement agité, allant dans les salles, s'asseyant, se relevant sans cesse, ayant toute sa tête; la suffocation devint instante; connaissant alors le danger de son état, ce malheureux se livra au désespoir le plus violent; il mourut enfin témoignant par tous ses gestes le regret qu'il avait de perdre la vie.

Avant de procéder à l'ouverture du cadavre, je répétai ce que déjà j'avais annoncé le premier jour, qu'il existait chez ce malade une lésion aiguë du cœur, et sans doute une rupture ou déchirure de quelqu'une de ses parties.

Le poumon gauche était très-sain; celui du côté droit avait contracté de faibles adhérences avec la plèvre costale; son lobe supérieur était très-compacte, on n'y voyait point de tubercules; dans les sillons qui séparent les différens lobes, on trouvait une couche lymphatique produite par l'inflammation consécutive dont l'organe avait évidemment été le siège. Il y avait une certaine quantité d'eau dans la poitrine.

Le péricarde contenait environ une demi-livre de sérosité jaunâtre.

Le cœur n'avait point acquis un volume extraordinaire.

On apercevait dans le ventricule gauche qu'un des gros piliers qui soutiennent les valvules mitrales était rompu à sa base. Cette rupture lui laissait la facilité de flotter librement dans la cavité du ventricule; il y avait apparence de suppuration à l'endroit même de la déchirure à la paroi du cœur, ce qui prouve assez bien qu'elle n'était pas ancienne. Près de cette déchirure on apercevait un caillot recouvert de matière purulente, qui provenait de la surface déchirée.

Il serait trop long d'exposer en détail comment cette maladie, qui a offert quelques symptômes de la péripneumonie, quelques-uns de ceux que présente le carditis, ou l'inflammation aiguë du cœur, n'a cependant été prise, absolument parlant, ni pour l'une ni pour l'autre de ces deux maladies, mais bien pour une lésion organique du cœur; cependant, il me paraît utile d'indiquer sommairement les principales raisons qui m'ont empêché de commettre cette méprise.

1° La péripneumonie, ou la pneumonie, a des symptômes de douleur locale, fixe, inflammatoire, qui n'ont pas eu lieu dans le cas cité.

2° La pneumonie permet presque toujours au malade de rester couché, ce qui était impossible à celui dont j'ai décrit la maladie.

3° La pneumonie se termine en général, dans les cas malheureux, avec délire et à la manière du catarrhe suffocant, les bronches, la trachée se remplissant, et le râle se faisant entendre; rien de tout cela n'a eu lieu dans le cas dont je m'occupe.

4° Dans la pneumonie, la gêne de la respiration est ordinairement extrême, la toux fréquente et très-douloureuse, les crachats sanguinolens, phénomènes qui n'ont point été aperçus dans le cours de l'affection dont je parle.

5° Dans la pneumonie, l'agitation, l'anxiété, les

angoisses, existent à la vérité; mais jamais (et j'ai observé un grand nombre de ces maladies) au degré effrayant et particulier auquel elles ont été portées chez ce malade.

6° Dans la pneumonie à laquelle le malade succombe au dixième ou douzième jour, lorsque d'ailleurs il est jeune et sain, on ne voit presque jamais d'enflure notable aux extrémités inférieures, parce que le malade pouvant rester au lit, cette enflure ne doit pas survenir.

7° Dans l'inflammation du cœur, ou *cardite*, il y a à la vérité des angoisses, des anxiétés extraordinaires, comme dans le cas cité; mais il y a des lypothimies fréquentes, des frissonnemens multipliés, et à la fin, du délire, des sueurs froides, qui n'ont pas eu lieu chez le sujet de mon observation.

8° Dans le carditis, le pouls a une irrégularité extraordinaire, qui n'a point existé dans la maladie du courrier.

9° Enfin la *cardite* aiguë décrite par les auteurs est presque toujours plus rapide dans sa marche, et l'enflure des extrémités inférieures ne s'y rencontre jamais.

Je reviens à l'observation qui me reste à placer dans cet article.

(Obs. 41.) Un tourneur, âgé de trente-quatre ans, d'un caractère vif et emporté, d'une forte constitution, faisant des efforts pour déplacer à lui seul une tonne d'eau-de-vie, se donna (pour me servir de ses propres expressions) *un tour de reins* très-violent, qui causa tout-à-coup un étouffement considérable et une douleur vive entre les épaules; bientôt après il survint de la toux, des palpitations de cœur, des réveils en sursaut extrêmement fréquens. Ces symptômes menaçans, loin de céder aux remèdes dont il fit usage, s'aggravèrent chaque jour de plus en plus, au point qu'il fut obligé de se rendre à l'hôpital de la Charité, où, pendant son premier séjour, il reçut des soins qui lui procurèrent beaucoup de soulagement. Il sortit de l'hôpital, mais il y rentra quatre mois après; alors l'effort qui semblait avoir donné naissance à la maladie datait de 20 mois.

Le 24 mars 1803, jour de son entrée à la clinique interne, ce malade était dans un état d'anxiété extrême; la respiration était *suffocative;* il sentait dans la région du cœur des douleurs vives qui lui arrachaient des cris, sur-tout pendant la nuit : il mourut deux jours après.

A l'ouverture du cadavre, je trouvai dans la cavité droite de la poitrine deux pintes de sérosité. Le poumon de ce côté était sain. La cavité thorachique gauche ne contenait qu'une très-petite quantité de liquide.

A la partie antérieure du médiastin, on voyait une tache purulente de la grandeur d'une pièce de douze sous, sans altération du cartilage de ce côté, à laquelle cette espèce d'ulcération répondait. Le cœur considéré avec son enveloppe, avait un volume au moins trois fois plus considérable que celui qui lui est naturel.

Sur la face externe du péricarde, on voyait un grand nombre d'appendices en forme de crêtes de coq, pâles et livides à leurs bases, d'un rouge très-vif à leur sommet. Ces excroissances n'étaient autre chose que des portions graisseuses, qui avaient éprouvé un mode particulier d'altération.

Le péricarde adhérait à tous les points de la face externe du cœur, par le moyen d'un tissu cellulaire très-serré.

Toutes les cavités du cœur très-dilatées contenaient beaucoup de sang noir et coagulé.

L'oreillette droite était tellement dilatée, que son appendice auriculaire avait entièrement disparu ; l'orifice auriculo-ventriculaire droit était très-dilaté, et la capacité du ventricule un peu augmentée ; les valvules tricuspides et celles de l'artère pulmonaire étaient en bon état.

L'oreillette et le ventricule gauches avaient acquis beaucoup d'ampleur. Les parois du ventricule étaient épaissies, et les valvules mitrales, garnies de quelques excroissances mollasses, comme charnues.

En examinant les tendons des piliers qui soutiennent ces valvules, on vit que deux d'entre eux avaient été anciennement rompus. Les extrémités de ces deux tendons étaient mousses, lisses et arrondis à l'endroit de leur rupture. On ne retrouvait pas sur le bord de la valvule l'endroit précis où ils devaient s'insérer avant leur rupture.

Les valvules de l'aorte n'étaient point altérées ; cette artère était dilatée au commencement de sa crosse.

Il y avait de l'eau dans l'abdomen ; les viscères de cette cavité étaient sains.

A ces deux exemples on peut ajouter celui que j'ai rapporté (Obs. 33.) Le fait qu'elle présente ne diffère des deux dont je viens de donner l'histoire abrégée, qu'en ce que la même altération semble s'être formée dans le premier cas par érosion, et dans ces deux derniers par rupture.

Chez les deux malades dont j'ai parlé dans cet article, la lésion paraît présenter aussi quelques différences, puisque celle du courrier était récente, tandis que chez le tourneur elle était plus ancienne. Dans l'un, une petite portion de l'organe était seule malade, dans l'autre la totalité du cœur, avec le temps, s'était altérée. Chez l'un et chez l'autre, le cœur, habitué à se mouvoir régulièrement, a singulièrement souffert de cette rupture. Dans le courrier, la maladie a pris une marche plus rapide, sans doute parce que la rupture s'était faite dans la substance même d'un gros pilier charnu. Chez le tourneur, la lésion, quoique non moins dangereuse, est devenue en quelque sorte chronique, parce que la rupture des tendons seulement s'était effectuée, et que les fibres charnues n'avaient point été rompues. Le résultat de cette rupture fut, pour le premier malade, une espèce d'ulcère interne, et pour le second une dilatation anévrismale.

Quoique les sujets de ces observations aient éprouvé une anxiété extrême et particulière, des douleurs vives, des symptômes effrayans, on conçoit que l'action de l'organe a dû être bien moins dérangée encore qu'elle ne l'aurait été, dans le cas où une rupture à-peu-près semblable aurait eu lieu dans la substance même des valvules ; ces voiles membraneux détachés des tendons qui les fixent, auraient pu flotter en liberté dans la cavité du ventricule ; quel désordre une telle lésion n'apporterait-elle pas dans les phénomènes de la circulation ?

Il paraît bien prouvé, par la marche précipitée, et les traces de la maladie, que chez le courrier la rupture a eu lieu subitement ; mais il n'en a pas été de même pour le tourneur, et la déchirure a pu ne pas être instantanée. En effet, un premier effort, dans ces sortes d'affections, n'est souvent qu'une cause prédisposante à la rupture, qui est ensuite déterminée par un nouvel effort, souvent beaucoup plus faible que le premier ; mais alors la partie déjà affaiblie par l'un, n'est pas en état de résister à l'autre.

ARTICLE III.

Des tumeurs au cœur, et autres états contre nature de cet organe.

A cet article appartient un grand nombre de faits dont la plupart ne me sont pas propres.

§. Ier.

En traitant des anévrismes du cœur en général, j'ai dit qu'il n'y avait que peu d'analogie entre eux et les anévrismes des membres ; j'ai même établi jusqu'à un certain point, les différences qui existaient entre ces deux maladies, et les points de rapprochement qu'on pouvait raisonnablement entrevoir entre elles. Un fait très-extraordinaire, et même unique, qui s'est présenté à mon observation, prouve que le cœur peut, outre les dilatations particulières qui lui sont propres, devenir le siège de tumeurs anévrismales entièrement semblables à celles dont les artères des membres se trouvent quelquefois affectées.

(OBS. 42.) Un nègre, âgé de vingt-sept ans, fut reçu à l'hôpital de la Charité le 17 octobre 1796. Le jour même de son entrée, ce malade était dans un état d'angoisses et d'anxiété inexprimables; on n'a pas pu recueillir l'histoire de sa maladie; la respiration était gênée et entrecoupée; il éprouvait peu de douleurs dans la poitrine, qui, d'ailleurs, résonnait bien dans toute son étendue; il se plaignait de ressentir une douleur violente vers la région de l'estomac, ainsi que vers celle du foie; le pouls était petit, serré, faible et fréquent. Le lendemain de son entrée à l'hôpital, il eut une hémorrhagie nasale si abondante qu'elle précipita l'instant de sa mort, qui arriva le jour même.

A l'ouverture du corps, on vit que le cœur avait conservé son volume naturel, mais la partie supérieure et latérale du ventricule gauche était surmontée d'une tumeur presque aussi volumineuse que le cœur lui-même, qui, par sa base, se confondait avec les parois de cet organe. Avant de parvenir au centre de cette tumeur, en incisant de dehors vers le centre, il fallait couper une couche comme cartilagineuse, un peu moins épaisse que les parois du ventricule. La substance qui formait cette tumeur avait, il est vrai, la consistance du cartilage, mais elle avait conservé l'apparence et la couleur des muscles. L'intérieur de cette tumeur contenait plusieurs couches de caillots assez denses, parfaitement semblables à ceux qui remplissent une partie de la cavité des anévrismes des membres, à cette différence près que la couleur de ces couches, comme lymphatiques, était plus pâle. Cette même cavité communiquait avec l'intérieur du ventricule, par une ouverture qui avait peu de largeur, et dont le contour était lisse et poli. Il était évident que cette tumeur s'était formée entre la substance charnue du cœur et la membrane qui lui est fournie par le péricarde qui était intimement adhérent à la superficie de cette poche.

Les valvules mitrales étaient épaissies et ossifiées.

L'estomac et les intestins grêles renfermaient beaucoup de sang presque pur et coagulé, suite évidente de l'hémorrhagie.

Comment expliquer la formation d'une tumeur semblable à celle dont je viens de donner la description? Serait-ce à une rupture incomplète des parois musculeuses intérieures du cœur qu'on pourrait l'attribuer? Dans cette supposition, une couche interne de la substance musculaire du cœur se serait-elle déchirée par une cause quelconque? Les couches externes, demeurées intactes, auraient-elles éprouvé une dilatation et formé une tumeur anévrismale?

Je ne dis rien des signes de la maladie dont je

viens de parler; il est impossible de les indiquer d'après un fait isolé. Dans ces sortes de cas, le praticien même le plus expérimenté, après avoir bien reconnu l'existence d'une maladie du cœur, s'exposerait à commettre une erreur dans la désignation particulière qu'il ferait de cette espèce de lésion, à moins que l'observation de nouveaux faits semblables ou analogues ne vienne jeter quelque jour sur la diagnostic.

On trouve consignées dans quelques ouvrages des descriptions de tumeurs qui se rapprochent de celle dont je viens de citer l'observation, sans avoir pourtant avec elle une parfaite analogie.

Un fait qui a le plus de rapport avec celui que je viens de publier, est ainsi énoncé dans les mélanges des Curieux de la Nature :

En faisant l'ouverture du corps d'un homme mort subitement, on trouva une tumeur membrano-charnue sur-ajoutée au cœur, auquel elle ressemblait par sa forme, et qu'elle égalait en volume. Cette tumeur était entourée de veines variqueuses, qui, par suite de leur déchirure, avaient fourni une hémorrhagie qui avait rempli le péricarde de sang.

On lit encore dans le même ouvrage que, dans un cas à-peu-près semblable, on découvrit à la base du cœur une tumeur de la grosseur d'un œuf de pigeon, environnée de plusieurs autres tumeurs plus petites, qui toutes, ainsi que la principale, étaient lisses et unies à leur surface, et contenaient dans leurs cavités un liquide semblable à de la lie de vin.

Quelques autres tumeurs encore ont été observées à la surface extérieure du cœur. Quoiqu'elles ne paraissent avoir aucun rapport avec celle dont j'ai donné la description tout-à-l'heure, je ne pense pas pour cela qu'il soit hors de propos d'en donner ici un exemple.

Morgagni, dans sa vingt-unième lettre, article 4, rapporte qu'un vieillard de soixante-quatorze ans, qui fréquentait les tavernes, et était, dans les dernières années de sa vie, devenu sujet aux inflammations du poumon, entra à l'hôpital de Padoue, n'éprouvant aucun des symptômes d'une maladie du cœur. Il mourut, et à l'ouverture de son corps, on trouva à la partie postérieure du ventricule gauche deux travers de doigt au-dessus de la pointe du cœur, un tubercule ayant le volume et la forme d'une cerise, dont la moitié était enfoncée dans la substance du cœur, et l'autre portion proéminait à sa surface. Cette tumeur ressemblait aux hydatides que l'on observe à la surface des autres viscères; en la perçant, on en fit sortir un peu de sérosité, etc.

Ce que *Morgagni* dit de cette tumeur ne prouve point qu'elle fût une véritable hydatide.

Les observations de *Rolfinkius*, qui a vu plusieurs hydatides à la circonférence du cœur, ne me paraissent pas plus précises. Il est possible que ces prétendues hydatides ne fussent que de simples kystes, qui ont pu se développer à la superficie du cœur, comme ils se forment à l'intérieur même de cet organe. Le seul exemple que je connaisse de ces sortes de kystes internes a été consigné par M. *Dupuytren*, dans le Journal de Médecine, octobre 1802.

§. II.

Perforation de la cloison des ventricules.

La perforation de la cloison des ventricules ou des oreillettes est aussi un des faits rares que j'ai rencontrés, et dont les observateurs ont donné quelques exemples. Les deux suivans me sont propres :

(Obs. 43.) Un enfant, âgé de douze ans et demi fut admis, le 21 avril 1797, à l'hôpital de clinique interne. Il était alors dans un état si fâcheux, qu'on avait lieu de craindre prochainement pour ses jours. Le mal dont il était affecté datait, suivant l'opinion du malade, de cinq mois seulement; mais aux palpitations violentes et rapprochées qu'il avait toujours éprouvées, on pouvait juger facilement qu'il y avait beaucoup plus de temps que le cœur était affecté de la lésion organique qui le tourmentait.

Lorsque cet enfant fut reçu à l'hôpital, son visage était bouffi, ses lèvres étaient violettes; les extrémités tant supérieures qu'inférieures ne paraissaient point infiltrées; la respiration était singulièrement gênée; la main, placée sur la région du cœur, sentait un battement peu régulier, accompagné d'un bruissement particulier très-remarquable. Cependant le pouls était d'une régularité surprenante, mais petit, faible et facile à étouffer. Les palpitations étaient fréquentes et revenaient par accès, accompagnées d'une suffocation menaçante. Le malade ne pouvait rester couché, il se trouvait moins mal quand il était assis, et mieux encore, incliné en avant. Les urines coulaient fréquemment et en assez grande quantité.

Pendant le court séjour qu'il fit à l'hôpital, sa maladie fit des progrès effrayans. Il fut mis à l'usage d'une boisson diurétique, et des anti-spasmodiques les plus puissans, mais l'emploi de ces moyens ne procura, ainsi qu'on l'avait prévu, aucun soulagement.

Le 24 il eut un accès de suffocation plus fort que ceux qu'il avait éprouvés jusqu'alors, et qui paraissait devoir terminer sa vie; mais ce paroxisme se dissipa, et le malade, quelques instans après, se trouva sensiblement mieux qu'il n'avait été depuis long-temps. Bientôt des symptômes plus alarmans reparurent encore; et cet enfant, entré le 21 avril, mourut le 25, après une agonie de dix ou douze heures, pendant laquelle tout son corps était couvert d'une sueur froide, et sa bouche laissait échapper une écume jaunâtre.

A l'ouverture de la poitrine, les poumons parurent dans l'état naturel; ils étaient seulement un peu flasques.

La cavité du péricarde contenait une petite quantité de liquide épanché.

Le volume du cœur était considérablement augmenté, et ce viscère paraissait bien plutôt appartenir à un homme de haute stature et de vigoureuse constitution, qu'à un sujet aussi jeune.

Les oreillettes ne présentaient rien autre chose

de remarquable que leur augmentation de capacité.

Les parois du ventricule droit étaient plus épaisses qu'elles ne le sont ordinairement. La cloison des ventricules avait conservé son épaisseur naturelle ; cette même cloison, à l'endroit de la naissance de l'artère pulmonaire, était percée d'une ouverture ronde qui pouvait admettre l'extrémité du petit doigt. Cette ouverture communiquait directement avec la cavité du ventricule gauche ; les bords en étaient lisses et blanchâtres dans toute leur étendue. A la partie supérieure du pourtour du trou on apercevait deux petits tubercules charnus de couleur rougeâtre.

Les parois du ventricule gauche avaient conservé leur épaisseur ordinaire. Dans la cavité de ce ventricule, immédiatement au-dessous d'une des valvules sygmoïdes de l'aorte, on voyait l'ouverture gauche du trou dont j'ai parlé.

La valvule semi-lunaire aortique au-dessous de laquelle il se trouvait situé, était corrodée et en partie détruite. Elle formait une espèce de petite frange qui se présentait à l'orifice de communication, sans le boucher entièrement ; de sorte que le sang, poussé par le ventricule gauche dans la cavité de l'aorte, pouvait, lorsque ce ventricule gauche cessait d'agir, refluer, à la faveur de la destruction de la valvule sygmoïde, dans le ventricule droit, en traversant l'ouverture contre nature, dont la direction semblait cependant être du ventricule droit vers la cavité du gauche.

Une question importante qui, d'après les détails

de l'observation, d'après même l'examen du cadavre, me paraît encore indécise, c'est celle de savoir si l'ouverture que j'ai décrite existait chez ce sujet depuis sa naissance ; alors ce serait un véritable vice de conformation : ou bien si elle s'était formée accidentellement par rupture ou par érosion ; car, dans ce cas, elle devrait être mise au rang des maladies organiques. La disposition lisse et comme tendineuse des bords de l'ouverture, semblerait militer pour la première opinion; d'un autre côté, l'érosion de l'une des valvules semi-lunaires qui se propageait jusque sur le pourtour de l'ouverture, l'existence des tubercules dont j'ai parlé, etc., etc., pourrait engager à embrasser la seconde.

La perforation de la cloison des ventricules a quelque analogie avec la persistance du trou ovale, dans l'homme déjà avancé en âge. Les modifications que ces différens états pathologiques impriment à la circulation me paraissent se rapprocher tellement, que ce ne sera qu'après avoir rapporté un exemple de la dernière affection dont je viens de parler, que je me livrerai à la considération des effets de l'un et de l'autre de ces états contre nature.

(Obs. 44.) Un postillon, âgé de cinquante-sept ans, ayant reçu de violens coups de poing sur l'épigastre, éprouva pendant les trois premières semaines qui suivirent ce mauvais traitement, des lypothimies fréquentes, des douleurs vives dans la région frappée, et de la difficulté à respirer. Ce temps, pendant lequel le malade garda le lit, étant écoulé, les douleurs se calmèrent, les défaillances devinrent moins fréquentes, et cessèrent enfin tout-à-fait ; mais la difficulté dans la respiration resta la même pendant quelques mois, après lesquels un nouvel accident donna naissance à de nouveaux symptômes. Un corps pesant tomba sur l'épigastre de ce malade, et bientôt après, aux premiers accidens, se joignirent des palpitations accompagnées de dyspnée, et de tiraillement dans le médiastin antérieur; dès-lors il lui fut impossible de monter plusieurs degrés sans s'arrêter souvent pour reprendre haleine.

Quand le malade entra pour la première fois à l'hôpital de clinique interne, son premier accident datait de deux ans, et le second de seize mois. Alors le corps de cet individu était dans un état d'embonpoint remarquable ; la figure était d'un rouge tirant sur le violet ; il éprouvait souvent des palpitations fortes et irrégulières ; la respiration était assez tranquille lorsque le malade restait en repos, mais au moindre mouvement elle devenait fréquente, pénible, bruyante ; le pouls était d'une irrégularité extrême ; la poitrine résonnait moins bien à gauche qu'à droite ; on ne voyait point d'enflure des extrémités ; l'appétit était bon, la digestion presque naturelle, l'urine ne coulait pas facilement. Par le premier examen que j'avais fait du malade, je m'étais assuré de l'existence d'une lésion du cœur; je penchais pour désigner plus particulièrement la lésion des cavités droites : j'apercevais de la singularité dans les symptômes; mais je n'osai cependant pas en déterminer précisément la véritable espèce.

Une saignée, des apéritifs, quelques anti-spasmodiques allégèrent bientôt ces premiers symptômes. Après être resté trente-cinq jours à l'hôpital, le malade en sortit, pour y rentrer trois mois après dans un état plus fâcheux. Outre la difficulté de respirer, les étouffemens, les palpitations qui le tourmentaient d'abord, l'enflure des jambes, la tuméfaction de l'abdomen, et une toux fatigante et opiniâtre étaient survenus ; le pouls était plus irrégulier que jamais ; à peine le malade était-il assoupi, qu'il se réveillait en sursaut, et menacé de suffocation. Pendant ce second séjour, il fit usage de l'hydromel composé, de tisanes apéritives, de loochs scillitiques, du vin amer et diurétique. Après quarante-un jours de l'emploi de ces moyens, les symptômes étant devenus beaucoup plus supportables, et l'enflure du ventre et des extrémités étant totalement dissipée, il sortit encore de l'hôpital le 18 octobre 1802 ; mais je prédis qu'il y rentrerait bientôt.

En effet, après avoir vaqué pendant 52 jours à ses occupations, des accidens de même nature que les premiers l'obligèrent à revenir faire un troisième séjour au même hôpital, d'où il sortit de nouveau le 8 septembre 1803, pour y rentrer en dernier lieu le 25 octobre suivant. La face alors était *vultueuse*, de couleur rouge pourpre ; les lèvres étaient injectées et bleuâtres, la voix étouffée, la respiration bruyante, sifflante et se faisant avec une difficulté extrême ; les palpitations étaient fréquentes, douloureuses et étendues, le ventre tuméfié, les urines rares et bourbeuses, le sommeil interrompu par de fréquens accès de suffocation ; l'appétit était encore assez bon.

Le traitement fut dirigé d'après les mêmes vues que celui qui lui avait été administré plusieurs fois. Par l'usage du vin amer et diurétique, de quelques boissons apéritives, d'évacuations sanguines opérées soit par les saignées, soit par l'application des sangsues, je parvins à lui rendre une apparence de santé toujours consolante pour lui, mais jamais satisfaisante à mes yeux. Peu de temps après, en effet, les moyens les plus efficaces n'agirent plus que faiblement, la diathèse séreuse prédomina, les étouffemens augmentèrent, une douleur très-vive se fit sentir vers la région du cœur ; un vésicatoire appliqué sur le point douloureux fit bientôt disparaître cet épiphénomène, que je regardai comme péripneumonique ; les lypothimies se renouvelèrent fréquemment, les anxiétés devinrent extrêmes. Le malade ne pouvant plus conserver quelque temps la même position, on suspendit alors l'emploi de tous moyens actifs pour s'en tenir à quelques boissons agréables au goût. Le 22 mars 1804, les symptômes devinrent plus violens encore. Cependant la face perdait un peu de sa couleur, et l'on pouvait remarquer une altération sensible dans les traits. Le 27, la figure parut beaucoup plus décomposée. Enfin le malade expira, comme suffoqué, le lendemain à trois heures du matin. Il y avait alors trois ans qu'il était malade, et plus de cinq mois que, pour la quatrième fois, il était rentré au même hôpital.

Quand je fis l'ouverture, la figure était tuméfiée et violette dans tous ses points. Les tégumens du corps étaient très-infiltrés; l'infiltration était surtout remarquable à la partie latérale gauche de l'abdomen, où l'on voyait une tumeur large, très-résistante au toucher, et qui n'était cependant formée que par l'infiltration plus considérable là que dans tout autre point du tissu cellulaire.

La poitrine percutée résonnait bien dans toute l'étendue du côté droit et dans le tiers supérieur du côté gauche; mais dans les deux tiers inférieurs de ce même côté, le son qu'elle rendait quand on la frappait était presque nul.

La cavité du crâne n'offrit rien de remarquable.

La poitrine ouverte, je vis que le poumon droit avait un très-grand volume, quoiqu'il fût sain, crépitant et libre de toute adhérence; que le poumon gauche également crépitant, avait contracté des adhérences avec la plèvre costale; que le péricarde très-dilaté occupait la plus grande partie de la cavité gauche de la poitrine, qu'il refoulait le poumon en haut, et renfermait au moins une pinte de sérosité claire et citrine, dans laquelle baignait le cœur, qui se présentait lui-même avec un volume beaucoup plus considérable qu'il n'aurait dû être, malgré la forte stature de l'individu.

L'oreillette droite était très-dilatée; ses parois, beaucoup plus dures, étaient aussi plus épaisses qu'elles ne le sont ordinairement; leur surface interne était garnie de colonnes charnues, aussi fortes que celles qui, dans l'état naturel, se voient à l'intérieur du ventricule gauche. L'orifice de communication entre cette oreillette et le ventricule du même côté, était dilaté et si ample, qu'on pouvait, avec aisance, y placer l'extrémité de quatre doigts réunis. Les valvules tricuspides avaient une étendue proportionnée à la dilatation des cavités et de l'orifice de communication ; leur organisation n'était point altérée. La cavité du ventricule droit était énorme ; il y avait une disproportion étonnante entre cette cavité et celle du ventricule gauche ; les parois de ce même ventricule droit étaient très-épaissies et garnies intérieurement de colonnes charnues, plus saillantes et plus fermes que dans l'état ordinaire.

L'oreillette gauche paraissait avoir beaucoup plus d'ampleur qu'elle n'en a communément ; mais ses parois avaient l'épaisseur d'une simple membrane, et leur surface intérieure, lisse et blanchâtre, ne laissait apercevoir aucune trace des colonnes charnues qu'on y aperçoit ordinairement. La cloison qui sépare les deux oreillettes avait, en raison de l'agrandissement de leurs cavités, acquis beaucoup d'étendue. La fosse ovalaire, que l'on voyait sur sa partie moyenne, avait bien deux pouces de diamètre ; cette fosse était percée d'un trou de forme ovale, ou plutôt inégalement circulaire du diamètre de plus d'un pouce ; les bords de cette ouverture étaient minces, lisses, blanchâtres et comme tendineux. La disposition de ces bords ne permettait pas de décider si ce trou était dirigé plus particulièrement de l'une de ces cavités dans l'autre.

L'orifice auriculo-ventriculaire gauche était un peu dur et blanchatre; il était assez rétréci; on pouvait cependant encore y introduire l'extrémité de l'un des doigts.

Les valvules mitrales étaient un peu épaissies et rugueuses vers leurs bords, ainsi qu'à leur base.

La cavité du ventricule de ce côté était extrêmement petite; on aurait à peine pu y loger un corps du volume d'une noix. L'épaisseur des parois musculaires était peu augmentée; elles étaient un peu plus dures que dans l'état naturel, sans doute à cause de leur rétraction sur elles-mêmes.

L'artère aorte avait à sa naissance très-peu de diamètre; elle n'offrait aucune autre particularité.

L'artère pulmonaire était très-dilatée à son embouchure, et même vers sa division. Les valvules semi-lunaires de cette artère avaient acquis beaucoup d'étendue, sans être autrement altérées.

Le canal artériel était transformé en un ligament qui n'était percé d'aucun conduit.

Les viscères abdominaux paraissaient en général sains. L'estomac était intérieurement d'un rouge très-vif. Le foie paraissait un peu gonflé, sans être très-gorgé de sang.

Lorsque j'observai la perforation de la cloison du ventricule sur le sujet de l'observation 43e, je ne connaissais alors d'autre fait analogue que celui cité par *Sénac*, tome II, page 414; depuis cette époque, deux cas de perforation à peu près semblable à celle dont j'ai donné la description, ont été observés, l'un par M. *Dupuytren*, l'autre par M. *Beauchêne* fils.

Voici l'observation rapportée par *Sénac*, d'après *Pozzis*.

Un jeune homme, âgé de vingt-sept ans, était tourmenté par des palpitations ; des saignées très-fréquentes lui procuraient quelque soulagement, mais il mourut dans une syncope.

Le cœur avait un volume extraordinaire ; les deux ventricules étaient réduits à une seule cavité qui contenait seize onces de sang ; la substance musculaire était extrêmement exténuée ; les artères coronaires s'étaient fort alongées ; elles étaient tellement rétrécies qu'elles ne pouvaient plus recevoir de sang; la veine cave était fort dilatée, elle formait une espèce de réservoir ou d'oreillette, où le sang se ramassait.

J'ai donné un exemple de l'existence du trou ovale, de sa dilatation même, dans l'homme adulte. Je trouve dans la XVIIe lettre de *Morgagni* une observation qui a, avec celle que j'ai rapportée, assez d'analogie, pour trouver place ici.

Une jeune fille qui, depuis sa naissance, avait toujours été dans un état de maladie et d'abattement continuel, respirant avec beaucoup de peine et ayant la peau de couleur livide, mourut à l'âge de dix-sept ans.

Le cœur était petit, son sommet arrondi, le ventricule gauche avait la forme qui distingue ordinairement le droit, tandis que le droit était conformé ainsi que l'est naturellement le gauche ; mais le ventricule droit, quoique plus grand, avait cependant des parois plus épaisses ; l'oreillette droite était aussi beaucoup plus charnue et deux fois plus grande que la gauche. Le trou ovale établissait entre ces deux cavités une ouverture de communication, qui pouvait admettre le petit doigt. Des trois valvules tricuspides, une seule avait ses justes proportions, les deux autres étant plus petites qu'elles ne le sont ordinairement. Les valvules de l'artère pulmonaire étaient à leur base dans l'état naturel; mais elles se trouvaient cartilagineuses vers leur bord supérieur, et présentaient même dans cet endroit un point osseux; par leurs bords libres, elles étaient tellement unies entre elles, qu'il ne restait plus pour le passage du sang qu'une ouverture de la largeur d'une lentille. Cette ouverture était garnie de productions membraneuses, comme charnues, placées de manière à suppléer les valvules, en permettant la sortie du sang, et en empêchant le retour.

La perforation de la cloison des ventricules chez le sujet de l'obs. 43e, la persistance, ou plutôt même la dilatation du trou ovale chez celui de l'obs. 44e, imprimaient nécessairement à la circulation des modifications auxquelles ont dû naissance plusieurs des accidens qui ont précédé la mort de ces deux individus. Or, quels sont ces modifications et leurs effets pour les résultats chimiques de la respiration, et les phénomènes de la circulation?

Si, pour répondre à la première de ces deux questions, on examine quels doivent être les effets principaux d'une telle subversion des lois de la circulation, on pourra voir que la totalité du sang qui, après avoir parcouru le système vasculaire artériel, doit être porté par les veines dans les cavités droites du cœur, et par l'artère pulmonaire dans les poumons, pour y réparer les pertes qu'il a faites dans la circulation générale, n'est, dans ce cas, présenté qu'en partie à l'influence revivifiante de l'air atmosphérique; qu'une portion du sang rapporté aux cavités droites par les veines caves, au lieu d'être poussée dans le poumon par ces cavités, rentre immédiatement dans les cavités gauches, pour repasser dans la circulation générale, avant d'avoir été préalablement réparée par l'acte de la respiration. Il entre donc dans le cœur gauche, n'ayant point acquis tout ce qu'il devait acquérir, ni perdu tout ce qu'il devait perdre, dépourvu par conséquent en partie du stimulus nécessaire pour déterminer l'action régulière et facile de cet organe; il parcourt ensuite les différentes parties du corps, non seulement plus ou moins privé de particules vivifiantes et réparatrices, mais imprégné d'autres qu'il aurait dû perdre et qui doivent aussi troubler l'action et la fonction régulière et facile de toutes les parties auxquelles il va s'offrir ou qu'il parcourt.

Outre les résultats fâcheux qui doivent naître, pour toutes les parties du corps et pour toutes leurs fonctions, de l'altération chimique du sang, suite nécessaire des lésions dont je fais l'histoire, il est des effets, en quelque sorte mécaniques, qui en proviennent et qui ne paraissent pas moins pernicieux; c'est la dilatation anévrismale de l'une ou de toutes les cavités du cœur. Dans les deux faits que j'ai cités, les cavités droites étaient dilatées; elles l'étaient même, sur-tout dans le second cas, avec épaississement de leurs parois ; ce qui, joint à la disposition même de l'ouverture, dans la première observation, prouve assez bien que le sang était chassé du ventricule droit dans le gauche.

Ainsi quand les parois de l'une de ces cavités (dans la perforation de la cloison des ventricules) ont, pour se contracter, une force supérieure à celle des parois du ventricule opposé, le sang, au lieu d'être chassé par une seule ouverture (l'aorte ou la pulmonaire), trouve une double issue ; une portion du sang entre dans l'artère pulmonaire, quand c'est le ventricule droit qui se contracte avec plus de force, en même temps qu'une autre portion du même liquide passe par l'ouverture contre nature dans la cavité du ventricule gauche. Le sang est donc poussé à la fois en partie dans l'artère pulmonaire, et en partie dans le ventricule gauche par le trou de communication : une portion de ce sang, tout veineux, est donc envoyée sans avoir subi ses mutations et ses réparations vivifiantes aux diverses parties du corps; il en reflue sans doute aussi un peu dans le ventricule droit pour se remêler de nouveau au sang veineux, etc., etc. ; qui pourra jamais dépeindre avec précision le tumulte du cœur dans son action, le trouble général porté dans tous les organes par l'impression d'un sang aussi mal ensemble dans ses élémens, dans son action stimulante, réparatrice, etc., etc., etc. ?

Il en sera de même lorsqu'au lieu de la perforation de la cloison des ventricules, on examinera celle de la cloison des oreillettes. En effet, si la droite se contracte avec plus de force, le sang passera partie dans l'oreillette gauche par le trou ovale, et partie dans le ventricule droit, qui le transmettra aux poumons, *et vice versá* pour l'oreillette gauche.

De ces considérations, on pourrait peut-être inférer que dans ces sortes de cas j'admets le passage du sang veineux dans les cavités gauches, et son mélange avec le sang artériel, sans admettre le passage du sang artériel dans les cavités droites, et son mélange avec le sang veineux. Mais j'observe que je n'ai prétendu appliquer ces explications qu'aux seuls faits dont j'ai tracé l'histoire, et dans lesquels je pense que les choses se passaient ainsi. Peut-être un jour aura-t-on occasion de faire l'observation inverse, c'est-à-dire qu'on pourra rencontrer des cas dans lesquels l'une ou l'autre des perforations dont j'ai parlé existant, les cavités gauches du cœur auraient acquis ou conservé une force prépondérante; alors le sang artériel des cavités gauches étant poussé dans les droites, il en résulterait nécessairement le mélange du sang artériel avec le sang veineux, et non, comme dans le premier cas, du veineux avec l'artériel.

Les distinctions que je fais ici de ces différens mélanges peuvent paraître peu importantes au premier aspect; mais en y réfléchissant un peu, il sera facile de sentir que le mélange du sang artériel avec le sang veineux dans les cavités droites doit altérer l'économie animale d'une toute autre manière que le mélange du sang veineux avec le sang artériel dans les cavités gauches. Ainsi, dans le premier cas (celui du passage du sang artériel dans les cavités droites qui contiennent le sang veineux), quelle doit être la fonction principalement dérangée? C'est sans contredit la sanguification ou les changemens chimiques que le sang doit subir dans le poumon, parce que la respiration, au lieu d'agir sur un sang privé, comme il doit l'être lorsqu'il entre dans les artères du poumon, de plusieurs principes qu'il doit avoir perdus dans la circulation générale, sera déjà chargé d'une partie des élémens qui doivent lui être fournis par l'acte même de la respiration, d'un sang en un mot qui n'a presque plus besoin d'une élaboration qu'il vient de subir à l'instant.

Dans le second cas au contraire (celui du passage du sang veineux dans les cavités gauches qui renferment le sang artériel), l'économie sera lésée dans les principes de la nutrition, parce que le sang mélangé que le cœur gauche poussera dans les artères du corps ne sera que jusqu'à un certain point propre à la nutrition. En effet, il se trouvera composé en partie de sang veineux, qui contient moins de principes propres à être assimilés, et qui en contient peut-être au contraire de nuisibles. Il résultera de ces divers mélanges des altérations très-différentes par leur nature, mais qui, bientôt devenues générales, pourront peut-être se rapprocher par leurs symptômes, et seront bientôt confondues par leurs effets : quels seront d'ailleurs les résultats de ces diverses subversions de la circulation pour l'excitation des organes en général, et du cerveau en particulier ? Quels seront les effets du contact du sang noir sur les parties qui doivent être incessamment excitées par le sang rouge ? Les expériences de *Bichat* (1) semblent répondre à ces questions d'une

---

(1) *Bichat*, Recherches physiologiques sur la vie et la mort.

manière assez précise; et d'ailleurs une discussion plus approfondie de ces considérations nous entraînerait au-delà de notre objet, sans nous conduire à d'autre résultat peut-être que celui de nous prouver l'insuffisance de nos connaissances.

De quelque manière au surplus que l'on se représente le trouble de l'action du cœur, et les effets particuliers ou généraux qui en dérivent nécessairement; et quoiqu'il soit constant, d'après la disposition des parties, que, dans les cas précipités, le sang a dû passer plus fréquemment du ventricule droit dans le gauche, que du gauche dans le droit, les phénomènes de la maladie et sa fin n'en prouvent pas moins qu'une semblable lésion, soit de naissance, soit acquise, est tôt ou tard nécessairement mortelle.

Considérations et réflexions sur la Maladie bleue.

Long-temps avant la publication de la première édition de cet ouvrage, j'avais indiqué dans mes leçons la coloration habituelle de la face en violet-bleuâtre comme un symptôme appartenant le plus souvent aux lésions organiques du cœur, et particulièrement à ses cavités droites, ainsi qu'au système veineux général qui est sous leur dépendance plus immédiate. Mais ne philosophant que d'après mes propres observations, et à mesure qu'elles se présentaient, je n'en avais point encore recueilli d'assez nombreuses pour affirmer que cette coloration particulière fût un effet constant de la perforation des cloisons du cœur, ni pour déterminer à quel degré d'intensité cette couleur remarquable pouvait être portée. Les observations qui m'ont manqué ont été faites depuis, et ont engagé, mal à propos et trop précipitamment je crois, les auteurs qui les ont recueillies à donner le nom d'*Ictère bleu*, de *Maladie bleue*, à ce phénomène de coloration de la peau, effet nécessaire de la maladie du cœur née de la perforation de ses cloisons. D'autres médecins, par une erreur plus grave, en ont fait une maladie particulière qu'ils ont attribuée à une espèce de cachexie scorbutique.

Plusieurs faits de ce genre observés en peu de temps par M. Cailliot, professeur distingué de l'école de Strasbourg, l'ont engagé à appeler l'attention des médecins sur ce point intéressant. Trois observations qu'il adressa en 1807 à la société de l'école de Médecine de Paris lui fournirent quelque temps après le sujet d'un mémoire présenté à la société des sciences de Strasbourg. Ces faits, rapprochés de ceux du même genre que j'ai déjà consignés dans cet ouvrage, et de plusieurs autres extraits de différens auteurs, ne peuvent manquer de jeter quelque jour sur le vrai caractère de la maladie que l'on a nommée improprement *Ictère bleu*, *Maladie bleue*, et à laquelle on a prétendu assigner des causes qui lui sont tout-à-fait étrangères ; voici ces observations :

(*Obs. I.*) Un enfant, âgé de 11 ans, remarquable par une teinte bleuâtre de toute la face, fut présenté, dans le courant de 1801, à M. Duret, professeur d'anatomie à Brest. Cette coloration subsistait dès la plus tendre enfance, et n'avait d'abord été accompagnée d'aucune altération notable dans l'exercice des fonctions. A l'âge de seize mois, l'enfant éprouva, pour la première fois, des mouvemens convulsifs; il perdit connaissance, et son visage devint entièrement violet.

Depuis cette époque, les syncopes se renouvelèrent fréquemment, et toujours avec les mêmes circonstances. Elles étaient ordinairement déterminées par quelque effort, et sur-tout par de violens emportemens auxquels cet enfant, extrêmement irascible, se livrait à la moindre contradiction. Il devenait alors tout-à-fait livide et paraissait comme asphyxié; en appliquant la main sur la région du cœur, à peine y pouvait-on sentir un léger frémissement. On parvenait à retirer le malade de cette situation effrayante, soit en exerçant des frictions sur la poitrine, soit en irritant la membrane pituitaire par des odeurs très-pénétrantes. A cinq ans l'enfant éprouva une hémorragie nasale qu'on eut beaucoup de peine à arrêter; il était très-sensible au froid, et ne pouvait faire le moindre exercice sans se sentir très-oppressé. Enfin les accès s'étant rapprochés de plus en plus, cet enfant mourut le 19 avril 1801, en faisant des efforts pour aller à la garde-robe.

A l'ouverture du cadavre, les tégumens de la face, de la poitrine et des membres supérieurs, étaient d'une teinte violette tirant sur le noir. Cette couleur était encore plus prononcée à l'extrémité des doigts et des orteils; les intestins et tous les autres viscères abdominaux étaient de couleur brune foncée; on eût dit que tous les vaisseaux avaient été injectés avec de l'encre. La coloration des organes renfermés dans les autres cavités était la même; à peine pouvait-on distinguer dans le cerveau la substance corticale de la substance médullaire.

Le cœur plus volumineux que dans l'état naturel, et gorgé de sang, présenta les lésions suivantes; le trou ovale conservé établissait une communication entre les deux oreillettes. Cette ouverture avait environ quatre lignes de diamètre. La cloison qui sépare les ventricules présentait une ouverture assez grande pour admettre le doigt, et dont le contour était parfaitement lisse. L'aorte ayant été ensuite fendue, suivant sa longueur, au-dessus des valvules sygmoïdes, on vit que l'orifice de cette artère embrassait l'ouverture qui établissait communication entre les ventricules.

L'orifice de l'artère pulmonaire très-étroit ne présentait que deux valvules sygmoïdes. Cette artère, plus rétrécie encore au-dessus de son origine, augmentait ensuite de diamètre en s'éloignant du cœur; ses tuniques étaient plus minces que dans l'état naturel.

Le canal artériel, complètement oblitéré, se rendait dans la sous-clavière gauche : celle-ci donnait naissance à la carotide du même côté, tandis que la carotide et la sous-clavière droites naissaient par deux trous séparés.

Enfin l'examen de la poitrine offrit pour dernière particularité un thymus très-considérable.

(*Obs. II.*) A la même époque et dans la même ville, un enfant de 3 ans, nommé Guignard, restait habituellement couché; il était très-faible et d'une maigreur extrême; son visage était d'un rouge-violet; ses gencives tuméfiées saignaient avec la plus grande facilité; les doigts et les orteils se terminaient par une espèce de tête arrondie, recouverte d'une peau plus fine, plus luisante et plus livide que celle du visage.

Les parens, questionnés sur l'origine et les progrès de la maladie, apprirent que cet enfant avait été, à deux mois, attaqué de la coqueluche; qu'à cette époque le visage avait pris une teinte rouge, et que depuis cette couleur avait toujours été en augmentant d'intensité, même après la disparition de la toux; enfin que l'enfant était devenu chaque jour plus faible et plus languissant, et que son accroissement avait été singulièrement retardé.

Cet enfant, comme celui qui fait le sujet de l'observation précédente, était sujet à des syncopes qui s'annonçaient par une difficulté extrême de respirer, et étaient le plus souvent accompagnées d'une lividité générale de la peau, et quelquefois au contraire d'une pâleur très-marquée.

Le 4 décembre 1803, Guignard rendit beaucoup de sang par la bouche, et tomba dans un sommeil profond à la suite de cette hémorragie. Le 6, autre hémorragie plus effrayante que la première, suivie d'un nouvel assoupissement qui se prolongea deux jours, au bout desquels le malade mourut.

A l'examen du cadavre, la peau n'était violette qu'à l'extrémité des doigts. On remarquait cependant çà et là quelques taches semblables à des échymoses.

Le cœur situé transversalement dans la poitrine avait sa base directement tournée du côté droit.

L'oreillette droite distendue par un sang noir, en partie fluide et en partie coagulé, étoit à elle seule aussi volumineuse que le reste du cœur. Le trou ovale conservé pouvait admettre une sonde de femme. Les parois du ventricule droit étaient d'une épaisseur considérable, et sa cavité rétrécie ne renfermait qu'une petite quantité de sang.

Après avoir incisé ce ventricule suivant la direction de son axe, on essaya de faire pénétrer une sonde dans l'artère pulmonaire, mais cet instrument s'engagea aussitôt dans l'aorte. On ouvrit alors le ventricule gauche dans toute sa longueur, et l'on aperçut vers la base de la cloison une large ouverture qui établissait communication entre les ventricules. Pour pénétrer ensuite dans l'artère pulmonaire, il fallut recourir à un stylet, tant l'orifice était rétréci. Le canal artériel oblitéré allait aboutir à la sous-clavière gauche ; celle-ci fournissait la carotide primitive, tandis que les artères correspondantes du côté opposé formaient, dès leur origine, deux troncs séparés. Enfin la position du cœur avait tellement changé les rapports de l'aorte, que celle-ci, au lieu de se contourner autour de la bronche gauche, embrassait dans sa courbure la bronche droite, et passait derrière l'extrémité inférieure de la trachée artère, pour aller gagner le côté gauche de la colonne vertébrale.

(OBS. III.) M. Cailliot vit encore à Brest, à la même époque, un enfant de 9 ans qui présentait absolument les mêmes phénomènes que ceux qui avaient été remarqués sur le sujet de la première observation :

oppression habituelle et qui augmentait par l'exercice; impression désagréable par l'exposition à une température froide; hémorragies nasales; syncopes déterminées par des efforts, des accès de colère, etc.; mais sur-tout lividité très-marquée de la face, tout enfin se retrouvait chez celui-ci comme chez le premier.

Aux observations précitées de M. Cailliot, j'ajouterai les suivantes :

Un enfant de Glascow, âgé de deux mois (1), est attaqué tout-à-coup d'une difficulté de respirer qui va jusqu'à une suffocation imminente; en même temps la peau du visage, des doigts et des orteils devient livide et presque noire. Les accès, qui se renouvellent fréquemment, affectent une sorte de périodicité; ils augmentent bientôt en durée et en intensité; ils reparaissent tous les jours vers dix heures du matin, et se prolongent pendant plusieurs heures. Dans le temps de l'accès, la respiration est courte, stertoreuse, le pouls petit, fréquent et intermittent, le visage tuméfié et livide, la température du corps sensiblement diminuée.

L'application de la chaleur calmait mieux les accidens que tous les autres moyens employés dans cette vue.

Cet enfant meurt à l'âge de dix mois dans le cours d'un accès.

A l'ouverture du corps, on trouve le cœur très-volumineux, les vaisseaux coronaires très-gorgés de

(1) Tirée des commentaires de médecine, publiés en Angleterre par Duncan.

sang; l'aorte, dont le diamètre était fort considérable, provenait de l'un et de l'autre ventricule par deux orifices, dont chacun pouvait admettre l'extrémité d'un doigt. Le trou ovale n'était pas entièrement oblitéré; les valvules sygmoïdes de l'artère pulmonaire étaient petites, adhérentes entre elles et ossifiées vers leur base.

Dans un supplément non traduit du traité d'anatomie pathologique du docteur Baillie, on trouve un fait plus extraordinaire encore que celui qui est consigné dans la dernière observation, qui, d'ailleurs, a une analogie presque complète avec celle de Sandifort que je citerai bientôt.

Le sujet de cette observation est un enfant qui vécut deux mois, pendant lesquels la peau fut constamment de couleur bleue, et sensiblement froide au toucher.

A l'examen du cadavre, on trouva que l'artère pulmonaire naissait du ventricule gauche, tandis que l'aorte prenait son origine dans le ventricule droit. Le canal artériel et le trou botal étaient conservés; sans cette disposition, il n'eût existé aucune communication entre le système aortique et le système pulmonaire; aucune portion du sang veineux rapporté par les veines caves au cœur n'eût pu arriver au poumon. Ainsi, dans ce cas extraordinaire, loin de considérer ces communications comme la cause de la maladie, on doit plutôt les considérer comme une ressource employée par la nature pour la conservation, éphémère à la vérité, de l'individu.

Dans une thèse soutenue en 1805 à Wittemberg en Saxe (*Programma de morbo cœruleo*), on trouve une observation du même genre, qui a pourtant cela de particulier que l'individu qui en est le sujet vécut jusqu'à vingt-neuf ans.

A l'ouverture du corps on trouva le cœur trois fois plus gros, et ses parois d'un pouce plus épaisses que dans l'état ordinaire. Cet organe était d'un tissu très-dense, sa couleur brune, ses cavités et ses vaisseaux étaient remplis d'un sang noir et coagulé. Les valvules sygmoïdes étaient ossifiées, et le ventricule postérieur offrait les traces d'une ossification commençante. Le trou botal et le canal artériel étaient ouverts, le premier très-amplement. L'artère pulmonaire était rétrécie, l'aorte au contraire plus ample que dans l'état naturel. Tous les viscères abdominaux étaient de couleur brune.

Pour rendre complet le tableau de ces sortes de jeux de la nature, qui paraissent renverser toutes les notions physiologiques, je crois devoir dire ici deux mots de l'observation rapportée par *Sandifort*, dans son ouvrage intitulé : *Observations anatomico-pathologiques.*

Un enfant ayant joui d'une bonne santé pendant la première année de sa vie, fut, au commencement de la seconde, attaqué de tous les symptômes qui caractérisent la maladie la plus fâcheuse de l'organe de la circulation. Cette affection, dont il serait trop long de rapporter ici les détails, devint, pendant les douze années que vécut ce sujet, de plus en plus dangereuse. Après ce temps enfin il succomba à une maladie qui, par sa nature, semblait devoir entraîner beaucoup plus promptement sa perte.

A l'ouverture du corps de cet enfant, on observa, outre l'existence du trou ovale et une dilatation du ventricule droit, que l'aorte, au lieu de prendre naissance du ventricule gauche seulement, avait une embouchure dans chacun des deux ventricules.

Un fait qui a beaucoup de rapport avec celui-ci a été vu par *Stenon*, et rapporté par *Th. Bartholin*, dans les actes de Copenhague; mais son observation a été faite sur un embryon qui présentait trop de vices de conformation pour ne pas être mis au rang des monstres.

Il résulte de toutes ces observations, ainsi que M. Cailliot l'a très-bien pensé, que cet état morbifique, auquel on a donné le nom de *Maladie bleue*, est bien plus fréquent qu'on ne le pensait il y a peu de temps encore; que loin d'être, ainsi que quelques médecins l'ont dit, le résultat d'une sorte de cachexie scorbutique, cet état, d'après le témoignage des faits, est bien plus souvent produit par un vice d'organisation du cœur, soit naturel, soit accidentel, qui établit une communication contre nature entre les cavités droites et les cavités gauches, d'où résulte la transposition d'une certaine quantité de sang veineux, et son mélange avec le sang artériel.

Quel que soit alors l'état contre nature; que l'ouverture de communication se trouve placée entre les oreillettes ou entre les ventricules; que l'aorte naisse des deux ventricules, ou que le canal artériel soit conservé, ou bien encore que plusieurs de ces circonstances existent simultanément dans le même sujet, l'effet sera toujours à peu de chose près le même, et la maladie sera plus ou moins prononcée, suivant que les communications contre nature, plus ou moins nombreuses ou plus ou moins amples, permettront à une quantité de sang veineux plus ou moins considérable de se mêler au sang artériel.

J'en ai dit plus haut assez pour faire sentir combien est facile l'explication des principaux phénomènes de la prétendue maladie bleue, tels que la coloration de la peau, la gêne de la respiration, la fréquence des syncopes, la diminution de la chaleur vitale, et enfin la mort prématurée et quelquefois subite de la plupart des sujets de ces observations.

En comparant les effets que produit lentement ce genre de maladie organique à ceux qui résultent plus promptement des diverses espèces d'asphyxies, n'y pourrait-on pas démontrer une analogie frappante ? n'y en aurait-il pas une également remarquable entre cet état et celui dans lequel on observe un certain nombre d'enfans au moment de la naissance, sur-tout après les accouchemens plus ou moins laborieux ? Leur figure est plus ou moins bleue-violette, et l'habitude même du corps présente quelquefois à un haut degré la même teinte : chez tous, le corps est d'une température froide au toucher.

Une remarque bien importante à ce sujet, et dont l'expérience m'a convaincu, c'est que le moyen le plus sûr de retirer le nouveau né de cette espèce d'asphyxie est de le tenir près d'un feu clair et de frotter doucement la tête et tout le corps avec des linges doux et fortement chauffés. Cette pratique doit être employée avec persévérance, et elle est bien préférable à toutes les espèces d'aspersions que les accoucheurs ont l'habitude de mettre en usage; leur action stimulante est trop faible, et le liquide aspergé toujours froid ou se refroidissant promptement, diminue encore la température déjà trop basse de l'enfant et compromet sa vie, que réfocillent bien mieux, soit comme stimulant, soit comme matière de la chaleur, les frictions *douces*, *sèches* et *chaudes* dont j'ai parlé. Ce qui fortifierait, s'il en était besoin, ce que j'avance sur l'utilité de ce moyen, c'est l'analogie qui n'aura pas échappé au lecteur attentif entre l'état du fœtus dont je viens de parler, et cette disposition remarquée dans les observations précitées des enfans qui étaient plus sujets au froid, et dont l'habitude du corps même paraissait plus froide que dans l'état naturel. Ces considérations, au surplus, pourraient être poussées beaucoup plus loin, et fournir même la matière d'un mémoire extrêmement important.

Il est prouvé dans les exemples que je viens de citer que la coloration permanente de la face et des tégumens en bleu tenait aux communications contre nature des cavités du cœur entre elles; cependant plusieurs faits ne me permettent pas d'affirmer qu'il en soit toujours ainsi. Quelques observations semblent prouver que ces communications peuvent exister sans que la coloration soit bien remarquable; mais alors tous les autres symptômes de la maladie organique n'en sont pas moins sensibles, et si l'on peut alors commettre une erreur, ce n'est que dans la désignation stricte de l'espèce particulière de lésion.

Remarquons enfin avant de terminer cet article, sur lequel il y aurait beaucoup encore à dire, que l'on peut regarder la rupture de l'espèce de membrane qui tend à oblitérer le trou ovale, ou plutôt peut-être son décollement par un effort considérable, comme une des causes accidentelles de cette maladie; tel est le cas de l'enfant chez qui cette maladie parut à la suite d'une violente coqueluche.

La diminution de la chaleur vitale dans les sujets des observations citées est un fait qui tend à éclairer sa production. N'est-on pas aussi en droit d'avancer que la persistance du trou ovale, pour expliquer la fonction du plongeur, est une fable ou une grande erreur; car comment concevoir que ce trou puisse exister depuis la naissance jusqu'à un âge avancé, sans avoir jamais altéré une santé devenue robuste le plus souvent chez les plongeurs? C'est certainement un point de physiologie à revoir.

§. III.

Occlusion du trou ovale dans le fœtus.

L'occlusion du trou ovale dans le fœtus me paraît devoir trouver ici naturellement sa place : elle a été moins fréquemment observée que l'existence de cette ouverture dans l'homme adulte. Cette différence tient sans doute à ce qu'on ouvre plus rarement les enfans morts-nés ou qui meurent peu de temps après leur naissance. L'état contre nature dont je m'occupe semble devoir entraîner des accidens plus prompts et plus graves que celui dont je viens de traiter.

Vieussens, dans son traité de la structure du cœur, chapitre VIII, page 35, rapporte l'histoire d'un enfant extérieurement bien conformé, qui avait depuis sa naissance la respiration difficile, la voix faible et rauque, la couleur de toute l'habitude du corps plombée, les extrémités froides, et qui ne vécut que trente-six heures.

Les poumons étaient très-gonflés, leurs vaisseaux très-gorgés de sang; le ventricule droit du cœur, ainsi que l'artère pulmonaire, très-dilatés; on ne trouvait aucun vestige de l'existence du trou ovale.

Le sang, dans ce petit individu, ne pouvant passer de l'oreillette droite dans la gauche, comme cela a lieu dans l'état naturel du fœtus, était donc obligé de suivre la même route qu'il parcourt dans la circulation de l'homme adulte; mais comment ce fluide pouvait-il pénétrer, traverser les poumons dans l'état d'affaissement où ils se trouvent à cette époque de la vie, sans éprouver un obstacle presque insurmontable? De là la dilatation du ventricule droit et de l'artère pulmonaire; de là encore l'engorgement et l'endurcissement du poumon, ainsi que l'engouement des vaisseaux sanguins de cet organe. De là aussi la couleur plombée de tout le corps par l'engorgement des veines capillaires cutanées, et de tout le système veineux, jusqu'aux cavités droites du cœur gorgées elles-mêmes de sang, qui ne pouvait être projeté dans les poumons imperméables. Le danger de cet état contre nature aurait sans doute été bien plus grand, si le canal artériel n'eût existé, pour suppléer, au moins en partie, à l'ouverture naturelle et nécessaire qui manquait dans ce petit sujet.

§. IV.

Des vers trouvés dans le cœur. — Je pourrais grossir ce paragraphe d'un grand nombre d'observations tirées de différens auteurs, qui ont prétendu avoir trouvé des vers, soit dans la cavité du péricarde, soit dans celle du cœur; mais comme la plupart de ces histoires paraissent tenir beaucoup plus du merveilleux que du vrai; comme d'ailleurs je ne connais aucun praticien moderne auquel un seul fait semblable se soit présenté, c'est-à-dire qui en ait publié l'observation, je me dispenserai de rapporter celles déjà consignées dans plusieurs ouvrages d'anatomie pathologique.

Je remarquerai seulement qu'un esprit prévenu rencontrera facilement des vers dans le cœur, à l'ouverture des cadavres, en prenant pour ces insectes des concrétions lymphatiques blanches cylindriques, ou quelquefois aplaties, que l'on retire des vaisseaux dans lesquels la partie blanche du sang s'est coagulée, et qui ressemblent, assez mal pourtant, à des vers lombrics, et quelquefois à des bandes plates. Il est très-possible que cette circonstance en ait imposé à quelques auteurs anciens, qui, sur cet article, comme sur beaucoup d'autres, se sont montrés, en général, bien plus amis du merveilleux qu'on ne l'est aujourd'hui, et qui, certes, n'avaient guères l'habitude d'ouvrir les cadavres et d'y jeter un coup d'œil observateur, sans préventions comme sans préjugés.

CINQUIÈME CLASSE.

DES ANÉVRISMES DE L'AORTE.

Considérations générales. — Les anévrismes artériels ont été, dans les nosographies chirurgicales, divisés en deux grandes classes, sous les dénominations d'anévrismes *vrais* et d'anévrismes *faux*.

Si l'on convient, 1° de nommer *vrai* l'anévrisme dans lequel on pense que toutes les tuniques de l'artère sont dilatées ; 2° de nommer *faux, circonscrit,* celui dans lequel une de ces tuniques est rompue ou déchirée, tandis que les autres, ou seulement la cellulaire, ont éprouvé une dilatation, le plus grand nombre des anévrismes de l'artère aorte semble appartenir à la classe de ceux que l'on a nommés *vrais* : je dis *le plus grand nombre*, parce que quelques anévrismes de ce gros tronc artériel se rapprochent jusqu'à un certain point de l'anévrisme *faux* dont je viens d'assigner brièvement les principaux caractères (1).

---

(1) On remarquera, sans doute, que je ne donne point ici de définition précise des anévrismes *faux* et *vrais*; c'est qu'aujourd'hui, plus que jamais, on ignore le sens exact de ces dénominations, sur-tout depuis que le professeur *Dubois* et M. *Dupuytren* ont présenté à la Société de l'École de Médecine des pièces anatomiques qui semblent prouver ce que plusieurs auteurs avaient déjà avancé, que, dans certains cas, la membrane interne des artères pouvait faire hernie à travers une rupture de la tunique

Avant de traiter des causes, des effets, des signes et des moyens curatifs, applicables aux anévrismes vrais, je crois devoir faire quelques observations sur l'espèce d'anévrisme faux de l'aorte dont je viens de parler.

ARTICLE PREMIER.

De l'Anévrisme faux *de l'aorte.*

Les cas dans lesquels on observe les lésions organiques que je désigne sous le nom d'*anévrismes faux* de l'aorte ne paraissent pas fort rares, et méritent d'autant mieux de fixer l'attention, que, quoique analogues aux anévrismes faux des artères des membres, la théorie dont on se sert pour rendre raison de la formation de ceux-ci paraît, en quelque sorte, insuffisante pour expliquer le développement de ceux-là.

Avant d'entrer dans la discussion que cet aperçu peut faire naître, il est à propos, je pense, de citer quelques faits d'anatomie pathologique, qui constatent l'existence des anévrismes de l'artère aorte, auxquels je donne la dénomination de *faux*.

Dans le nombre des faits d'anatomie patholo-

---

fibreuse, et, par son extension, tapisser toute la surface interne d'une poche anévrismale. J'observerai pourtant à ce sujet qu'il est bien difficile de croire que l'organisation de la membrane interne des artères puisse se prêter assez pour tapisser, sans être déchirée, la surface intérieure de certains anévrismes de l'aorte quelquefois très-volumineux.

gique, modelés et déposés dans les cabinets de la faculté de Médecine de Paris, se trouvent placées deux affections de l'aorte qui me paraissent mériter, sous bien des rapports, le nom d'anévrismes *faux*.

L'une de ces pièces, inscrite sous le n° 26, représente un cœur surmonté de la crosse de l'aorte. Cette artère, depuis sa naissance jusqu'à la fin de sa courbure, paraît avoir éprouvé une dilatation qui n'est pourtant pas bien considérable; mais sur la partie droite de la convexité de cette courbure on remarque une tumeur anévrismale du volume d'une balle de paume. Les parois de cette poche, extérieurement blanchâtres, sont, en dedans, inégalement marbrées en gris et en violet; l'épaisseur de ces parois est de deux lignes environ. La cavité de la tumeur s'ouvre dans celle de l'aorte par une ouverture de forme circulaire, qui peut avoir dix lignes de diamètre; les bords de ce trou sont lisses, arrondis, et semblent avoir la même épaisseur que les parois mêmes du vaisseau. Ces parois, à l'endroit de l'ouverture, ne sont pas plus dilatées que par-tout ailleurs, et ne forment point une espèce de cul-de-sac au fond duquel serait percée l'ouverture en question; on dirait bien plutôt que le trou de communication, entre l'artère et la poche anévrismale, aurait été fait comme à l'emporte-pièce; de sorte que, placée au-dessous des orifices des trois artères qui forment l'aorte ascendante, cette ouverture, si elle avait un peu moins de diamètre, pourrait être prise pour l'embouchure d'un quatrième tronc artériel rangé sur la même ligne, erreur jusqu'à un certain point excusable, puisqu'il n'est pas extrêmement rare de voir les artères sous-clavière et carotide droites naître séparément de l'aorte, au lieu de provenir, ainsi qu'on l'observe le plus ordinairement, du tronc commun de l'artère innominée.

La seconde des pièces anatomiques dont je parle est inscrite sous le n° 27. Elle représente un anévrisme tout semblable à celui que je viens de décrire; sa position est à-peu-près la même. Son volume est beaucoup moins considérable, et ne surpasse pas la grosseur d'une noix; il s'ouvre dans la cavité de l'aorte par une ouverture proportionnellement aussi considérable que celle qui existe dans le premier fait rapporté; l'artère aorte, dans ce dernier cas, n'est pas aussi dilatée que dans le premier.

Un fait plus remarquable encore est celui que j'ai sous les yeux.

L'aorte, sur cette pièce anatomique, très-bien conservée, ne paraît dégénérée en rien de ses conditions naturelles, jusques à l'articulation de la dernière vertèbre du dos, avec la première des lombes; dans ce point même le tube artériel n'est point dilaté; on aperçoit seulement, à la partie postérieure de la cavité de l'artère, au lieu correspondant à la colonne vertébrale, une ouverture de forme ovale, ayant huit lignes de hauteur sur cinq de largeur, à bords lisses et arrondis. Cette ouverture communique dans la cavité d'une poche anévrismale du volume du poing. Les parois de cette poche sont, dans toute leur étendue, excepté postérieurement, formées par une substance membrano-fibreuse, plus épaisse que l'aorte elle-même. Ces parois semi-fibreuses sont remplacées postérieurement par la face antérieure des corps de la douzième vertèbre du dos, et de la première des lombes qui, tous deux, sont détruits, usés en presque totalité. Entre les deux enfoncemens produits par la destruction du corps des deux vertèbres que j'ai désignées, on voit saillir la substance ligamento-cartilagineuse intervertébrale qui est restée dans toute son intégrité.

Toutes ces parties osseuses étaient, dans l'intérieur de la tumeur, immédiatement en contact avec le sang qu'elle renfermait ; mais comme la cavité de la tumeur se prolongeait plus en haut qu'en bas, le jet de sang que fournissait l'ouverture de communication n'agissait que sur les parties situées directement derrière elle, c'est-à-dire, sur le corps de la douzième vertèbre du dos, et de la première lombaire.

Le mode de formation de ces sortes de tumeurs ne me paraît pas être expliqué d'une manière satisfaisante, en disant que ces affections sont formées par un véritable épanchement de sang dans une cavité que ce liquide se pratique dans le tissu cellulaire voisin, dont les feuillets réunis forment les parois.

Qu'on explique ainsi la formation des anévrismes des membres, peut-être cela est-il exact ; le tissu cellulaire abondant qui se trouve dans le voisinage peut, dans ce cas, être comprimé, aplati, transformé en membrane ; il se trouve, pour ainsi dire, situé entre deux forces comprimantes, qui sont, d'une part, la pression du sang, et d'une autre, la résistance des muscles, des parties voisines, et enfin de la peau. Mais les choses se passent-elles ainsi, lors du développement d'un anévrisme de l'aorte, du genre de ceux dont je viens de donner la description?

L'aorte, dans les diverses cavités du corps qu'elle parcourt, est, dans presque tous les points de son trajet, dans un tel état d'isolement, comparativement aux autres artères, qu'on ne peut guères compter sur le soutien que les parties voisines doivent prêter à sa tunique cellulaire, qui, par-là même, est abandonnée à toute son extensibilité. Lors d'une rupture de l'aorte, quand la mort ne survient pas sur-le-champ, il devrait donc se former une poche anévrismale, dont le volume deviendrait subitement énorme? Or, c'est ce qui n'arrive pas le plus communément, comme le prouvent d'ailleurs les trois cas que je viens de rapporter, dans lesquels les tumeurs anévrismales n'avaient pas acquis un volume bien remarquable.

Comment donc rendre raison de la formation des anévrismes de l'aorte que j'ai nommés *faux*? J'avoue que c'a toujours été et que c'est encore pour moi un mystère. Cependant deux faits que je vais rapporter pourraient, s'ils étaient étayés de quelques autres semblables, conduire à une explication plus satisfaisante; en voici l'histoire abrégée:

(Obs. 45.) Sur le cadavre d'un homme grand et maigre, mort dans l'hiver de 1799 à l'hôpital de la Charité, sans que j'aie pu connaître le genre de sa maladie, que je n'avais pas été à portée de suivre, j'observai (après avoir fait l'ouverture de la poitrine, et trouvé le cœur et les poumons en bon état), à la partie antérieure de la courbure de l'aorte, une petite tumeur de la grosseur d'une noix, de couleur noirâtre, que je pris, au premier aspect, pour une glande bronchique engorgée; mais ayant voulu enfoncer le scalpel dans sa substance, mon attention fut fixée par la résistance que j'éprouvai à inciser la membrane externe de cette tumeur. Je l'examinai plus attentivement, et j'acquis la certitude que c'était une vraie poche fibreuse qui, par sa base, adhérait intimement aux parois de l'aorte, avec laquelle elle paraissait même, en quelque sorte, confondue. Elle était formée par une membrane externe, de nature évidemment fibreuse, ayant environ deux lignes d'épaisseur. Cette espèce de kyste renfermait une substance moins consistante que du suif et d'une couleur rouge foncée, assez semblable d'ailleurs aux caillots de sang anciennement formés, qui adhèrent à l'intérieur des parois des poches anévrismales.

Je soupçonnai, d'après cela, que ce kyste communiquait avec la cavité du vaisseau auquel il était fixé; mais ce fut en vain que je cherchai l'ouverture de communication; les couches externes de l'aorte à l'endroit correspondant à la cavité du kyste étaient détruites, et l'épaisseur des parois du vaisseau était, dans ce lieu seulement, infiniment moins considérable que sur tout autre point.

Ayant ouvert longitudinalement l'aorte, je n'aperçus aucune ouverture de communication, mais je vis une tache grisâtre, livide, qui répondait à la base même du kyste.

Curieux de poursuivre la dissection de l'aorte sur ce sujet, je la découvris avec soin, en procédant de la poitrine vers le bas-ventre; je ne fus pas moins surpris de trouver sur cette artère, au-dessus du tronc de la céliaque, une tumeur un peu moins volumineuse, mais en tous autres points semblable à celle que j'ai déjà décrite.

En 1786, en disséquant pour d'autres recherches un sujet extrêmement avancé en âge, j'avais déjà fait une observation analogue sur l'aorte ventrale, qui me présenta deux ou trois tumeurs tout-à-fait semblables à celle-ci; les artères iliaques primitives m'en offrirent aussi de chaque côté une ou deux. Je ne poursuivis par alors l'examen ultérieur de ces tumeurs, mais je ne doute aucunement qu'elles ne fussent analogues à celle dont il s'agit ici.

Je ne sais si des observations de ce genre se sont offertes à d'autres praticiens; mais si l'on retrouvait de semblables tumeurs, n'aurait-on pas une explication facile et satisfaisante de la formation des affections que j'ai nommées anévrismes faux de l'artère aorte?

En effet, je suis très-disposé à croire que si le sujet de cette observation avait vécu plus longtemps, les tumeurs que j'ai observées, et qui avaient déjà usé une grande portion de l'épaisseur des parois de l'aorte, et altéré la couleur de sa membrane interne, auraient fini par percer tout-à-fait cette artère; alors le sang aurait pu passer plus ou moins librement dans la cavité de ce kyste, subitement transformé en tumeur sanguine, qui serait devenue plus volumineuse à mesure que le sang aurait opéré la dilatation de la poche fibreuse, et selon la facilité avec laquelle elle se serait effectuée.

Les tumeurs anévrismales dont j'ai parlé me paraissent avoir beaucoup d'analogie avec celles que je viens de décrire; mais elles présentent cette différence que déjà dans celles-là la communication était établie, tandis que dans les dernières, la cavité du vaisseau ne communiquait point encore avec l'intérieur du kyste; mais cette communication n'aurait pas tardé à s'établir, si l'individu avait fourni une plus longue carrière.

Si mes observations étaient un jour confirmées par plusieurs autres faits de même nature, le mode de développement de certains anévrismes de l'aorte serait bien différent de celui qu'on admet ordinairement.

En effet, ces anévrismes, loin de se développer de dedans en dehors par la dilatation d'une ou de toutes les tuniques artérielles, se formeraient au contraire de dehors en dedans par une sorte d'érosion, d'usure, et même de mort, si l'on peut s'exprimer ainsi, de ces mêmes tuniques. D'un autre côté, la poche anévrismale, au lieu d'être fournie par une ou plusieurs tuniques artérielles dilatées, serait formée en totalité par une poche membraneuse, fibreuse, adhérente, mais étrangère aux tuniques de l'artère.

Il reste encore, pour éclairer ce mode de formation, à savoir comment et de quoi se forme cette tumeur, comment et par quoi elle se développe, et si ce n'est pas par une action chimique que nous ne connaissons pas, par un âcre particulier, que l'humeur quelconque, inconnue aussi, mortifie la membrane interne du vaisseau qui présente cette tache grise et circonscrite, si ressemblante à une espèce de sphacèle, de brûlure, etc.

ARTICLE II.

De l'Anévrisme vrai *de l'aorte.*

§. Ier.

Considérations générales. En examinant, d'une part, le volume auquel les anévrismes de l'aorte parviennent en général; en considérant, de l'autre, que les anévrismes vrais des artères des membres ne restent vrais qu'autant qu'ils n'ont acquis que peu d'ampleur, on serait tenté de croire que les parois de l'aorte sont susceptibles de se prêter à une plus grande dilatation que celle des autres artères, avant d'éprouver la rupture qui survient quand l'extensibilité des parois artérielles est parvenue à son terme. Cependant, si l'on compare d'abord le diamètre de l'aorte à celui des autres artères, qui sont le plus exposées aux dilatations anévrismales, telle que la poplitée, on peut induire de cette comparaison que l'aorte ne parvient peut-être pas à un degré proportionnellement plus grand de dilatation que les autres artères, avant de perdre le principal caractère convenu de l'anévrisme vrai, c'est-à-dire l'intégrité de toutes les tuniques du vaisseau.

Les anévrismes vrais de l'aorte semblent suivre la même marche que ceux des autres artères, non-seulement dans leur développement, mais encore dans leur terminaison, qui ne présente d'autres différences que celles qui tiennent aux rapports divers que ces vaisseaux ont avec les parties voisines.

En effet, dans les cas d'anévrisme vrai, c'est lorsque la dilatation des parois d'une artère d'un membre est portée au plus haut degré, que la rupture des tuniques internes se fait, et qu'une hémorrhagie promptement mortelle aurait lieu, si le tissu cellulaire voisin, si les parties adjacentes ne s'opposaient à l'épanchement du sang, en formant à ce liquide une nouvelle poche dans laquelle il s'amasse, et forme une tumeur beaucoup plus volumineuse que celle qui existait avant.

Il en est absolument de même des anévrismes vrais de l'aorte. Lorsque la distension des parois de cette artère est parvenue au point où elles ne peuvent plus prêter, la rupture des tuniques amincies a lieu, si toutefois la mort ne survient pas avant. Cette rupture donne naissance, comme dans le premier cas, à une effusion de sang; mais, dans les grandes cavités, les parties environnantes et le tissu cellulaire voisin ne peuvent s'opposer à l'épanchement du sang, comme dans les anévrismes des artères des membres.

Il y a donc cette seule différence entre la rupture d'un anévrisme vrai de la poplitée, et celle d'un anévrisme également vrai de l'aorte, que dans le premier cas la déchirure des tuniques change un anévrisme vrai en une autre tumeur pareillement sanguine, que l'on a nommée anévrisme *faux consécutif*; tandis que dans le second une mort instantanée est le résultat inévitable de la même rupture.

Il n'existe donc pas positivement de différence dans la marche de ces deux affections. Si on pouvait, en effet, supposer l'aorte entourée d'une masse de tissu cellulaire, de muscles et de tégumens, la rupture d'un anévrisme vrai de cette artère ne serait plus dangereuse que celle d'un anévrisme de la poplitée, qu'en raison de la quantité plus considérable de sang que pourraient fournir à la tumeur nouvelle et le calibre de l'aorte, et sa proximité plus grande de l'organe central de la circulation, et l'impossibilité de tenter aucune espèce d'opération.

§. II.

Des causes des Anévrismes de l'aorte.

Quelles que soient, au surplus, les analogies de l'anévrisme vrai de l'aorte avec celui des autres artères, les causes du premier, qui seul nous occupe, peuvent se rapporter à deux chefs principaux que je vais indiquer.

Le premier chef se rapporte à tout ce qui tient aux dérangemens de la circulation, comme, 1° l'augmentation de la force impulsive du cœur ; 2° les obstacles apportés au cours du sang au-delà du point qui se dilate.

Au second se rattache tout ce qui peut occasionner ou favoriser un affaiblissement, une désorganisation quelconque dans une région des parois du vaisseau, comme les efforts violens, les coup portés sur l'extérieur de la poitrine, le transport d'un principe morbifique, quel qu'il soit, et parmi lesquels je suis porté à croire que l'on peut ranger le psorique, le dartreux, le rhumatisant, je n'ose pas nommer le vénérien, ni l'écrouelleux. Enfin je dirai un *âcre* quelconque que nous ne connaîtrons probablement jamais. Je sais, en avançant cette opinion, que je heurte celle de beaucoup de médecins, particulièrement parmi les modernes, et sur-tout parmi ceux que l'on appelle solidistes. Je n'entrerai point, à ce sujet, dans une discussion qui ferait un épisode trop long, et sans doute trop obscur dans le sujet que je traite. Mais je ne peux m'empêcher d'avouer, dans toute la franchise dont je suis capable, que n'ayant pas plus professé le solidisme que *l'humorisme* dans l'enseignement de la pratique de la médecine, l'observation, et ce que j'appellerai l'*instinct*, m'ont mille fois forcé d'admettre comme principe morbifique, destructeur puissant et rapide, quelquefois du solide vivant, un âcre délétère de la partie ou du point sur lequel il vient détonner ; produit étonnant et terrible d'un phénomène de chimie animale vivante, qui nous est à jamais caché !

Or la fixation d'un semblable agent sur les parois du vaisseau, en altérant, en diminuant, en anéantissant la force vitale et résistante d'un point ou d'une étendue quelconque des parois de l'aorte, détermine la maladie qui m'occupe. Je vais examiner succinctement chacune de ces causes, et je rapporterai en même temps quelques faits qui serviront aussi à l'histoire des signes, des effets et des différentes terminaisons de la maladie.

L'augmentation de la force musculaire du cœur rompt le rapport qui doit exister entre cet organe et l'aorte (considérés en tant que puissance et résistance), dans la cavité de laquelle il lance le sang avec trop d'impétuosité. Les parois de l'artère, alors trop faibles, cèdent insensiblement à l'impulsion trop vive du sang, et cette cause sans cesse agissante détermine la dilatation.

Je ferai remarquer, avant d'aller plus avant, un fait sur lequel les observateurs ne me paraissent pas avoir assez insisté : je veux parler de l'état dans lequel se rencontre très-fréquemment la convexité ou la partie supérieure de la crosse de l'aorte dans la plupart des cadavres. Elle offre une espèce de bosselure oblongue et adoucie, qui ajoute plus ou moins au diamètre qu'elle avait naturellement, et qu'elle aurait dû conserver. Dans cet état, toutes ses parois sont saines ; c'est une augmentation de calibre qu'on ne peut pas appeler un anévrisme, et qui n'en aurait jamais formé un. Ce n'est point à cette disposition qu'a succombé aucun des sujets sur lesquels elle se rencontre. On la trouve sur des individus de différens âges et des deux sexes, chez les hommes le plus souvent ; et, dans tous les cas, on ne peut s'empêcher de trouver la cause de cette ampleur particulière aux efforts du sang, projeté par le cœur avec une puissance excédant la résistance. Qui peut méconnaître, dans cet état, l'action des affections morales, des passions et de tous les actes musculaires qui augmentent momentanément et dix mille fois durant la vie la force de l'action du cœur? Je reviens aux dilatations portées au point de constituer un anévrisme.

L'observation suivante renferme l'histoire d'un anévrisme de l'aorte qui paraît pouvoir être attribué, du moins en partie, à cette cause.

(Obs. 46.) Un frotteur, âgé de 48 ans, éprouvait depuis trois mois de la difficulté dans la respiration ; il attribuait cette incommodité à un rhume qu'il avait eu à cette époque. Dans l'espace de ces trois mois, il se fit saigner une fois ; il n'en éprouva aucun soulagement. Il ressentait, en outre, une douleur intérieure entre les deux épaules. Espérant trouver quelque soulagement dans le repos, il discontinua ses travaux accoutumés, mais bientôt la violence du mal le força de se rendre à l'hôpital de clinique interne.

Les principaux symptômes qui se présentaient alors étaient la tuméfaction du visage, plus marquée du côté droit que du côté gauche, la coloration de la face en violet, l'élévation des parois gauches de la poitrine, l'infiltration des extrémités, une gêne très-grande de la respiration, qui était haute, fréquente, courte et sifflante, les inspirations ne paraissant jamais se faire complètement ; la poitrine percutée ne résonnait point du tout à la partie moyenne et supérieure du côté gauche. En plaçant la main sur la région du cœur, et même au-dessus, on sentait des frémissemens et un bruissement qui représentait, au toucher, ce que l'on sent en appliquant la main sur la poitrine des moribonds qui ont le râle. Le malade d'ailleurs ne pouvait se tenir couché, ni prendre un seul instant de repos.

A ces divers symptômes, il était facile de reconnaître un anévrisme de l'aorte, parvenu au point de mettre à chaque instant la vie du malade en danger.

Le lendemain du jour de son admission, l'état du malade était devenu beaucoup plus alarmant. Il passa la journée sur son séant, ayant le corps extrêmement incliné sur les cuisses. Il mourut le soir même, dans un accès de suffocation.

A l'ouverture du corps, je vis que le tissu cellulaire extérieur de la poitrine et de la gorge était infiltré.

La cavité droite de la poitrine contenait environ une livre de sérosité : la gauche en renfermait moitié moins.

Le poumon droit était infiltré ; celui du côté opposé paraissait petit et comprimé vers le sommet de la cavité de la poitrine.

Le péricarde contenait un peu de liquide séreux.

L'oreillette droite du cœur était sensiblement dilatée et gorgée de sang ; le ventricule droit était plus petit que dans l'état naturel ; le gauche, sans être dilaté, offrait des parois beaucoup plus épaisses et bien plus fortes qu'elles ne le sont ordinairement ; et déjà cette force du ventricule gauche non dilaté explique comment c'est la crosse de l'aorte qui, recevant la vive projection du sang par ce ventricule, trop fort pour céder, a dû subir une dilatation à laquelle le cœur se refusait : ainsi, encore une fois, la puissance l'a emporté sur la résistance.

Effectivement la crosse de l'aorte était devenue le siège d'un anévrisme très-considérable, qui avait comprimé la trachée et avait contracté avec elle des adhérences telles, que la partie antérieure de ses anneaux en était aplatie. Les parois de l'anévrisme étaient si minces à l'endroit correspondant à la trachée artère, qu'elles se déchirèrent dans ce point au moindre effort que l'on fit pour détruire les adhérences qui s'étaient formées. Les membranes de l'artère paraissaient exister à peine dans ce lieu, et être remplacées par ces couches lymphatico-sanguines qui, dans les anévrismes, s'appliquent successivement contre la face interne des parois du sac. Sans doute, si le malade ne fût mort suffoqué, la déchirure de la poche anévrismale n'aurait pas tardé à le faire périr d'hémorrhagie par la trachée artère.

Le sang, dans ce sujet, ne pouvait pénétrer qu'avec la plus grande peine dans l'artère pulmonaire, comprimée, à sa naissance, par la tumeur anévrismale de l'aorte. De là provenait l'engorgement sanguin des cavités droites, produit, d'un autre côté, par l'affluence du sang que les veines caves rapportaient à l'oreillette droite. Cet engorgement apportait sans doute au retour du sang dans le cœur, un obstacle et un retard considérables, qui devaient nécessairement influer sur la circulation.

Par ces causes, le sang forcé, pour ainsi dire, de rétrograder, éprouvait en même temps dans les principaux troncs de l'aorte, et particulièrement dans sa crosse, une résistance presque insurmontable ; il est aisé de concevoir les effets purement mécaniques d'une opposition de cette nature ; les efforts que le sang exerce alors latéralement contre les parois de l'aorte triomphent de la résistance de celle-ci, et en déterminent la dilatation.

J'ai placé en effet au nombre des causes des anévrismes qui tiennent aux dérangemens de la circulation les obstacles situés au-delà du point dilaté. En parlant, dans le paragraphe précédent, des obstacles au retour du sang vers le cœur, et de l'espèce de rétrocession de ce liquide qui en est l'effet, j'ai implicitement expliqué comment les obstacles placés dans le cours de la circulation, au-delà de la partie dilatée de l'aorte, peuvent être cause de ces dilatations mêmes. Dans cette circonstance, c'est toujours l'espèce d'opposition qui a lieu entre la colonne de sang poussée par le cœur, et celle qui stagne ou rétrograde dans les gros vaisseaux, qui détermine les efforts latéraux propres à donner naissance à la dilatation de l'aorte, dans le point de ses parois qui se trouve être le plus faible, en admettant toutefois que les parois du cœur soient assez vigoureuses pour surmonter la réaction qui doit se faire sur elles ; car si elles étaient trop faibles, ce serait nécessairement le cœur lui-même, et non l'aorte, qui deviendrait le siège de la dilatation.

Les obstacles apportés au cours du sang sont excessivement nombreux ; et sans parler ici de ceux qui se forment dans le tronc même des gros vaisseaux et de leurs branches principales, combien ces résistances prises, même dans les capillaires, par l'embonpoint, par les tumeurs, par les spasmes, par les infiltrations qui, quoique souvent consécutives, même à cet état, peuvent quelquefois y donner lieu, ne méritent-ils pas de considération?

Au second ordre des causes des anévrismes de l'aorte, j'ai rapporté tout ce qui peut déterminer ou seulement favoriser une désorganisation quelconque, produit par un affaiblissement des parois du vaisseau, par les efforts violens, par les coups portés sur l'extérieur de la poitrine, par les efforts de la toux, par le transport et la fixation d'un vice morbifique, d'un âcre particulier, sur les parois de l'artère, etc.

(Obs. 47.) Un scieur de marbre, âgé de 47 ans, d'une forte constitution, portait une hotte chargée du poids de 70 livres environ, lorsque, voulant s'éloigner d'une voiture qui passait près de lui, il se renversa brusquement en arrière; il ne fit pourtant pas une chute complète; il se soutint sur l'une de ses mains, et resta pendant un certain temps dans cette position forcée avant d'être secouru. Il continua ses travaux pendant quatre jours, après lesquels il survint un peu de gêne dans la respiration; il ressentit en même temps des battemens à la partie supérieure et droite du sternum, symptômes qui le déterminèrent à entrer à l'hôpital le 12 juillet 1800, huit jours après l'accident qui semblait avoir donné naissance à la maladie.

On voyait, à cette époque, une tumeur peu élevée au côté droit du sternum, au niveau de l'articulation de la première pièce de cet os avec la deuxième. La tumeur était sans changement de couleur à la peau ; on y sentait, on y voyait même des pulsations isochrônes à celles du pouls, dans l'espace de trois pouces à-peu-près de long, et de deux pouces de large. La respiration était très-gênée.

L'existence d'un anévrisme de l'aorte reconnue, on fit une saignée qui soulagea momentanément le malade. Le dixième jour de sa maladie, il se plaignit de douleurs dans l'épaule, et d'engourdissement dans le bras droit.

Le onzième jour, une seconde saignée rendit plus de liberté à la respiration. Dans la nuit suivante, si l'on en croit le malade, une tumeur très-volumineuse proéminente au-dehors, et comprimant en dedans le poumon, se manifesta vers le sein et l'aisselle gauches. Il lui sembla sentir le passage d'un fluide coulant de la tumeur droite dans celle du côté opposé ; au même instant il fut pris d'une oppression extrême et d'une défaillance.

Ces accidens se dissipèrent bientôt ; alors la tumeur gauche disparut sans laisser aucune trace de sa présence. Doit-on regarder ce phénomène, rapporté par le malade lui-même, comme réel ou comme imaginaire ?

Le treizième jour, la gêne de la respiration avait diminué ; mais la douleur de l'épaule était beaucoup plus forte.

Je regrette de n'avoir pu poursuivre plus loin cette observation ; mais comme la maladie restait à-peu-près stationnaire, le malade désira quitter l'hôpital, et il en sortit le 23 août suivant, dix-neuvième jour depuis son accident.

Cette observation est intéressante sous plusieurs rapports; d'abord en tant que causée par un effort violent, et à raison de la promptitude avec laquelle la tumeur s'est prononcée au-dehors, ce qui n'arrive ordinairement qu'au bout d'un temps plus ou moins long; 2° sous le rapport de l'engourdissement et de la douleur du bras du côté de la tumeur, phénomènes provenans très-probablement de la compression des nerfs, par la tumeur anévrismale. Ici la douleur était modérée, il n'y avait qu'un simple engourdissement, parceque la tumeur n'avait pas acquis un volume extraordinaire; mais on ne sera pas étonné dans d'autres cas, où elle serait plus volumineuse, de voir survenir des douleurs excessivement vives, et des paralysies complètes, contre lesquelles on ne peut employer aucun remède avec succès, parce que la cause est inattaquable. Ces douleurs et ces paralysies reconnaissent des causes parfaitement analogues à celles qui déterminent les mêmes symptômes dans les extrémités inférieures, quand il existe certains squirrhes de la matrice, ou, mieux encore, des ovaires, des tumeurs lymphatiques et autres anomales dans certaines régions du bas-ventre.

Les maladies aiguës ou chroniques du poumon paraissent contribuer puissamment à la formation des anévrismes de l'aorte, soit qu'elles agissent sur les parois du vaisseau, par l'intermède du sang dont le cours est toujours, dans ce cas, gêné ou ralenti, ce qui détermine l'engorgement du système vasculaire, soit que les parois de l'artère participant à l'affection de toutes les parties contenues dans la poitrine, éprouvent un affaiblissement morbifique quelconque. Les observations de ce genre sont trop communes pour que je m'arrête à en rapporter des exemples.

Plusieurs observations autorisent à penser que les virus psorique, herpétique, scorbutique, vénérien, etc. peuvent, sinon causer des dilatations anévrismales, au moins introduire dans le corps humain une singulière disposition à ces affections. Des faits sans nombre déposent en faveur de cette opinion; il est même des cas, rares à la vérité, dans lesquels il est difficile de ne pas admettre une sorte de diathèse anévrismale; par exemple, ma mémoire me garantit le fait suivant :

(Obs. 48.) En disséquant, en 1786, le cadavre d'un sujet de plus de 80 ans, pour préparer les leçons de splanchnologie du professeur d'anatomie de l'ancienne faculté de médecine, je me rappelle parfaitement avoir trouvé deux ou trois anévrismes le long de l'aorte ventrale; chaque tumeur était de la grosseur d'une noix environ. Chaque artère iliaque primitive et iliaque interne, des deux côtés, présentait aussi une dilatation anévrismatique. Je n'ai point fait de recherches ultérieures sur cette disposition : je me persuade aisément que j'aurais rencontré encore d'autres dilatations. C'est, je crois, une des plus remarquables observations en ce genre. J'ai cité déjà ce fait pag. 313.

Je tiens de feu mon collègue et mon ami M. *Le-*

clerc, qu'il avait observé (en 1806), sur le même sujet, un anévrisme de l'artère carotide primitive, et un de l'artère radiale.

Ces anévrismes multipliés ont été observés aussi sur les artères des membres.

(Obs. 49.) Au moment où j'écris, j'ai sous les yeux une pièce anatomique dans laquelle le cœur ne paraît pas avoir acquis une capacité plus grande que celle qui lui est naturelle. L'aorte, à sa sortie du cœur, a conservé son diamètre ordinaire ; mais de la partie antérieure du sommet de sa courbure, s'élève une tumeur anévrismale plus grosse que le poing ; la base de cette tumeur occupe la partie supérieure de la crosse de l'aorte, dans l'étendue de deux pouces et demi environ. L'aorte, avant d'entrer dans la tumeur, est un peu dilatée ; quand elle en sort elle paraît, au contraire, légèrement rétrécie. Douze ou quinze lignes au-dessous de la première poche anévrismale, on voit, sur la partie postérieure de l'aorte, une seconde tumeur de même nature que la première, mais beaucoup moins volumineuse, ayant la grosseur et la forme d'un petit rein. J'ai observé, dans le cours de l'an 1802, un fait analogue, dont voici les principales circonstances :

(Obs. 50.) Un cuisinier de la maison de S. M., âgé de trente-huit à quarante ans, d'un tempérament sanguin, violent, ressentait depuis long-temps des battemens obscurs vers la région épigastrique, de la difficulté de respirer, et de la douleur dans les reins ; il attribuait ces différens symptômes à un rhumatisme.

Il survint à ce malade une hydrocèle de la tunique vaginale, qui fut opérée et radicalement guérie par mon collègue M. *Boyer*.

Ce cuisinier jouissait, depuis quinze jours, d'une santé en apparence très-bonne, quand il mourut subitement en s'efforçant d'aller à la garde-robe.

Je trouvai, à l'ouverture de la poitrine, dans la partie droite de cette cavité, une masse rouge de sang coagulé, nageant dans une sérosité jaunâtre; les caillots et la sérosité qui formaient cet épanchement pouvaient être du poids de six livres. Le cœur était dans l'état naturel. La crosse de l'aorte était devenue le siège d'une dilatation anévrismale, remarquable par son volume. Le commencement de l'aorte descendante participait à cette dilatation; le tube de l'aorte semblait ensuite se rétrécir pour traverser le diaphragme, mais aussitôt après son passage à travers ce muscle, elle se dilatait de nouveau pour former une tumeur anévrismale un peu moins considérable que la première. Cette tumeur s'était développée au-dessus du tronc de l'artère céliaque, avait soulevé le centre aponévrotique du diaphragme qui lui servait de coiffe, et était parvenue à user et à percer ce centre aponévrotique, qui présentait deux déchirures par lesquelles le sang s'était subitement épanché dans la cavité droite de la poitrine, ainsi que je l'ai dit plus haut.

Comment expliquer la formation de ces anévrismes multipliés sans admettre une faiblesse organique dans les parois des artères, une disposition particulière à éprouver les dilatations dont je parle, ou, comme j'ai hasardé de le mettre en avant, sans croire à la présence de quelque âcre comme corrosif, agissant sur divers points du système artériel?

En admettant l'existence antérieure de l'anévrisme de l'aorte pectorale dans le premier cas, de celui de l'aorte ventrale dans le second, on pourrait considérer ces affections premières comme des obstacles apportés à la circulation, et appliquer au développement des premiers l'explication mécanique de l'opposition des deux colonnes de sang, qui font alors des efforts latéraux sur les parois du tube artériel; mais si l'on embrassait cette opinion, il faudrait auparavant expliquer pourquoi l'anévrisme primitif n'était pas le plus considérable, puisqu'il avait eu à supporter pendant plus long-temps l'effort du sang, et pourquoi les tumeurs situées sur la crosse de l'aorte, qui, dans cette supposition, seraient les plus récentes, avaient acquis un volume trois ou quatre fois plus considérable que la tumeur pectorale dans la première observation, et une grosseur égale à celle de l'anévrisme de l'aorte ventrale dans le second. Quelle que soit d'ailleurs l'opinion que l'on embrasse, elle ne sera jamais dégagée d'incertitude et d'obscurité, et la curation de ces maladies n'y aura guère gagné.

Je n'ai point traité en détail des effets des contusions qui, lorsque la tumeur anévrismale paraît aussitôt après le coup reçu, agissent sans doute en opérant la déchirure d'une partie de l'épaisseur des parois du vaisseau. Dans le cas où les contusions ne causent le développement des anevrismes qu'après un temps fort long, il est probable que les parois contuses, et comme désorganisées, ont perdu une partie de leur force et de leur ressort, et que le sang distend peu-à-peu ces parois incapables d'une réaction ou d'une résistance suffisante.

J'ai rangé la toux violente et prolongée dans le nombre des causes fréquentes des dilatations anévrismales de l'aorte ; si elle ne suffit pas toujours pour donner seule naissance à cette affection, on ne peut nier qu'elle ne joue un rôle important sous le rapport des progrès rapides qu'elle peut faire faire à la maladie.

Je suis loin de croire avoir traité de toutes les causes des anévrismes de l'aorte ; un volume suffirait à peine pour renfermer toutes les considérations qu'aurait fait naître l'histoire de cette maladie; pour me renfermer dans les bornes que je dois mettre à cet article, je me suis contenté d'indiquer les principales et les plus communes de ces causes; je ne me suis d'ailleurs proposé que de communiquer quelques observations qui me sont propres, et sur-tout d'indiquer les points de rapprochemens qu'offrent les anévrismes de l'aorte, avec les maladies du cœur, but principal de mes recherches et spécialement de cet ouvrage.

§. III.

Des effets des Anévrismes de l'aorte.

Les effets des anévrismes de l'aorte peuvent être considérés sous deux points de vue principaux :

1° Sous le rapport des dérangemens qu'ils produisent dans les phénomènes de la circulation, et des résultats pernicieux qu'entraîne la lésion de cette fonction elle-même.

2° Relativement aux effets mécaniques de ces sortes de tumeurs.

Comme je traiterai des effets résultans des dérangemens de la circulation dans les corollaires, je n'en dirai rien dans ce chapitre, où j'exposerai seulement les effets mécaniques des anévrismes de l'aorte.

Les effets mécaniques des tumeurs dont il est question varient comme leur position, leur volume, leur forme et leurs rapports avec les parties environnantes.

Quelle que soit leur position dans les cavités thorachique ou abdominale, les anévrismes de l'aorte se prononcent au-dehors, ou ils se portent plus particulièrement dans l'intérieur de ces cavités; et dans ces deux cas ils produisent des effets différens que je vais examiner successivement.

En général, les effets mécaniques des anévrismes de l'aorte sont beaucoup moins insupportables aux malades quand ces tumeurs se prononcent au-dehors, que lorsqu'elles restent cachées dans l'intérieur d'une grande cavité, parce que la compression des viscères contenus est beaucoup moins grande dans le premier cas que dans le second.

Les tumeurs anévrismales de l'aorte thorachique ne peuvent se prononcer au-dehors qu'en soulevant les parois solides de cette cavité, ou bien en usant jusqu'à destruction les parties osseuses qui s'opposent à leur développement. Quelques auteurs ont admis, pour expliquer l'usure, la destruction, quelquefois assez prompte, des parties osseuses voisines de l'anévrisme, la présence d'une humeur corrosive, ichoreuse, primitivement fournie par les parois mêmes de ces tumeurs, et déterminant dans ces parties une érosion, une espèce de carie. Le seul examen attentif des os en partie détruits par des tumeurs de cette nature, fait penser que les choses ne se passent pas ainsi, et que c'est bien plutôt une véritable usure produite par les battemens continus de ces sortes de tumeurs, et par la pression constante qu'elles exercent sur les parties osseuses. Si, d'ailleurs, la seule inspection ne suffisait pas pour prouver ce que j'ai avancé, l'intégrité presque constante des cartilages, et sur-tout de la substance ligamento-cartilagineuse intervertébrale, n'est-elle pas une preuve que ces destructions ne se font pas par érosion, mais bien par pression ou par usure? Si une humeur corrosive, ichoreuse, était l'agent de ces destructions, les substances cartilagineuses, et sur-tout cartilagino-ligamenteuses, ne seraient sans doute pas plus ménagées que les parties osseuses, et les parties environnantes auraient aussi beaucoup à souffrir par l'espèce d'épanchement ou tout au moins de contiguïté de cette humeur ichoreuse et corrosive, tandis que le dégât produit est toujours rigoureusement borné aux parties en contact immédiat et actif de la part de la tumeur pulsante.

On ne peut se refuser à penser que, dans les cas d'usure des os voisins, les parois mêmes de la tumeur n'éprouvent aussi un amincissement quelconque; mais, ainsi que l'a très-bien observé *Verbrugge*, outre l'élasticité qui rend l'usure de ces parties moins facile, leur nutrition qui se fait avec beaucoup plus d'activité que celle des os, repare aussi bien plus promptement les pertes qu'elles ont faites.

S'il fallait encore une autre preuve que le défaut d'élasticité et de souplesse convenables est la cause de la destruction des os, je citerais des cas dans lesquels certains os, la clavicule, par exemple, sont restés intacts, par cela seul que la laxité de leurs articulations était assez grande pour leur permettre de se luxer.

Quand les tumeurs anévrismales de l'aorte restent cachées dans l'intérieur de la poitrine (car je m'occupe plus particulièrement de celles de cette cavité), leurs effets varient comme leurs rapports avec les parties ou les organes adjacens.

L'effet principal de la présence de ces tumeurs, celui qu'on retrouve dans tous les cas, c'est la gêne de la respiration, suite inévitable de la compression permanente tantôt de la trachée, tantôt de sa bifurcation ou des premières divisions des bronches, des poumons eux-mêmes, etc.; à quoi il faut ajouter aussi le tiraillement du larinx, l'applatissement du conduit aërien, l'engorgement sanguin des organes pulmonaires, etc. De là, outre la gêne de la respiration, un râlement, la raucité, un sifflement particulier très-reconnaissable, et tant d'autres modes d'altération de la voix qui en imposent aux observateurs superficiels, et qui indiquent bien qu'une portion du conduit aérien est interceptée par la pression exercée par une tumeur quelconque.

La déformation, par conséquent, de ce conduit

est encore un des résultats fréquens des affections dont je parle. Il est inutile de dire, on le devine assez, combien cette déformation peut varier dans les différentes circonstances.

La perforation même de ce canal s'observe aussi quelquefois. Alors on voit que plusieurs cerceaux cartilagineux ont été détruits, et, lorsque cette perforation est complète, de deux chose l'une, ou une hémorrhagie mortelle, suite de l'effusion du sang dans la trachée artère, fait, dans l'instant même, périr le malade; ou une espèce de bouchon formé par des caillots est adapté aux ouvertures qui existent, et met à l'hémorrhagie un si faible obstacle, qu'on a lieu d'être surpris que quelques malades, qui se trouvent dans cet état, ne meurent pas subitement.

J'ai vu une fois une hémorrhagie mortelle, produite par la rupture d'un anévrisme de l'aorte dans la trachée artère; M. *Boyer* a eu occasion de faire la même observation. M. *Dupuytren* a vu pareille hémorrhagie se faire par l'œsophage. Les faits semblables ne sont peut-être pas aussi rares qu'on le pense, et bien des hémoptisies et des vomissemens de sang mortels, ne reconnaissent probablement pas d'autres causes.

La compression des gros troncs artériels ou veineux, est de même une des suites de la présence d'une tumeur anévrismale à la partie supérieure de la cavité de la poitrine. Je connais un exemple récent d'une mort, pour ainsi dire apoplectique, causée par la compression qu'une tumeur anévrismale aortique exerçait sur la fin de la veine cave supérieure, dont la lumière était réduite à des dimensions extrêmement peu considérables.

Je n'ai pas besoin d'expliquer comment ce genre d'apoplexie a dû survenir dans ce cas. Un aperçu jeté sur la circulation en général, et sur le retour du sang au cœur en particulier, suffit pour rendre raison de ce phénomène.

C'est encore à la présence d'une semblable tumeur qu'on peut souvent attribuer l'inégalité du pouls sur les deux bras, la faiblesse, l'insensibilité même des pulsations de l'artère radiale gauche, par exemple, réunie à la force, au développement des pulsations de la même artère du côté droit; phénomène qui n'appartient pourtant pas exclusivement aux anévrismes de l'aorte, comme le prouve une observation citée dans le cours de cet ouvrage.

Je ne pousse pas plus loin l'examen que je m'étais proposé de faire, des effets généraux des anévrismes de l'aorte. Quand ils se développent dans la cavité abdominale, ils compriment, comme dans la thorachique, les viscères dans le voisinage desquels ils se trouvent, et l'altération des fonctions ou des sécrétions dont ces organes sont les agens, en est toujours le résultat nécessaire et reconnaissable pour l'observateur attentif.

§. IV.

Des signes des Anévrismes de l'aorte.

L'exposition des signes des anévrismes de l'aorte se réduit au rapprochement des symptômes décrits dans les observations rapportées ci-dessus, et au résumé des effets dont j'ai traité dans l'article précédent.

L'état auquel sont parvenues les tumeurs anévrismales aortiques modifie sensiblement les degrés de certitude des signes de ces affections. Le diagnostic présente toujours quelque obscurité, quand la dilatation ne se prononce point au dehors, tandis qu'il devient évident lorsque la tumeur se présente à l'œil et au toucher du praticien.

Dans le premier cas, celui où la dilatation ne fait point tumeur au-dehors, la plupart des signes des anévrismes de l'aorte sont susceptibles d'être confondus avec ceux de certaines autres affections de la poitrine. Comme j'ai, pour ainsi dire, énuméré ces signes, en rapportant des observations de cette maladie, je me contenterai d'indiquer ici ceux qui peuvent, quoique l'anévrisme ne se présente pas à la vue, indiquer ou même faire connaître son existence, et le distinguer des autres affections analogues.

Au rang de ces signes, pour ainsi dire, pathognomoniques, je place l'espèce de sifflement particulier dont j'ai parlé à l'article des effets, sifflement qui n'existe que lorsque le lieu qu'occupe la tumeur détermine la compression de la trachée-artère, c'est-à-dire, lorsque l'anévrisme a pour siège la portion recourbée de l'artère aorte. Je ne dois pas cependant négliger de dire que les anévrismes de la crosse de l'aorte ne sont pas les seules tumeurs qui produisent cette espèce de sifflement particulier : voici un fait qui prescrit, à ce sujet, une sage réserve.

(Obs. 51.) Une femme, jeune encore, voulant saisir un ustensile de cuisine placé au-dessus de sa tête, renversa violemment cette partie en arrière dans la crainte de tomber. A l'instant même de cet effort, elle sentit intérieurement, à la partie inférieure du col, une sorte de déchirement qui lui causa une douleur assez aiguë. Cette douleur, pendant plusieurs jours, resta fixée dans le même lieu où elle s'était d'abord fait sentir. Après ce temps, la voix commença à devenir rauque, et bientôt à cette altération de la voix succéda une aphonie complète. A ces symptômes, à une difficulté extraordinaire de la respiration, à un amaigrissement considérable, se joignait le sentiment distinct, pour la malade, d'un corps dur, placé derrière le sternum, et auquel elle attribuait elle-même sa dyspnée. Pendant la respiration, on entendait cette espèce de sifflement dont j'ai parlé plus haut; mais, chez ce sujet, il était beaucoup plus aigu que dans les autres cas. Le pouls était d'ailleurs faible, mais régulier. La poitrine résonnait assez bien dans toute son étendue.

La considération attentive de tous les symptômes, l'absence de tous les autres signes des anévrismes, me firent soupçonner qu'un corps d'une nature particulière comprimait la trachée-artère vers son extrémité. Après un temps assez long, la malade, ainsi qu'il était facile de le prévoir, succomba aux suites de cette affection, et je vis, en faisant l'ouverture du cadavre, que je ne m'étais pas trompé dans mon diagnostic, et qu'une tumeur, semblable à une glande bronchique endurcie, de la forme et du volume d'une amande, avait non-seulement déprimé la trachée-artère, mais même détruit plusieurs des anneaux cartilagineux de ce conduit.

Je reviens aux signes de l'affection dont je traite. Un bruissement particulier qui se fait quelquefois sentir au-dessus du lieu où se trouve naturellement placé le cœur, cet organe battant dans son lieu ordinaire; l'obscurité du son que rend la partie supérieure et moyenne de la poitrine lorsqu'on la frappe, la petitesse du pouls et son irrégularité dans certains cas, d'autres fois son inégalité sur les deux bras, sont autant de phénomènes que l'on peut compter au nombre des signes en quelque sorte pathognomoniques des anévrismes de l'aorte, puisque la plupart leur appartiennent exclusivement, ou bien sont communs seulement avec les affections analogues de l'organe central de la circulation.

Je vais rapporter une observation dans laquelle se trouvent réunis le plus grand nombre des signes des anévrismes de cette artère.

(Obs. 52.) Un homme, âgé de 49 ans, d'une complexion vigoureuse, entra à l'hôpital clinique le 23 octobre 1798. Dix ans avant cette époque, il avait commencé à sentir des palpitations de cœur, qui revenaient à-peu-près tous les quinze jours, et duraient quelquefois plusieurs jours de suite. Il y avait environ trois ans que ces palpitations s'étaient dissipées : la respiration était néanmoins restée fort gênée, et le malade éprouvait des étouffemens, pour peu qu'il fît d'exercice. Du reste, les autres fonctions s'exécutaient assez bien.

Quatre mois avant que cet homme entrât à l'hôpital, la gêne de la respiration avait augmenté à un tel point, qu'il ne pouvait se coucher horizontalement sans être menacé de suffocation. Il était même souvent obligé de passer la nuit assis dans un fauteuil sans se déshabiller; ce qui ne contribua pas peu à déterminer l'enflure des extrémités inférieures.

Quand il se présenta à l'hôpital, son visage était un peu rouge et bouffe. La poitrine résonnait bien vers ses régions postérieures, mais elle rendait un son obscur à sa partie antérieure et supérieure. La respiration était entrecoupée, haute, difficile et sifflante; la toux provoquait l'expectoration difficile de crachats visqueux; l'application de la main sur la région du cœur et au-dessus faisait sentir manifestement des battemens forts, fréquens et vigoureux, tandis que les pulsations des artères radiales, cubitales, etc., étaient faibles, petites, concentrées, irrégulières et fréquentes; le pouls présentait les mêmes phénomènes des deux côtés. Les urines étaient assez abondantes, et colorées en rouge foncé.

Je fis pratiquer une saignée de deux palettes; je prescrivis le vin scillitique et l'hydromel composé et nitré. La saignée procura un soulagement très-remarquable. La respiration devint beaucoup moins sifflante; le malade put prendre un peu de repos; les battemens de la région du cœur se firent sentir dans une étendue moins considérable, mais ils continuèrent cependant à s'étendre vers la partie supérieure de la poitrine; le pouls devint moins obscur; l'infiltration des extrémités inférieures se dissipa; le mieux se soutint pendant quelques jours. Le malade pouvait se promener et dormir assez bien, quand, le 3 novembre, vers huit heures du soir, il fut pris d'une toux violente, accompagnée d'un crachement de sang qui le suffoqua promptement. Le sang qui sortit par l'expectoration pouvait être évalué à trois palettes; il était d'un rouge vermeil, et contenait beaucoup d'air.

Lors de l'ouverture du cadavre, la bouche était remplie d'une salive écumeuse, mais qui n'était pas sanglante. Le larynx et la trachée-artère ne contenaient pas de caillots de sang, il en sortit seulement une sérosité rougeâtre. Les poumons étaient parfaitement sains, et sans adhérences avec la plèvre. Il y avait un peu de sérosité jaune épanchée dans la cavité gauche de la poitrine. Le tissu cellulaire sous-sternal était emphisémateux; le cœur était dans l'état naturel, mais la crosse de l'aorte formait une tumeur à-peu-près deux fois aussi volumineuse que le cœur lui-même, du milieu de laquelle s'élevaient les artères sous-clavières et carotides. L'artère pulmonaire adhérait, au moyen d'un tissu cellulaire assez serré, au côté droit de cette tumeur. L'aorte descendante n'offrait rien de remarquable. Je ne pus découvrir sur les parois de la poche anévrismale la déchirure par laquelle on pouvait croire que le sang s'était échappé.

La trachée-artère, dans sa partie qui correspondait à la dilatation de l'aorte, avait été comprimée et poussée de gauche à droite, de manière qu'elle avait pris la forme d'une S romaine.

Si malgré les signes que j'ai indiqués plus haut,

et qui sont en quelque sorte propres aux anévrismes de l'aorte cachés dans la cavité de la poitrine, il est encore beaucoup de cas dans lesquels le diagnostic de cette maladie reste incertain, il n'en est pas de même de ceux où la tumeur anévrismale se présente à l'œil et au toucher du praticien; alors l'histoire des causes, de la marche et des effets de la maladie ne laisse plus de doute sur la nature anévrismale de la tumeur, laquelle présente cependant encore des caractères particuliers qui, dans bien des circonstances, suffiraient seuls pour la faire reconnaître. Le plus souvent en effet on y sent et même on peut y apercevoir des battemens isochrônes à ceux du cœur, d'autres fois des bruissemens particuliers qui ne peuvent appartenir qu'à une tumeur artérielle, surtout si l'on sent, comme il arrive presque toujours, le cœur battre dans son lieu naturel, outre les battemens que fait sentir la tumeur de l'aorte dans un autre point de la poitrine.

Avant de m'occuper du traitement des anévrismes de l'aorte, je crois devoir rapporter ici une observation qui se place d'autant mieux à la suite des articles précédens, qu'elle présente réunis presque tous les effets, et le plus grand nombre des signes dont j'ai parlé.

(Obs. 53.) Un sellier, âgé de 38 ans, ayant été pendant un certain temps très-incommodé par des maux d'estomac, accompagnés d'envie de vomir, se procura, au moyen d'une simple boisson mucilagineuse, de nombreux et fatigans vomissemens qui le soulagèrent les premières fois assez sensiblement, pour qu'il revînt à trois ou quatre reprises à l'emploi du même moyen, dont il obtint toujours un égal succès. Un an après l'époque de cette espèce de traitement, il fut attaqué d'un rhume opiniâtre dont il abandonna la guérison à la nature; mais bientôt après il lui survint, à la partie gauche latérale du sternum, une tumeur dont le volume paraissait déjà considérable. L'époque de l'apparition de cette tumeur fut marquée par une gêne très-grande dans la respiration, par l'impossibilité dans laquelle il se trouvait de marcher vite sans être à l'instant menacé de suffocation. Sans doute alors la tumeur fut méconnue par le médecin qu'il consulta, puisqu'après lui avoir pratiqué plusieurs saignées, on lui appliqua un vésicatoire sur la convexité même de la tumeur.

Après six mois environ de repos, la tumeur ayant tout-à-fait disparu, il se trouva en état de reprendre ses travaux accoutumés, ne ressentant plus que quelques palpitations éloignées.

Huit mois après cette guérison apparente, et quatorze après l'apparition de la tumeur, cet homme faisant de violens efforts pour relever les soupentes d'une voiture, l'instrument dont il se servait s'étant tout-à-coup rompu, il alla tomber à dix pas du lieu où il se trouvait. A l'instant même la tumeur reparut. Sa grosseur extérieure était alors égale à celle d'un œuf de poule. Elle augmenta tellement pendant les premiers jours, qu'il jugea à propos d'entrer à l'hôpital de clinique interne, pour y chercher des secours qui lui furent administrés avec quelque succès, puisqu'il en sortit assez peu de temps après. Mais il y rentra à diverses reprises, parce qu'au soulagement d'assez courte durée qu'on lui procurait, succédait bientôt une rechute toujours plus dangereuse que les premières.

Deux ans enfin après la naissance de cette affection, le malade ayant fait un nouvel effort, et la tumeur ayant acquis en peu de temps le volume de la tête d'un enfant, il se rendit pour la dernière fois à l'hôpital de clinique, ayant alors la respiration extrêmement gênée et sifflante, ne pouvant se livrer à aucun exercice; il était tourmenté par une toux *férine* si violente, qu'à chaque instant on avait lieu de craindre la rupture de la tumeur.

Les battemens isochrônes aux pulsations des artères, qu'on sentait facilement en touchant la tumeur, lors de ses premiers jours à l'hôpital, étaient devenus très-obscurs. L'extérieur de la tumeur était bosselée, sans que la peau eût changé de couleur. Le malade ne pouvait se coucher sur le dos sans exaspérer tous les symptômes. Son état, pendant les premiers jours de cette quatrième rentrée, sembla s'améliorer un peu, il jouit même pendant un mois d'une santé en apparence assez bonne; mais ensuite la figure se décomposa tout-à-coup, la respiration devint sifflante, et impossible dans toute autre situation que sur son séant; l'anxiété était inexprimable, l'expectoration sanguinolente, le pouls très-développé; une couleur violette foncée se répandit sur le visage, l'appétit se perdit tout-à-fait; une saignée ne procura aucun soulagement. Enfin le malade passa en deux jours d'un état dont il se louait sans cesse, mais tout seul, à celui de suffocation qui termina sa vie.

Quand je procédai à l'examen du cadavre, la figure était pâle, les lèvres et les ailes du nez violettes, les veines jugulaires saillantes. La tumeur présentait à sa base un cercle de quatre pouces de diamètre ; elle faisait saillie de deux pouces au-devant du sternum. La peau qui la recouvrait avait conservé sa couleur naturelle, à quelques veines près qu'on y voyait dessinées. Les parties cartilagineuses et osseuses environnantes avaient beaucoup de mobilité. Les jambes étaient légèrement infiltrées.

Les cartilages des côtes ayant été incisés et le sternum rendu mobile, on voyait intérieurement et derrière cet os une tumeur beaucoup plus volumineuse que l'externe. Cette tumeur interne, adhérente par son côté antérieur à la face postérieure du sternum, comprimait par son côté postérieur la trachée-artère vers sa division, et pressait même le commencement des bronches; ces divers conduits aplatis avaient à peine un diamètre antéro-postérieur de six lignes d'étendue, tandis que le transversal paraissait au moins doublé. Le tissu cellulaire qui unissait la trachée à la tumeur était serré, de couleur violette et comme altéré. Les bords antérieurs des deux poumons étaient appliqués et unis aux parties latérales de la tumeur anévrismale. Une portion de cette tumeur était renfermée dans le péricarde, auquel elle était très-adhérente.

Les parois antérieures de la tumeur externe étant incisées, on vit qu'elles avaient environ trois lignes d'épaisseur. Immédiatement au-dessous de ces mêmes parois se trouvait une masse de substance fibrineuse, rouge à l'extérieur, grisâtre du côté interne, disposée par couche, et épaisse de deux pouces. Entre ces caillots, et une couche de matière semblable appliquée aux parois latérales, se trouvait un peu de sang liquide.

Cette poche anévrismale externe étant vidée, elle formait une première cavité au fond de laquelle était une ouverture circulaire à bords lisses, et du diamètre de deux pouces et demi; cette ouverture communiquait avec l'autre dilatation anévrismale interne ou sous-sternale bien plus considérable, formée par les parois aortiques elles-mêmes; de sorte que l'anévrisme antérieur semblait avoir été formé par rupture, tandis que le plus interne était une dilatation vraie de toute la crosse de l'aorte. La surface intérieure de ces dilatations était rugueuse et inégale, dure et comme écailleuse.

Au-delà de la dilatation, l'aorte descendante ne présentait dans sa portion supérieure d'autre altération que quelques taches noirâtres qui semblaient n'appartenir qu'à la membrane interne seulement. On voyait à la partie moyenne, antérieure, et gauche de cette même artère, une petite poche anévrismale du volume d'une grosse châtaigne, qui communiquait avec la cavité de l'aorte par une ouverture circulaire qui occupait toute la base de la tumeur. Les artères que fournit l'aorte ascendante n'étaient point dilatées.

Par la description que je viens de donner de la poche anévrismale, on voit qu'elle était partagée en trois loges très-distinctes. La première formait l'intérieur de la tumeur proéminente au-devant du sternum. Cette loge était séparée de la seconde par les bords saillans du sternum, qui avait été détruit en partie, ainsi que les cartilages des côtes. Les unes et les autres de ces parties dures ne présentaient aucune trace de carie, mais elles avaient été usées, et étaient par-tout recouvertes d'une sorte de membrane interne qui avait une épaisseur assez grande. La seconde loge s'étendait de la face postérieure du sternum à l'ouverture circulaire, qui s'observait, comme je l'ai déjà dit, sur les parois même de l'aorte. Enfin, la troisième était formée par la cavité du tube aortique dilaté.

Le péricarde était adhérent sur tous les points de la surface du cœur, mais ces adhérences étaient ici plus lâches, là plus serrées. Ce dernier organe avait acquis beaucoup de volume. Du reste, ses cavités et les valvules des divers orifices étaient dans l'état à-peu-près naturel.

Les poumons étaient sains, un peu gorgés de sang; on apercevait une certaine quantité d'eau dans les cavités de la plèvre.

Les viscères du bas-ventre étaient en bon état. Le foie avait acquis un peu plus de volume, et quand on l'incisait, il en sortait beaucoup de sang noir, comme il est ordinaire dans le plus grand nombre de ces affections.

§. V.

Du traitement des Anévrismes de l'aorte.

S'il était possible de reconnaître les anévrismes de l'aorte dans les premières périodes de leur développement, l'application prompte et sévère du traitement de *Valsalva*, décrit page 149 et suiv., pourrait devenir efficace et même curative ; mais, d'une part, les malades ne s'occupent du traitement de leur maladie que lorsqu'elle a fait de grands progrès ; d'une autre, les signes de cette affection ne deviennent évidens que lorsque le mal est déjà incurable.

Les moyens dont la médecine peut se servir pour combattre les anévrismes internes, déjà parvenus à une période avancée, ne sont pour la plupart que palliatifs, et rentrent dans la classe de ceux que j'indiquerai pour les maladies du cœur en général ; je crois donc devoir renvoyer à l'article des corollaires, dans lequel je traiterai des moyens qu'on peut leur opposer.

Il me suffira d'indiquer ici, comme moyens convenables à l'anévrisme dont je viens de traiter, un régime sévère, un exercice extrêmement modéré, la plus grande tranquillité de l'esprit, les saignées fréquentes, les bains de bras, les pédiluves ; et lorsque l'anévrisme fait tumeur au-dehors, les topiques astringens, l'eau à la glace, l'oxycrat, la poudre de tan, celle de quinquina, etc., etc., applications recommandées par quelques auteurs anciens, remises en vogue par les modernes, et peut-être trop généralement négligées aujourd'hui, sur-tout si on les employait seulement comme remèdes palliatifs.

Un précepte non moins utile que presque tous les praticiens ont donné, et qu'on ne saurait trop répéter, c'est de s'abstenir de toute compression forte sur les tumeurs anévrismales des gros vaisseaux, quand elles se prononcent à l'extérieur : l'oubli de ce précepte a souvent produit les effets les plus funestes.

Les anévrismes de l'aorte sont, de toutes les maladies des gros vaisseaux et du cœur, celles dans le cours desquelles on observe le plus fréquemment des paroxismes. Quoique je doive parler dans peu du traitement général de ces paroxismes, je dois dire ici, par anticipation, qu'ils méritent la plus grande attention de la part du médecin, puisque par des saignées, des bains dérivatifs et d'autres moyens analogues, on peut alors dissiper promptement ces paroxismes, qui, abandonnés à eux-mêmes, deviennent souvent la cause d'une mort plus prompte.

ARTICLE III.

De la couleur rouge de la membrane interne de l'aorte.

J'ai fréquemment fait observer dans les très-nombreuses ouvertures de cadavres que j'ai pratiquées, la couleur rouge plus ou moins foncée que l'on remarque à la membrane interne de l'aorte. Elle affecte quelquefois une étendue considérable, et elle m'a toujours paru exister sans augmentation d'épaisseur de cette membrane. Je n'ai point poussé mes recherches plus loin que sur l'aorte supérieure, et jamais je n'ai bien pu me rendre un compte satisfaisant touchant la nature et la cause de cette rougeur. A-t-elle des signes et des symptômes qui lui soient propres et qui m'aient échappé? est-ce encore le produit d'un âcre particulier? je l'ignore complètement.

Le célèbre *Franck* avec qui j'ai eu l'avantage d'en causer à Vienne, en 1809, a poussé loin l'étude de cette affection : il l'a trouvée dans toute l'étendue des artères à la fois ; il la croit cause d'une fièvre particulière, et jusqu'à présent toujours mortelle. Si ma mémoire est fidèle, il en a recueilli dix-neuf observations ; le diagnostic lui en est devenu facile sur le vivant. Il serait important, pour les progrès de l'art, que cet illustre auteur publiât le fruit de ses observations à cet égard : j'ose croire qu'il ne s'offensera point que je fasse connaître ce résultat, tout incomplet qu'il soit par la faute de ma mémoire, de la conversation que j'ai eue avec lui, et qu'il m'a communiqué avec la candeur et la modestie qui ornent ses rares talens.

COROLLAIRES.

J'AURAIS peut-être pu, à la rigueur, me dispenser d'entrer dans la plupart des détails que je vais présenter dans ces corollaires. Toutes les lésions du cœur décrites dans le cours de cet ouvrage me semblent suffisamment établies par leurs signes propres, et démonstrativement confirmées par l'examen anatomique de l'organe affecté. Mais comme il s'agit d'une maladie dont la fréquence est de plus en plus affligeante à mesure que les médecins l'étudient avec plus d'attention; comme il en est pourtant encore parmi eux qui ne croient point à cette fréquence malgré la multiplicité manifeste des faits irréfragables qui l'établissent aux yeux de tout homme de bonne foi, j'ai cru nécessaire de fortifier surabondamment, par ces corollaires, tout ce que j'ai dit sur les maladies du cœur. Ils donneront lieu en outre à des réflexions ultérieures, à des parallèles nouveaux, et à des considérations particulières sur certains objets relatifs à ces maladies, et qui n'ont pu être placés convenablement dans le cours de cet essai.

ARTICLE PREMIER.

Des causes des maladies organiques du cœur en général.

Une maladie organique existe, selon moi, quand

un organe ou un solide vivant quelconque est, dans son tout, ou dans une de ses parties, assez dégénéré de sa condition naturelle, pour que son action facile, régulière et constante, en soit lésée ou dérangée d'une manière sensible et permanente (1).

J'ai dit qu'il fallait que l'action lésée le fût d'une *manière sensible*, parce qu'il est évident que les maladies organiques ont, en général, déjà jeté des racines bien profondes lorsqu'elles deviennent perceptibles soit au tact le plus délié, soit par le plus subtil aperçu du plus léger dérangement de la fonction de l'organe lésé. Et ces racines insensiblement jetées et accrues ne sont pas un des moindres obstacles à la guérison de ces espèces de maladies, quand il est permis de les croire curables. Quelle que soit donc la sagacité possible du médecin, il n'est point donné à l'art de fournir des moyens d'apercevoir un dérangement intime qui ne se manifeste par aucun signe, et, par conséquent, d'y faire aucun traitement.

Les causes qui peuvent faire dégénérer les organes de leur condition naturelle sont extrêmement

---

(1) J'entends par organe ou solide vivant, *dégénéré de sa condition naturelle*, toute espèce d'altération dans sa contexture, dans sa symétrie, enfin dans sa manière d'être physique ou chimique qui donne lieu à un dérangement de son action. J'ai pensé que ces mots *dégénéré de sa condition naturelle* emportaient de droit l'idée de toute espèce d'altération, soit physique, soit élémentaire et chimique d'un solide vivant quelconque. Je suis loin de donner cette définition comme la meilleure : je crois seulement m'entendre en la donnant, et je la trouve conforme à l'esprit et au but dans lequel j'ai voulu faire mon ouvrage.

nombreuses; la force de la vie peut en combattre quelques-unes, mais elle ne peut résister à toutes; elle peut les surmonter pendant quelque temps, mais elle ne saurait les vaincre toujours. Je dis plus: c'est que la force de la vie, source, par cela même, de la santé, instrument nécessaire de son maintien, peut quelquefois, par son inégale distribution, par son accumulation prolongée sur un organe, comme par son abandon d'un autre, devenir cause de maladies organiques comme de tant d'autres; et je ne pense pas être en contradiction avec ce que j'ai dit dans le cours de cet ouvrage, en avançant que les anévrismes actifs ou passifs du cœur n'ont peut-être pas, dans certaines circonstances, d'autre cause que cette force vitale, en plus chez les uns, en moins chez les autres. J'appliquerais hardiment cette cause à une infinité d'autres maladies non organiques, mais disposées à le devenir, si cette considération ne m'entraînait trop, et par une digression qui deviendrait trop longue, hors de mon sujet.

Le concours parfait de l'action régulière de tous les organes constitue la vie et la santé au degré le plus désirable; mais chaque organe prend une part plus ou moins active à l'exécution de la vie. L'activité naturelle augmentée dans tel organe, en lui faisant jouer un rôle plus énergique, le rend, malgré son organisation appropriée, plus exposé à la loi commune de l'altération des corps organisés par le fait même de leur action.

Ainsi la continuité même de l'action du cœur, continuité d'action sans autre exemple dans l'économie animale, doit être regardée comme une des principales causes des maladies de cet organe : et comment s'étonner en effet de cette fréquence ? Depuis le *punctum saliens*, observé par *Harvey*, dans les rudimens informes de l'embryon, jusqu'à l'*ultimum moriens*, ou les impuissantes palpitations de l'oreillette droite du cœur d'un homme qui expire au dernier terme possible de la vie, cet organe s'est mû sans cesse, sans fin ; il a battu des milliards de fois. Certes, à cette seule réflexion, si quelque chose doit étonner, c'est qu'il ne se trouve pas malade beaucoup plus souvent qu'on ne l'observe. Encore si les diverses circonstances, si les différens actes de la vie tendaient à soulager son action !.... Mais loin de là : l'acte même de l'accouchement par rapport au fœtus à terme ; les vagissemens de l'enfance, les ris, les pleurs, le chant, l'usage de certains instrumens, la danse, la course, la lutte, les efforts de tous genres, les attitudes de toute espèce, la disposition des vêtemens, l'usage et l'abus de mille alimens et de mille boissons, les virus, tous les arts, tous les métiers nécessaires à l'existence ou aux plaisirs de l'ordre social; et cette foule toujours renaissante, et cent fois plus nombreuse encore, d'affections morales sans cesse agissantes, tout enfin semble conspirer contre la liberté et contre la régularité de son action conservatrice et vitale.

Si l'impénétrable force de la vie ne me permet pas de m'exagérer à moi-même les réflexions que je viens de faire, elles doivent suffire au moins pour justifier la fréquence des maladies du cœur, par la multiplicité seule de leurs causes.

Ces causes peuvent en général être distinguées

en trois genres principaux. Elles sont héréditaires, innées ou accidentelles; ces dernières doivent être divisées en externes et internes.

Héréditaires. — On doute moins aujourd'hui qu'autrefois que l'on puisse hériter du tempérament de ses parens, de la force ou de la faiblesse de leur constitution, des vices de conformation générale ou particulière qui leur sont propres; et sans parler ici de certaines affections, telles que la goutte, les dartres, etc., etc., on peut avancer que de la mauvaise conformation (1) que l'on tient de ses parens, naît le germe des maladies organiques de toute espèce.

Je suis intimement convaincu que l'empire de l'hérédité est plus puissant et plus étendu encore que les médecins ne le pensent aujourd'hui. Je ne veux entrer, à cet égard, dans aucune explication, encore moins dans aucune discussion polémique; mais je crois fermement qu'un très grand nombre de maladies, sur-tout de celles qui sont rebelles aux efforts de l'art, ne l'emportent sur lui que parce qu'elles sont dues à des causes, soit organiques, soit humorales héréditaires, et par conséquent insurmontables.

Galien, se livrant à son imagination, avait conçu l'idée du tempérament parfait; c'était celui de l'individu chez lequel toutes les parties élémentaires des organes se trouvaient dans une telle proportion,

---

(1) J'entends par *mauvaise conformation* toute espèce de mauvaise façon d'être ou de disposition à devenir mal, soit dans les solides, soit dans les humeurs.

qu'il en résultait une organisation générale parfaite, et chez lequel aussi toutes les humeurs étaient les meilleures possibles, par leur quantité, ainsi que par leurs qualités. L'arrangement des solides, le cours des liquides, leurs rapports entre eux, l'action et la réaction, étaient ordonnés de telle sorte, qu'il n'y avait défaut de rien, prédominance de rien, mais en tout un équilibre vivant et agissant parfait. L'idée de l'accord parfait des fonctions d'un individu qui serait constitué comme *Galien* le suppose, me paraît exprimée avec autant de netteté que de finesse, par cette phrase latine dont j'ai oublié la source : *Ex amico solidorum et fluidorum duello sanitas et vita.*

Il y a loin de ce tempérament idéal au tempérament effectif de chaque être vivant. Aucun n'apporte en naissant ce degré de perfection. Chacun de nous vient au monde plus ou moins vicié, d'où suit un défaut quelconque d'équilibre dans ses fonctions. Les uns tiennent de leurs parens des organes qui, à la première occasion, par la première cause, seront affectés des maladies dont ils portent le germe, et auxquelles ils sont exposés par hérédité. Soit en exemple la phthisie pulmonaire : l'enfant né de parens phthisiques aura, dans la conformation de sa poitrine, dans celle de ses poumons, dans la texture intime, dans l'excitabilité de ces organes, dans les humeurs qui leur sont propres, qui les pénètrent ou qui les traversent, etc., etc., tout ce qu'il faut pour disposer à la phthisie ; tôt ou tard il sera affecté de cette maladie, et il en deviendra la victime, ainsi que ses parens l'ont été.

La couleur de la peau, les traits du visage, la

physionomie, la tournure, la stature, les défauts de conformation, les gestes, les habitudes, les penchans, les goûts, les répugnances, les sympathies, les antipathies, la voix, la faiblesse et les différentes altérations de la vue, de l'ouïe, etc.; enfin le caractère comme le tempérament : en un mot, toutes les qualités physiques et morales se transmettent plus ou moins des pères à leurs enfans.

Pourquoi, dans telle famille, est-ce plus particulièrement, ou même entièrement, du père que les enfans prennent la forme, les traits, le tempérament, les maladies, etc.? Pourquoi, dans telle autre, voit-on, au contraire, la mère imprimer sur les enfans qu'elle met au monde sa ressemblance physique, morale, je dirai même morbifique? Pourquoi ensuite tous ces accidens d'hérédité traversent-ils une génération, sans être bien marqués, pour se reproduire manifestement sur les petits enfans? Enfin, pourquoi et comment s'opèrent des ressemblances physiques, morales et morbifiques, tantôt des oncles, tantôt des tantes, sur les neveux?

Combien encore un observateur attentif ne trouve-t-il pas d'occasions de voir, dans les familles, des enfans qui tiennent à-la-fois du père et de la mère, qui prennent de l'un la forme, de l'autre, la constitution, les maladies, etc.? Pour expliquer tellement quellement quelques-uns de ces faits, il faut bien admettre que l'un ou l'autre des parens a, dans certains cas, une influence prépondérante dans la génération, que dans d'autres circonstances ils y participent tous deux presque également. Aussi suis-je intimement convaincu que s'il ne se faisait continuellement des entre-croisemens de constitutions, de tempéramens; si la force de l'un ne corrigeait la faiblesse de l'autre; si la vigueur, la prépondérance de celui-ci n'étouffait, pour ainsi dire, les germes de faiblesse, de maladies, que doit introduire celui-là, on aurait sans cesse sous les yeux des lignées non interrompues pendant longues années de phthisiques, d'asthmatiques, de goutteux, etc., etc., comme on en verrait aussi d'individus sains, vigoureux, et jouissant d'une santé inaltérable.

Qu'on interroge sur ce point les idées généralement répandues dans le vulgaire, et, sans leur accorder une confiance aveugle ou trop crédule, on verra tous les hommes craindre d'être affectés des mêmes maladies, et de mourir au même terme et du même genre de mort que les auteurs de leurs jours. Où sont puisées ces idées si généralement répandues, si ce n'est dans l'expérience des siècles?

Ces idées populaires ne sont-elles pas d'ailleurs justifiées par l'observation en médecine? La considération du tempérament, de la constitution des parens, des maladies qu'ils ont souffertes, ou auxquelles ils ont succombé, ne sert-elle pas puissamment à faire connaître le tempérament, la constitution, et les maladies des sujets soumis à l'observation actuelle du médecin?

Si j'ai pris pour exemple la phthisie pulmonaire, c'est parce que l'hérédité de cette maladie est plus généralement reconnue; j'aurais pu, d'après mes observations, et d'après l'autorité de plusieurs médecins recommandables, citer un grand nombre de maladies tant aiguës que chroniques, les apoplexies, les migraines, les ophtalmies, certains maux de gorge, beaucoup de maladies aiguës ou chroniques de la poitrine et de l'abdomen, et des différens viscères que ces cavités renferment, la plupart des maladies cutanées; j'aurais pu citer, enfin, les maladies du cœur en particulier.

Des faits nombreux ne me permettent pas de douter que ces maladies ne soient ou ne puissent devenir héréditaires. Combien de faits cités par *Sénac*, *Morgagni*, etc., ne pourrais-je pas transcrire ici! J'en pourrais rapporter beaucoup aussi qui me sont propres. La quarante-septième proposition de l'ouvrage de *Lancisi* sur les anévrismes est consacrée toute entière à prouver l'hérédité des maladies du cœur; il y rapporte que, dans une même famille, l'aïeul, le grand-père, le père et le fils, ont été successivement affectés d'anévrismes du cœur. Dans l'un des mémoires de l'institut de Bologne, *Albertini* parle d'une femme déjà fort âgée, qui avait eu cinq frères morts à la fleur de l'âge de maladies du cœur, et qui, elle-même, luttait depuis plus de trente ans contre une maladie semblable.

L'hérédité, dans les maladies, ne peut donc être révoquée en doute. On l'a admise pour plusieurs; je crois ne pas trop avancer en disant qu'on doit l'admettre pour le plus grand nombre, même pour certaines qui, par leur nature, semblent en être le moins susceptibles; plus j'ai apporté d'attention dans mes observations, plus je me suis convaincu de cette vérité. Les maladies organiques, sur-tout, ont ce caractère, et les lésions du cœur obtiennent beaucoup trop fréquemment la triste prérogative de l'hérédité. Cessons donc d'être surpris de l'incurabilité de tant de maux dont l'empreinte ineffaçable nous vient de plusieurs générations qui nous l'ont transmise avec une trop funeste exactitude.

Innées. — Je pourrais placer ici à la tête des causes innées, comme susceptibles de produire actuellement et dans le sein même de la mère, ou de jeter les semences de maladies organiques quelconques, et du cœur en particulier, les influences intimes, immédiates, dont l'empire et l'étendue sont d'ailleurs encore si peu connues, de l'imagination de la mère sur le fœtus. Les faits nombreux et avérés, et l'opinion des auteurs les plus graves et le plus éloignés du merveilleux dont on a obscurci ce que l'observation a démontré à ce sujet, me dispensent d'accumuler ici des preuves qui se rencontrent en foule dans beaucoup d'ouvrages. La puissance des affections morales de la mère sur le fœtus, par le lien presque incompréhensible qui l'unit à lui, est encore une source féconde de maladies, souvent organiques, qu'il apporte en naissant.

Un enfant peut donc contracter dans le sein de sa mère un défaut de proportions, d'arrangement, de texture, de rapport des organes, d'altérations quelconques enfin qui donnent lieu, dès sa naissance ou par la suite, à des maladies organiques. Bien plus, chaque organe en soi peut être bon, et pourtant trop fort ou trop faible relativement aux autres organes du fœtus; il peut aussi, sinon être tout-à-fait vicié, au moins avoir le germe d'une désorganisation future. Un homme peut naître avec un mauvais estomac, un foie, des reins dont la force d'organisation, ou la vitalité particulière ne soit pas la meilleure possible, ou qu'elle ne se trouve pas en rapport avec l'énergie ou l'excès relatif de bonté des autres viscères, etc.

On prétend que, dans ce cas, la nature tend sans cesse à détruire cette cause innée de maladie organique, à rendre fort l'organe trop faible, à affaiblir celui qui est trop fort, en un mot, à établir l'équilibre qui n'existe pas. Mais cette opinion, soutenue par les animistes sur-tout, paraît évidemment systématique; l'observation impartiale dément cette sollicitude exagérée de la nature, cet esprit réparateur, correcteur, si je puis m'exprimer ainsi, du principe vital, et les erreurs de la nature sont peut-être et plus fréquentes et plus funestes que ces efforts constans, heureux et comme réfléchis qu'on se plaît à lui prêter trop souvent. Il ne serait pas très-difficile, au surplus, et ce serait une chose utile de faire un tableau en deux parties, ici, des maladies où la nature fait des efforts salutaires, là, de celles où ces efforts sont ou inutiles et par conséquent dangereux par leur intensité et par leur durée, ou pernicieux. Je ne sais trop de quel côté pencherait la balance.

On pourrait même, par des raisonnemens très-plausibles, soutenir l'opinion contraire, et prouver qu'alors le fort l'emporte sur le faible, et le rend sa victime.

En admettant que la nature dispose du principe vital avec intelligence et prévoyance dans tous les cas, il ne peut pas toujours, s'il protège, s'il soutient des organes trop faibles, les défendre contre les maladies qui les attaquent. La force musculaire du cœur est-elle excessive, les parois de l'aorte ne sont plus en rapport avec elle, et la dilatation de cette artère s'ensuivra ; le cœur, au contraire, est-il trop faible dans son organisation, il ne pourra surmonter complètement la résistance que lui opposera un système vasculaire plus vigoureusement organisé que lui ; bientôt alors les cavités du cœur deviendront le siège de dilatations anévrismales. Il en sera absolument de même dans les rapports réciproques des autres organes. Enfin aucun homme d'un sens droit ne peut nier, sans doute, que les corps vivans n'aient des lois spéciales dépendantes de leur organisation, à la faveur desquelles plusieurs ou toutes leurs parties se prêtent un mutuel secours pour résister à certains agens morbifiques, les éloigner et en détruire les effets ; mais qu'un principe intelligent, sous le nom si peu défini encore de Nature, veille sans cesse avec jugement et prévoyance au maintien de ces lois, et à leur imprimer constamment une bonne direction, à empêcher qu'elles s'en écartent, rien, jusqu'à présent, n'autorise à le penser.

Au nombre des causes générales dont je traite, on doit placer, même dans le fœtus, les humeurs morbifiques, les divers virus qui ont une influence singulière sur le développement des maladies organiques. Prenons pour exemple les dartres, soit vives, soit pustuleuses, soit rongeantes, etc., que l'on attribue avec raison, je crois, à une acrimonie particulière ; que cette humeur dartreuse aille du dehors au-dedans se déposer sur un viscère sain jusqu'alors, elle deviendra bientôt cause d'une affection organique. Comment pourrait-on expliquer autrement ces engorgemens, ces squirres intérieurs, manifestement dus à une humeur morbifique quelconque répercutée et devenue ainsi le germe d'une maladie organique? A quel autre genre de cause pourrait-on attribuer le développement de nombre de désorganisations du cœur, l'érosion de la surface intérieure des viscères, des tuniques vasculaires, les taches singulières de leurs membranes internes, l'érosion de la tunique interne des intestins dans certaines fièvres, etc., suites plus que probables de la répercussion, de la métastase ou du séjour d'une humeur âcre inconnue, ou bien bilieuse, psorique, dartreuse, vénérienne, etc., etc.?

J'aurais pu insister beaucoup sur ces causes humorales des maladies organiques, si ce n'eût été sortir des bornes que je me suis posées; causes trop répudiées aujourd'hui, et dont je crois avoir démontré dans mes cours la fréquente existence, et auxquelles tout médecin de bonne foi conviendra qu'il est souvent contraint de revenir dans la pratique de son art.

Accidentelles externes. — La liste des causes externes des maladies organiques est extrêmement étendue. Les coups, les chutes, les plaies, les contusions, la course, la lutte, la danse, l'insufflation dans les instrumens à vent, etc., l'abus des liqueurs alcoolisées, des plaisirs de l'amour, les erreurs dans le sommeil, la veille, le repos, l'exercice, etc., sont autant de causes qui peuvent déterminer le développement des maladies organiques du cœur ou d'autres parties.

Un coup porté sur la partie supérieure du sternum peut non seulement déterminer l'altération de cet os, mais même causer soit une désorganisation, soit une faiblesse particulière dans les parois de l'aorte, à l'endroit de sa courbure, qui bientôt donneront naissance à une dilatation anévrismale. Un coup porté plus bas peut causer une maladie du cœur mortelle, même chez l'homme le plus fort; on en trouve un exemple frappant dans cet ouvrage. Une cicatrice, suite d'une plaie, n'est-elle pas une désorganisation de la peau? La même chose se passe à l'intérieur; ainsi une plaie du poumon, du foie, de la rate, laisse, dans ces parties, une désorganisation qui, quoique légère, peut devenir cause d'une maladie organique plus grave.

Le chant, les cris, la course, les efforts que l'on fait pour soulever des fardeaux, la lutte, les sauts, etc., sont encore, je le répète, des causes fréquentes de maladies organiques de tous genres. Beaucoup d'anévrismes de l'aorte et du cœur, d'autres maladies des mêmes parties reconnaissent évidemment une cause analogue à celles que je viens d'indiquer. Il est fréquent de voir périr de phthisie laryngée les gens qui font métier de crier dans les rues; enfin, toutes les professions, tous les arts, tous les métiers exposent à des lésions organiques un grand nombre de ceux qui les exercent. Plusieurs observations éparses dans cet ouvrage attestent la vérité et la fréquence de ces causes.

Accidentelles internes. — Tandis que l'influence de l'atmosphère, des saisons, des lieux, etc., donne les constitutions, les maladies endémiques et épidémiques, sporadiques, intercurrentes, etc., tout, ou presque tout, peut, à l'intérieur, devenir cause de maladies organiques.

A la tête de ces causes internes, on peut placer l'acte même de la vie. J'ai dit plus haut qu'il n'y avait point de tempérament parfait; que nous avions tous des organes, les uns plus forts, les autres plus faibles. Ces organes n'étant pas dans une réciprocité égale d'action, et dans un juste équilibre de relation, il doit survenir des dérangemens, d'abord dans les fonctions, et par suite dans les organes qui en sont les agens principaux. On peut donc avancer que par le simple exercice de la vie, sans commettre aucune erreur, aucun excès, tels individus ne devront vivre que pendant tant d'années. N'a-t-on pas un exemple frappant de cette vérité dans les personnes attaquées de phthisie héréditaire? Par des précautions sages, des soins bien entendus, on parvient quelquefois à prolonger leur existence pendant un, deux ans, un peu plus peut-être; mais, quoi qu'on fasse, elles périssent toujours à la fleur de l'âge. De même encore, un cœur, un estomac, un foie trop faible ou trop fort, relativement au reste du système, ou mal conformé, périra, si l'on peut s'exprimer ainsi, avant terme, et pourtant il aura vécu tout son temps.

Reconnaître et avouer ces vérités, ce n'est pas nuire à l'idée avantageuse qu'on se fait de l'art; c'est, au contraire, faire un bon usage de ses connaissances, que de les employer à apprécier les résultats de l'organisation; mais l'art ne peut aller au-delà des moyens que lui a laissés la nature; c'est donc le redresser, et non le limiter et le rétrécir, que d'avancer qu'il ne peut pas tout guérir.

Ce que je viens de dire suffit, je pense, pour prouver qu'en raison de l'espèce d'organisation départie par la nature, le fait même de la vie est la cause de la mort, après avoir produit le plus souvent des maladies organiques. Il y a long-temps que l'on a dit que le premier jour de la vie était le premier pas vers la mort, mais dans un sens plus abstrait que je le dis ici.

Toutes les causes des affections dont je parle ne sont d'ailleurs pas évidentes; il en est d'inconnues, qui développent spontanément les maladies, sans qu'on sache par conséquent à quoi les attribuer.

Dans le nombre des personnes bien conformées en apparence, il s'en trouve chez lesquelles une maladie du cœur, ou de tout autre organe, se développe sans causes externes ni internes sensibles, sans que la profession, les accidens, les affections morales aient pu leur donner lieu. Il est donc d'abord impossible de prévenir celles-ci, et ce sont aussi, toutes choses égales, les plus difficiles à traiter et à guérir. Comment en effet diriger un traitement contre une cause inconnue?

Les maladies aiguës deviennent fréquemment causes de maladies organiques, non seulement de la partie qui a été le siège de l'affection aiguë, mais même des organes voisins. C'est ainsi que la frénésie laisse des désorganisations des méninges ou du cerveau, d'où suivent la perte de la mémoire, l'imbécillité, la folie; la pleurésie, des adhérences de la plèvre costale; la *péricardite*, l'adhérence du péricarde au cœur, etc. : c'est ainsi que la péripneumonie peut causer des anévrismes du cœur, qui se développent, soit parce que la libre circulation du sang est empêchée, soit parce que l'inflammation s'étant propagée sur le cœur lui-même, cet organe a été affaibli par la maladie à laquelle il a participé.

Les maladies chroniques jouent, dans le nombre de ces causes, un rôle plus important encore, parce que leurs effets sont plus prolongés et plus constans. C'est ainsi que les différens asthmes, la coqueluche, toutes les toux longues et opiniâtres, tous les dérangemens naturels ou morbifiques de la respiration, déterminent le plus souvent des dilatations du cœur ou des gros vaisseaux. En effet, que ces dérangemens de la respiration soient produits par l'engorgement sanguin, séreux, par la débilité, par une constriction nerveuse, habituelle ou périodique, de l'organe pulmonaire ou de ses divers tissus, il en résulte toujours, pour la force impulsive du cœur, une difficulté presque insurmontable à faire pénétrer le sang dans le système capillaire pulmonaire, rendu inerte, et par les maladies du poumon, et peut-être aussi par les altérations que ce système lui-même a secondairement éprouvées. De là vient qu'après les asthmes de tous genres, les péripneumonies aiguës mal guéries, les péripneumonies chroniques, certaines phthisies même, on trouve souvent le cœur affecté d'une dilatation consécutive plus ou moins considérable. Ce serait donc une assez bonne division nosologique de ces maladies, que de les distinguer en *primitives et en consécutives*.

Mais de toutes les causes capables de produire les maladies organiques en général, et spécialement celles du cœur, les plus puissantes, sans contredit, sont les affections morales. Il existe dans l'homme deux principaux centres auxquels se rendent et où retentissent sans exception toutes ces affections, de quelque nature qu'elles soient, ou, pour parler plus strictement, l'impression tantôt vive et fugace, tantôt fixe et durable de toute affection morale se porte toujours soit sur le cœur, soit sur le centre épigastrique, et y concentre d'abord tous ses effets. De là naissent tant de maladies des principaux viscères du ventre, plus fréquentes, d'après l'observation, après le moyen âge de la vie; je ne m'en occupe point ici: de là aussi les diverses maladies du cœur et des gros vaisseaux à tous les âges de la vie. Aucune affection morale en effet ne peut être éprouvée sans que le mouvement du cœur ne soit renforcé, accéléré, ralenti, affaibli ou troublé; que ses forces en effet soient exaltées, affaiblies ou presque anéanties: le plaisir, la peine, la frayeur, la colère, toutes les affections vives, enfin, le font palpiter, battre plus ou moins fréquemment, plus ou moins fortement, plus ou moins rarement, plus ou moins régulièrement suspendre son action momentanément, quelquefois même mortellement. La nouvelle inattendue de sa grace frappe de mort un criminel qu'on va exécuter: un amant meurt à l'instant même où ses désirs brûlans vont être satisfaits; l'un est anéanti par la frayeur, l'autre comme foudroyé par un accès de colère; les passions de celui-ci sont moins fortes, il se livre à des affections tristes, moins vives, mais prolongées;

l'action du cœur, chez cet individu, n'est pas subitement paralysée comme dans les premiers; mais parce qu'elle ne s'altère que lentement, la maladie organique qui doit s'ensuivre n'en est pas moins dangereuse.

Les scènes sanglantes de la révolution, leurs hideux tableaux, le bouleversement des fortunes, les saisissemens, les émotions, les chagrins qui en ont été la suite, ont, dans ces derniers temps, fourni une foule de preuves de l'influence des affections morales, sur le développement des maladies organiques en général, et de celles du cœur en particulier. Combien n'avons-nous pas vu, dans les hôpitaux, des personnes naguères opulentes, alors réduites à la mendicité, désirer, pour terme de leurs maux, une mort prompte, que des lésions organiques du cœur leur apportaient trop lentement à leur gré !

ARTICLE II.

Des signes des maladies du Cœur.

Quoique ce soit toujours dans les phénomènes de la circulation et de la respiration qu'il faille aller chercher les signes les plus propres à faire reconnaître les maladies du cœur, il est cependant d'autres recherches que le praticien ne doit pas négliger, parce qu'elles peuvent jeter un grand jour sur le diagnostic de ces affections; ainsi la connaissance du *facies propria* de ces maladies est si importante à celui qui pratique la médecine, que, dans bien des cas, d'après lui seul, on peut prononcer qu'il y a maladie du cœur ou de ses annexes, sauf à désigner par des recherches ultérieures l'espèce particulière de lésion dont ces organes sont affectés.

Pour ne rien omettre dans l'histoire que je vais faire des signes de ces maladies, je crois devoir suivre à-peu-près le même ordre que je me suis déjà prescrit en traitant des signes des anévrismes. Je considérerai donc, 1° l'expression de la physionomie, l'état extérieur du corps, et les moyens qui peuvent être employés extérieurement pour parvenir à la connaissance des maladies du cœur ; 2° j'examinerai en détail les divers dérangemens que l'on observe dans la circulation ; 3° ceux qui surviennent dans la respiration ; 4° je jetterai un coup-d'œil rapide sur l'état de la digestion ; 5° je parlerai de l'influence des affections du cœur sur les sécrétions et sur les fonctions de l'organe cérébral.

Facies propria, *état extérieur, moyens externes de diagnostic.*

La figure, la physionomie, le *facies propria* enfin, sont, pour le praticien exercé, le guide le plus sûr, à mon avis, pour arriver au diagnostic d'un assez grand nombre de maladies tant aiguës que chroniques ; mais c'est sur-tout dans les cas de maladies du cœur qu'il importe de considérer attentivement ce signe, qui, je le répète, peut seul, dans bien des cas, les faire reconnaître.

Quand une lésion organique du cœur n'a encore fait que peu de progrès, la figure ne présente pas toujours des caractères bien tranchés; ceux qu'on pourrait indiquer sont susceptibles d'être confondus le plus souvent avec ceux qui annoncent seulement une prédisposition à ces affections. Ainsi, chez les personnes sanguines, les rougeurs subites et passagères de la face, accompagnées, sur-tout chez les femmes mal réglées, de sentiment de constriction à la gorge, de difficulté de respirer, de palpitations légères et fréquentes, sont des signes qui annoncent à la fois ou le commencement d'une maladie du cœur, ou un état de pléthore sanguine bien propre à favoriser le développement de ces affections qui, dans leur principe, s'annoncent quelquefois par les phénomènes que je viens d'indiquer. Souvent aussi, chez les femmes, et même quelquefois chez les hommes, cet état est purement spasmodique, et il lui faudrait une durée dont il est bien rarement susceptible, pour jeter les racines d'une lésion organique.

Mais quand le mal a fait quelques progrès, le *facies propria* est d'autant plus expressif, que la maladie est plus avancée. En général, la figure devient bouffe, elle est *vultueuse*, mais non pas précisément comme dans les maladies aiguës; il y a bien de même augmentation de volume, mais on observe moins de décomposition dans la physionomie, moins d'altération dans les traits. Le plus souvent la figure est d'un rouge foncé tirant sur le violet; on dirait que tout le système veineux seul est injecté; le nez et les lèvres présentent cette même teinte violette d'une manière plus marquée. Il est pourtant vrai de dire que l'aspect de la figure, dont je viens de donner une idée, ne s'observe pas absolument dans tous les cas; il en est certains où la constitution lymphatique des sujets fait que le visage conserve de la pâleur, jointe à la bouffissure ordinaire. Il en est d'autres enfin qui sont affectés d'une lésion organique trop récente, quoique excessivement grave, pour que la bouffissure du visage soit déjà survenue; mais alors une altération, une décomposition particulière de tous les traits caractérisent aussi bien la maladie.

L'examen du reste du corps n'est pas moins important pour le diagnostic; ainsi l'engorgement du système veineux général, souvent très-prononcé à la superficie du corps; celui des veines jugulaires sur-tout, qui, quelquefois, sont fort saillantes; leurs battemens, qu'on observe aussi, et qu'on a peut-être trop souvent confondus avec celui des artères carotides subjacentes; le caractère des battemens du cœur ou des gros vaisseaux, qui sont sensibles à la vue, soit dans la région du cœur, soit dans les parties voisines, au-dessus du sternum, dans le côté droit du thorax, vers la région épigastrique; l'irrégularité de ces battemens, une sorte de bruissement, un trouble particulier de la circulation, quand il y a rétrécissement des orifices; l'état des parois de la poitrine, quelquefois plus arrondies, plus saillantes que dans l'état naturel, et qui semblent soulevées continuellement, ou de temps en temps, par un corps contenu dans la cavité qu'elles circonscrivent; la tuméfaction du ventre, occasionnée par la présence d'un liquide épanché; l'engorgement du foie, l'augmentation souvent assez sensible de son volume, engorgement évidemment produit par l'accumulation et le séjour du sang, qui ne peut rentrer dans le cœur qu'avec peine; l'enflure des membres, déterminée par l'infiltration dont ils deviennent le siège, sont autant de symptômes qui se présentent à l'œil du praticien, pour diriger ses recherches, et le mettre sur la voie le découvrir la nature de la maladie.

Dans le rang des moyens extérieurs propres à faire reconnaître les affections de l'organe central de la circulation, on doit accorder une place distinguée à la percussion de la poitrine. Ce moyen, dont j'ai fait une heureuse application dans un grand nombre de cas, m'a sur-tout été d'un grand secours toutes les fois que, dans ma pratique, j'ai voulu m'assurer de l'état sain ou malade des organes de la circulation. Tel est même son degré de précision, que souvent j'ai pu déterminer avec exactitude (l'ouverture des cadavres l'a prouvé) le degré de dilatation du cœur, en le mesurant, pour ainsi dire, sur l'étendue des parois de la poitrine, où la percussion faisait entendre un son nul ou seulement obscur. Combien de fois, après la mort des sujets, n'ai-je pas été à portée de reconnaître la vérité du diagnostic que j'avais établi à l'aide de la percussion.

Ce moyen, désigné par *Avenbrugger*, sous le nom de *percussion* (1), consiste à frapper les parois de la poitrine avec l'extrémité des doigts réunis;

---

(1) J'ai publié la traduction de l'ouvrage d'*Avenbrugger*, avec des commentaires fort étendus : je crois qu'on peut la consulter avec quelque fruit.

alors si le poumon est sain, rempli d'air, si aucun corps étranger, solide ou liquide, n'occupe l'intérieur de la cavité que l'on percute, le bruit que fait entendre la percussion a été comparé (comparaison exagérée) à celui que rend un tonneau vide quand on le frappe; dans le cas, au contraire, ou un corps solide ou liquide remplit une des cavités du thorax, ou toutes les deux à la fois, les parois de cette cavité rendent, dans toute l'étendue qu'occupe le corps étranger, un son dont on est convenu d'exprimer le caractère par le terme de *mat*, et qu'on a dit être semblable à celui que rend la cuisse quand on la frappe de la même manière ou du plat de la main. Le bruit que la percussion de la poitrine fait entendre dans certaines maladies du cœur est quelquefois seulement un peu moins sonore que dans l'état naturel, et c'est encore l'indice d'un état contre nature moins prononcé des viscères contenus; la pratique seule apprend à connaître le degré de résonnance qui dénote une poitrine dont les organes contenus ne sont en rien dégénérés de leurs conditions naturelles; elle seule apprend aussi à estimer, en quelque sorte, la solidité du corps qui fait que la poitrine ne résonne point; mais en portant son jugement sur le degré de résonnance, on doit avoir grand soin de tenir compte, et de l'épaisseur naturelle des tégumens, et de l'infiltration très-fréquente de ces mêmes parties, circonstances qui, dans bien des cas, ont pu faire croire que la poitrine résonnait mal, lorsque l'obscurité du son ne dépendait que d'elles seules.

La précision de ce moyen étant reconnue, on

peut s'étonner que les résultats toujours satisfaisans de la percussion aient été mis en parallèle avec un moyen infidèle, proposé dernièrement sous le nom de *pression abdominale*. Si le célèbre *Bichat*, inventeur de cette pratique, n'eût été trop promptement enlevé à la science médicale, dont il devait être un jour l'ornement et la gloire, il était doué d'un esprit d'observation trop solide et trop juste, pour ne pas reconnaître, d'après des observations ultérieures, l'infidélité de ce moyen, sur-tout dans les lésions organiques du cœur.

Quand on presse l'épigastre de bas en haut, dit l'auteur du Mémoire sur la pression abdominale, les malades sont livrés aux mêmes angoisses qu'ils éprouvent lorsqu'ils se mettent dans une position horizontale; l'étouffement augmente même suivant le degré de pression que l'on exerce; les contractions du cœur deviennent plus fortes; la lividité des lèvres et des autres parties de la face devient aussi plus considérable.

Si les effets que, d'après l'auteur, je viens d'indiquer, étaient certains et constans dans les cas d'anévrismes du cœur, la pression abdominale serait d'une utilité réelle; mais l'observation impartiale ne donne point les mêmes résultats.

Cette manœuvre, loin de causer une anxiété plus grande, une exaspération de tous les symptômes, est, pour plusieurs malades, un moyen assuré de se procurer un soulagement qui dure autant que la pression abdominale elle-même. Cette assertion est si directement opposée à celle de l'auteur du Mémoire, qu'il n'est pas inutile de m'appuyer ici de l'autorité de *Morgagni*, qui, dans sa XXVIIeme lettre, n° 13, cite deux cas d'anévrismes du cœur, reconnus après la mort sur des sujets qui, pendant leur vie, se soulageaient en exerçant, ou faisant exercer une forte pression, soit sur l'abdomen, soit sur la poitrine elle-même.

Comment d'ailleurs, d'après la théorie de la pression abdominale, peut-on rendre raison du soulagement qu'éprouve un grand nombre de malades affectés de lésions organiques du cœur, en se tenant jour et nuit sur leur séant, et si inclinés en avant, qu'ils ont l'abdomen comprimé par les cuisses; cette position ne détermine-t-elle pas seule une véritable pression abdominale plus forte même et plus soutenue que celle que l'on peut opérer par le procédé recommandé? c'est pourtant l'attitude que beaucoup de ces malades préfèrent et conservent continuellement; alors les anxiétés sont moins insupportables, tous les symptômes paraissent adoucis, le repos qui leur est refusé dans toute autre situation leur devient même facile.

Quelques malades, il est vrai, éprouvent, lorsque l'estomac est rempli d'alimens, plus de gêne dans la respiration et plus de mal-aise général; mais ce fait est loin d'être constant, et j'ai vu des sujets chez lesquels la réplétion de l'estomac procurait une diminution marquée dans les symptômes de la maladie du cœur dont ils étaient attaqués. Je me souviens d'avoir été consulté, il y quelques années, par un particulier qui était affecté d'une des maladies du cœur les plus prononcées que j'aie eu occasion d'observer; une des particularités les plus remarquables que présentait sa maladie, c'était la facilité avec laquelle il allégeait des symptômes d'ailleurs insupportables, en chargeant son estomac d'une grande quantité d'alimens. Quoique, dans ce cas, on puisse dire que le poids de l'estomac entraînait le diaphragme en bas, je ne doute pas que la réplétion de l'estomac, par les alimens ingérés en grande quantité, ne refoulât plus ou moins le diaphragme vers la poitrine, ce qui devait rendre cette cavité plus étroite et tenir lieu d'une pression abdominale, qui produisait chez ce sujet des effets contraires à ceux qu'on a annoncés.

Je ne prétends cependant pas nier qu'en refoulant les parois abdominales vers la poitrine, ou, ce qui revient au même, en rétrécissant cette cavité, on ne gêne pas la liberté de la respiration; c'est précisément parce que ce phénomène peut s'observer dans l'homme sain comme chez les malades, que je le regarde comme insignifiant, et que, dans les cas particuliers des maladies désignées, il ne se présente pas avec un degré d'évidence assez grand pour pouvoir être admis au nombre des moyens de constater l'existence des affections organiques du cœur. Plusieurs fois j'ai pu me convaincre, au lit même des malades, de la vérité de ce que j'ai dit dans les paragraphes précédens; j'ai vu de plus qu'on trouvait souvent beaucoup de difficulté à mettre ce moyen en usage, tant en raison de l'infiltration, souvent très-considérable, des parois abdominales, qu'à cause de la tuméfaction et de la distension, quelquefois énormes, de l'abdomen, par la sérosité qui s'y amasse, sur-tout lorsque la maladie est avancée, et cette sérosité-là fait elle-même une espèce de pression abdominale perpétuelle.

Etat de la circulation.

Le plus grand nombre des dérangemens de la circulation causés par les maladies du cœur s'annonce à l'extérieur par des phénomènes sensibles, soit à la vue, soit au toucher. Je n'ai pu me dispenser de parler de plusieurs de ces phénomènes dans l'article précédent, mais n'ayant fait que les indiquer, je dois revenir sur des détails dans lesquels je n'ai pas dû entrer.

L'altération des fonctions de l'organe de la circulation peut être reconnue, soit en interrogeant le cœur lui-même par le toucher de la région qu'il occupe, et où il fait sentir ses battemens plus ou moins réguliers, ses palpitations fortes, faibles, régulières ou tumultueuses, soit en examinant les caractères variés du pouls dans les différentes branches du système artériel.

Il est important de distinguer ici les palpitations du cœur, ses resserremens, ses trémoussemens, qui ne sont sensibles que pour celui qui les éprouve, d'avec les battemens qui se manifestent avec plus ou moins de force à l'observateur, soit par le toucher quand il appuie sa main sur la région du cœur, soit même seulement à l'œil quand les parois de la poitrine, de l'épigastre ou de l'hypochondre gauche, sont soulevées. Les premiers de ces phénomènes ne sont souvent que l'effet d'une imagination prévenue, tandis que les seconds donnent fréquemment la certitude de l'existence de l'une des lésions dont j'ai traité dans cet ouvrage. Les uns, en un mot, ne dénotent, dans le plus grand nombre des cas, qu'une affection spasmodique passagère, tandis que les autres sont de véritables symptômes d'une lésion organique permanente, et toujours très-grave.

En appliquant la main sur la région du cœur, on sent que la série des dilatations et des contractions de cet organe n'est pas dans ses conditions naturelles : ses pulsations présentent une foule de variétés plus nombreuses même que les espèces de lésions qu'elles indiquent. Ainsi, dans les dilatations en général, les battemens du cœur se font ordinairement sentir dans un espace étendu des parois de la poitrine; quelquefois on les sent, on les voit même jusque vers la région épigastrique, et c'est sans doute ce phénomène que l'on a pris souvent pour les pulsations de l'artère céliaque, dont on a tant parlé pour sa dilatation anévrismatique, et que l'on a si rarement bien observées. Dans les anévrismes actifs simples, les battemens du cœur sont fréquens, forts, vigoureux, vibrans et réguliers; ils viennent frapper la main qui explore, d'un coup sec et violent. Dans les dilatations passives, également supposées simples, au contraire, ces battemens, quoique aussi étendus, sont plus mous, plus lents, mais également réguliers. Dans les cas de rétrécissemens des orifices, d'endurcissement, d'ossification des valvules, etc., ils présentent de la force par momens, quelquefois de la faiblesse, presque toujours de l'intermittence, de l'irrégularité, des ondulations, des bruissemens, des frémissemens, dont il est impossible de dépeindre toutes les variétés. Lorsqu'il existe une dégénérescence quelconque de la substance charnue du cœur, soit graisseuse, soit osseuse, un ramollissement de ses fibres, suite ordinaire du carditis, etc., ses battemens alors sont toujours faibles, lents, et le plus souvent presque insensibles, etc.

Il n'est pas inutile d'avertir ici que, pour bien observer ces divers caractères, on doit éviter d'explorer le cœur dans les momens où les palpitations, symptôme commun à presque toutes les maladies de cet organe, en obscurcissent tous les mouvemens. Il faut choisir l'intervalle que les palpitations laissent entre elles, ou bien tenir compte du tumulte momentané qu'elles apportent : sans cette précaution, le toucher de la région du cœur ne donnerait que des résultats infidèles et momentanément presque insensibles.

Le toucher n'est pas le seul sens par l'emploi duquel on puisse constater les battemens désordonnés du cœur : l'œil du praticien peut souvent en être témoin. Ces battemens sont quelquefois visibles dans une étendue même assez remarquable ; mais les indices fournis par la vue sont dans ce cas bien plus incertains, bien moins précis que ceux qu'on reçoit du toucher. On peut, il est vrai, par les premiers seuls, apercevoir les battemens, les palpitations du cœur comme signes généraux de maladies ; mais, par le toucher, les caractères particuliers d'intermittence, d'irrégularité, de bruissement, de frémissement, d'ondulation, de force, de faiblesse, d'inégalité sont reconnus, et c'est sur l'observation de ces phénomènes particuliers que l'on peut fonder la plus grande précision du diagnostic.

Quelques auteurs assurent avoir pu entendre, dans certaines maladies du cœur, le bruit produit par les battemens violens de ce viscère, même à une certaine distance du lit du malade. Je n'ai jamais eu occasion, je le répète, de vérifier ces observations, bien rares sans doute : j'ai seulement entendu ces battemens en approchant l'oreille de la poitrine du malade.

L'état du pouls, dans les premières périodes des maladies du cœur, présente déjà quelques caractères particuliers, soit par eux-mêmes, soit par la comparaison de leur rapport avec la nature des battemens du cœur.

Ainsi la force, la dureté, la vibrance du pouls, plus considérables que l'habitude du sujet ne le comporte, sont, dès le principe, des signes assez bons des anévrismes avec épaississement des parois. La faiblesse, la mollesse du pouls, plus grande que l'état général de l'individu ne le permet, sont, de bonne heure, des indices de dilatations passives, quand il n'y a pas non plus de rapport avec l'étendue des battemens du cœur.

De même, de petites inégalités, des irrégularités légères du pouls, des palpitations passagères inspirent le soupçon d'un commencement d'ossification, de rétrécissement.

Que ces inégalités, ces irrégularités soient réunies à la fréquence, à la force désordonnée du pouls, et l'on concevra le soupçon bien fondé de la coexistence de l'anévrisme actif avec le rétrécissement de l'un des orifices ; réunissez au contraire à ces irrégularités la faiblesse, la mollesse habituelles des pulsations artérielles, et vous aurez l'indication d'un anévrisme passif compliqué d'un rétrécissement quelconque. Si à ces différens signes on ajoute enfin la considération du *facies propria*, de la dyspnée, de la toux, des étouffemens plus marqués en marchant, en montant, des réveils en sursaut, de l'infiltration, on aura un tableau abrégé, mais fidèle, des signes généraux et particuliers des principales maladies du cœur.

Quoique les divers degrés de ces lésions ne soient marqués, pour ainsi dire, que par la seule intensité différente des symptômes, lorsque le mal est parvenu à ce degré où les malades sont obligés de venir chercher du soulagement dans les hôpitaux, le médecin peut, j'ose dire, les yeux fermés, trouver dans l'observation du pouls des signes qui fixent son attention sur le genre de lésion, et décèlent, dans le plus grand nombre des cas, l'état morbifique de l'organe principal de la circulation.

Alors le pouls affecte en effet toutes les manières d'être possibles. Il est fort, dur, vibrant, presque toujours fréquent, régulier dans les anévrismes actifs exempts de complications; mou, lent, quelquefois rare, souvent fréquent, régulier, facile à étouffer dans les anévrismes passifs simples; irrégulier, inégal, ondulant dans tous les cas de rétrécissemens permanens, intermittent, irrégulier par intervalle: un instant après très-régulier lors des rétrécissemens momentanés produits par des végétations ou des concrétions mobiles, ou autres altérations analogues; faible et à peine sensible dans les endurcissemens, les ossifications, le ramollissement et les autres dégénérescences du tissu musculaire ; vite, fréquent, déréglé, comme convulsif, impossible à décrire dans les cas de rupture d'un ou de plusieurs faisceaux charnus.

Combien ensuite les différentes combinaisons que peut former la réunion de plusieurs de ces affections, ne doivent-elles pas donner de variétés dans les caractères du pouls? J'en ai donné quelques exemples il n'y a qu'un instant ; il est impossible de les décrire toutes ; c'est de l'habitude et de l'expérience qu'il faut apprendre à connaître des variétés aussi multipliées ; il y a d'ailleurs presque toujours dans la manière d'être du pouls un je ne sais quoi qui n'est pas naturel, et qu'on sent beaucoup mieux qu'on ne peut le décrire. De plusieurs individus attaqués de cette affection, il n'en est aucun dont le pouls ne présente une force, une faiblesse, une irrégularité ou une inégalité différentes. D'autres fois, mais ces cas sont plus rares, quoique la maladie soit des plus prononcées, le pouls conserve de la régularité jusqu'à la fin ; mais alors c'est dans l'étude de certains autres symptômes qu'on doit puiser une connaissance précise de la maladie, et reconnaître l'absence d'un rétrécissement, d'une ossification, en un mot, d'une complication quelconque.

D'après l'état seul du pouls, d'après les divers caractères que je viens d'indiquer, sur-tout d'après son irrégularité constante, peut-on établir le diagnostic d'une affection organique du cœur ? Je n'hésite pas à conclure pour l'affirmative, dans le cas où la maladie a déjà fait quelques progrès ; je crois même pouvoir aller plus loin, et dire que l'action du cœur est si essentiellement compromise dans le commencement même des affections de cet organe, qu'en étudiant avec soin, à cette époque, les phénomènes du pouls, ils doivent donner déjà des signes de la maladie, qui n'est pour ainsi dire encore qu'ébauchée; une fois confirmée, l'état seul du pouls peut suffire pour apprendre son existence au médecin éclairé et observateur.

Un des caractères les plus singuliers que présente le pouls dans quelques maladies du cœur, c'est d'être différent sur les deux bras, ou bien sensible sur l'un, et insensible sur l'autre de ces membres. Il est étonnant que les praticiens n'aient pas fixé leur attention sur cette singularité, lorsqu'en touchant le pouls sur les deux bras d'un malade, ils le trouvaient fort ou faible d'un côté, tandis que de l'autre il offrait des caractères tout-à-fait opposés ; que souvent même le pouls du côté droit, par exemple, avait une certaine force, tandis qu'il était impossible de le trouver et de le sentir sur le bras gauche. Un médecin est appelé pour un prétendu asthme, une hydropisie de poitrine soupçonnée, ou toute autre affection, soit chronique, soit aiguë; il observe que le pouls n'est pas le même des deux côtés ; le malade dit que depuis long-temps on le lui a trouvé tel ; la convalescence de la maladie s'achève, et le pouls conserve les mêmes caractères. Comment alors ne voit-on pas dans ce caractère l'indice d'une maladie organique du cœur ou des gros vaisseaux ?

Je n'ignore pas qu'une variété anatomique, que

l'oblitération d'une artère, son ossification, expliquent quelquefois ce phénomène. J'ai fait plusieurs observations de ce genre, et j'en ai donné un exemple; mais sa présence tient le plus souvent à des lésions organiques du cœur, ou des gros vaisseaux, comme le prouvent les observations suivantes :

1° Une tumeur anévrismale du cœur ou des gros vaisseaux peut avoir une disposition telle qu'elle comprime l'une ou l'autre des artères sous-clavières, et empêche qu'il y passe une aussi grande quantité de sang que dans l'état naturel; il est même possible que l'un de ces vaisseaux soit presque oblitéré par cette compression.

2° J'ai vu, dans plus d'un anévrisme de l'aorte, l'embouchure de ces artères rétrécie par le boursoufflement très-fréquent de la surface interne des parois de l'aorte et du pourtour de l'orifice artériel, qui lui-même peut être dans un état d'ossification. Il est, à ce sujet, une remarque à faire ; c'est que les troncs artériels qui partent de la crosse de l'aorte, quand celle-ci est le siège d'une tumeur anévrismale, participent très-rarement à cette dilatation, mais en sont souvent comprimés au point de produire la plus grande petitesse du pouls ou même sa suppression à l'un des bras, et presque toujours au côté gauche.

3° J'ai vu dernièrement un sujet affecté d'un anévrisme de l'aorte, chez lequel l'insensibilité du pouls du bras droit tenait à la présence d'une espèce d'éperon valvulaire, dur et comme cartilagineux, placé assez avant dans l'artère innominée, et qui, par sa disposition, dirigeait la totalité de la colonne du sang dans la carotide, et s'opposait à ce qu'il entrât dans la sous-clavière du même côté. Je rapporterai cette observation dans l'article où je décrirai la marche que suivent ordinairement les maladies du cœur, pag. 397.

4° L'insensibilité du pouls peut tenir aussi, je le répète, à l'oblitération de l'artère radiale, à son ossification complète dont on peut s'assurer par le toucher, à sa déviation, ou à une variété anatomique quelconque; mais ces derniers cas sont les moins communs, et c'est presque toujours dans une affection du cœur et des gros vaisseaux qu'on trouve les causes de ce caractère singulier du pouls, qui doit être placé au rang des signes les moins équivoques des affections dont je m'occupe.

État de la respiration.

Si les dérangemens constans dans les phénomènes de la circulation, dont la connaissance est acquise par l'exploration des battemens du cœur ou des phémènes du pouls, fournissent une série de signes, pour ainsi dire, pathognomoniques des maladies de cet organe; l'état de la respiration, le trouble qu'on observe dans cette fonction, considérés isolément, ne donnent au médecin que des signes équivoques de ces mêmes affections, puisqu'en général ils sont communs à plusieurs maladies de la poitrine.

Nous aurons occasion de voir, dans l'un des articles suivans, que ce sont les points de rapprochement qu'établissent les dérangemens de la respiration entre presque toutes les maladies de la poitrine, qui ont fait confondre les maladies du cœur avec quelques autres affections auxquelles je les comparerai, moins dans l'intention de relever les erreurs commises, que pour essayer d'indiquer les moyens de les éviter et de distinguer les différentes affections de la poitrine, que l'on a trop souvent confondues et prises les unes pour les autres.

Des maladies du cœur, les unes se prononcent subitement, les autres se forment et s'établissent insensiblement. Dans celles qui se montrent subitement, à la suite d'un effort violent, d'un coup, d'une affection morale vive, et même, mais bien rarement, sans cause connue, etc., la respiration est sensiblement altérée à l'instant même où la cause vient d'agir; et souvent la difficulté de respirer est le premier symptôme qui annonce le développement prochain, et peut-être instantané, de la maladie qui vient de jeter en un instant ses premières racines apparentes.

Il n'en est pas de même pour celles des affections organiques du cœur dont la formation est lente et, pour ainsi dire, insensible; dans ce cas, peut-être y a-t-il des signes qu'une grande perspicacité pourrait apercevoir, mais ils doivent néanmoins être toujours fort obscurs dans les premiers temps.

Dès que le mal a fait des progrès, les dérangemens de la respiration se développent et vont en augmentant. Alors il y a une gêne légère mais habituelle de la respiration; aussitôt que le malade veut précipiter sa marche, il est obligé de s'arrêter, parce qu'il ne lui est plus possible de respirer. Les mêmes symptômes se reproduisent fréquemment, s'il exerce une profession un peu pénible, s'il veut monter un terrain, un escalier. Il semble au malade qu'il n'y a plus de rapport entre la masse d'air qui est introduite par l'inspiration dans les poumons et la capacité de ces viscères. Il fait de vains efforts pour respirer plus largement; il précipite ses inspirations; la respiration est alors gênée, haute, courte, entre-coupée.

A ces différens états de la respiration, on peut joindre une sorte de sifflement dont j'ai déjà parlé en traitant des anévrismes de l'aorte, et qui décèle plus particulièrement la présence de cette dernière lésion organique.

Toutes les positions que les malades attaqués d'affections organiques du cœur peuvent prendre dans leur lit ne favorisent pas également l'acte de la respiration. Il est indifférent au malade de se coucher sur le côté gauche ou sur le côté droit. Quelquefois le décubitus sur l'un des côtés est plus facile; mais je n'ai pas observé que ce fût plus souvent sur l'un que sur l'autre; il trouve en général beaucoup moins de peine à respirer, lorsque, étant sur son séant, il incline le corps en arrière, et le tronc recourbé de manière à faire saillir la partie antérieure de la poitrine en avant. C'est à la faveur de cette attitude forcée qu'il éprouve un soulagement qui lui permet de se livrer au sommeil. Cette position cependant n'est pas la seule qui soit favorable à la respiration, et souvent les individus affectés du même genre de maladie en prennent une presque inverse, qui ne leur est pas moins favorable ; ils restent inclinés en avant, l'abdomen appuyé sur les cuisses et la poitrine rapprochée des genoux. J'ai vu des malades conserver cette même position plusieurs jours de suite, parce qu'elle était la seule qui rendît leur état supportable.

On pourrait croire que, dans les maladies du cœur, la gêne de la respiration provient entièrement de la compression mécanique des organes pulmonaires, par l'augmentation du volume du cœur, ou le développement d'une tumeur anévrismale ; cela est vrai dans quelques cas, mais dans un plus grand nombre il paraît que la gêne de la respiration tient seulement à l'accumulation du sang dans le système vasculaire du poumon, en raison de la peine qu'il éprouve à rentrer dans les cavités du cœur, dégénérées en tout ou en partie de leur organisation naturelle.

De l'état de la digestion, des sécrétions et des fonctions du cerveau.

Pour suivre avec exactitude la marche que je me suis prescrite, il me reste à parler, pour compléter l'histoire des signes généraux des maladies du cœur, de l'état de la digestion, des sécrétions et des fonctions du cerveau ; mais en traitant des signes des anévrismes du cœur j'ai déjà exposé dans un assez grand détail les altérations que ces diverses fonctions éprouvent dans les différentes périodes des maladies du cœur. N'ayant rien à ajouter sur ces articles à ce que j'en ai déjà dit, et l'altération de ces fonctions étant la même dans les différentes espèces de lésions, je renvoie à l'article premier du chap. III de la seconde classe qui traite des signes des anévrismes du cœur, pag. 124, où l'on trouvera l'exposé des dérangemens qui, dans les cas de maladies du cœur, surviennent dans les fonctions de la digestion, des sécrétions, et dans celles du cerveau. L'altération des fonctions du cerveau a lieu par trois causes : 1° son engorgement sanguin; 2° l'infiltration séreuse et l'épanchement aqueux; 3° l'altération du sang artériel devenu noir, et ne pouvant plus par conséquent produire la même excitation. J'aurai d'ailleurs occasion de revenir sur ces différens points dans l'article suivant, qui se lie naturellement à celui-ci.

ARTICLE III.

Marche qu'affectent les maladies du Cœur.

L'histoire de la marche des maladies organiques du cœur doit comprendre leur invasion, leur développement, leur état et leur terminaison; mais ces affections emploient à passer par ces différens degrés un espace de temps quelquefois très-long, d'autres fois aussi fort court. Il serait donc possible, rigoureusement parlant, de distinguer les maladies même organiques auxquelles le cœur est exposé, en aiguës et en chroniques.

Dans la classe des maladies aiguës viennent se placer la *péricardite* et l'inflammation du cœur; affections qu'on ne peut pas, à la vérité, nommer organiques, puisqu'elles ne deviennent telles que par certaines de leurs dégénérescences. Mais on peut ranger dans cette classe certaines ruptures partielles semblables à celle dont j'ai donné un exemple, ou d'autres analogues (1)..

Enfin j'ai vu dernièrement un homme d'environ soixante-seize ans, succomber, en quatorze jours, à tous les signes et à tous les symptômes d'une véritable maladie organique du cœur, sans le moindre indice antécédent de cette affection.

J'ai vu encore, depuis la publication de la première édition de cet ouvrage, un homme âgé de cinquante-cinq ans qui avait toujours joui d'une bonne santé, qui vivait selon les règles les plus sévères de l'hygiène, dont toutes les affections étaient aussi modérées qu'il est possible qu'elles soient, éprouver l'invasion subite d'une affection organique du cœur, accompagnée sur-le-champ des symptômes les plus manifestes et les plus graves : il y succomba au bout de cinq mois.

Au nombre des affections chroniques on comptera sans contestation la plupart des lésions dont j'ai traité dans cet ouvrage, et qui, se développant lentement, n'ont qu'une terminaison très-éloignée de l'instant où la cause qui les a déterminées a agi.

Lorsque les maladies du cœur sont du nombre de celles que j'ai dit prendre le plus souvent un caractère aigu, leur marche est celle des maladies aiguës en général ; elles présentent seulement cette différence, que leur début est plus effrayant, leur

---

(1) Au surplus, ce mot *aigu* ne doit s'entendre que par rapport à la rapidité de l'invasion ou de la marche, et non par rapport à la nature inflammatoire, etc.

marche plus rapide, leur terminaison plus fâcheuse, en raison de l'importance de l'organe affecté, ou plutôt du trouble et de la subversion de la fonction dont il est chargé.

Celles de ces affections qui suivent une marche lente et chronique sont beaucoup plus nombreuses : or, c'est cette marche lente que je vais décrire dans cet article, et dont on trouve plusieurs exemples, dans le cours de cet ouvrage.

Par tout ce que j'ai dit en parlant des signes des maladies du cœur, on a pu concevoir que le commencement du plus grand nombre de ces maladies organiques était le temps qui présentait le plus d'incertitudes dans les signes, et par conséquent le plus de difficultés dans le diagnostic, et le plus d'obscurité dans ces premiers temps de leur marche.

Si la maladie est héréditaire et sur-tout innée, le sujet, dès son jeune âge, est tourmenté par les symptômes les plus ordinaires, et qui paraissent conséquemment les premiers, les palpitations, l'essoufflement, etc., etc. Il est rare de voir ces sujets parvenir à un âge un peu avancé ; il en est même qui n'y survivent que peu de jours ; mais c'est presque toujours de douze à quinze ou seize ans environ que ces individus succombent à l'affection qu'ils ont apportée en naissant, ou qui s'est développée dès leur première enfance.

Lorsque la maladie n'est pas innée ou héréditaire, son développement, ordinairement favorisé par la constitution naturelle de l'individu, se fait ou insensiblement ou plus promptement par l'action d'une cause occasionnelle quelconque, soit morale, comme la frayeur, le chagrin, la colère, etc.; soit physique, comme un effort, une contusion, une maladie du poumon, etc.

Que le développement de la maladie soit insensible, et sans cause apparente ou connue, ou qu'elle reconnaisse une cause occasionnelle notable, les premiers symptômes tiennent toujours soit aux dérangemens de la circulation, soit à ceux de la respiration. C'est ordinairement pendant une marche précipitée, ou un exercice violent, que ce mal semble donner le premier indice de son développement ou de sa présence. Ainsi un individu, bien portant d'ailleurs, sera, en marchant ou en faisant tout autre exercice, arrêté tout-à-coup par un étouffement, précédé, accompagné ou suivi de palpitations plus ou moins violentes. Ces accidens disparaîtront bientôt pour laisser le malade dans un état de santé apparente, jusqu'à ce que, dans les mêmes circonstances, et souvent par des causes déterminantes semblables, les mêmes symptômes se reproduisent.

Après deux ou plusieurs attaques de ce genre, que le malade regarde le plus ordinairement comme des indispositions passagères, souvent il jouit, pendant un temps assez long, d'une santé telle, qu'il oublierait tout-à-fait les premières incommodités qu'il a ressenties, si elles ne se renouvelaient tôt ou tard avec les mêmes caractères, pour disparaître une seconde, une troisième fois, et se reproduire sous les mêmes formes, mais avec beaucoup plus d'intensité, et par des causes analogues, mais plus légères.

A cette époque encore, la maladie, quoique plus avancée, semble concentrée dans l'organe même qui est affecté; aucune altération des autres solides, aucune dégénérescence des liquides, aucun autre trouble dans les fonctions ne se sont encore introduits dans l'économie animale. En effet, des étourdissemens, des maux de tête, de la difficulté de respirer, ne peuvent pas faire penser que la maladie soit devenue générale, et l'on est d'autant plus éloigné de concevoir cette idée que, le plus ordinairement, l'état extérieur du corps, loin d'annoncer le développement d'une affection mortelle, semble porter empreint le cachet d'une santé robuste dans la vigueur des membres, l'embonpoint général, la coloration de la face, l'augmentation des forces digestives, etc., sur-tout dans les maladies actives; mais bientôt les accidens regardés par les malades comme des indispositions passagères, se renouvellent avec plus de fréquence et de force; la figure, d'abord vivement injectée, se colore encore davantage, devient *vultueuse*, plus bouffie; les extrémités inférieures enflent, sur-tout dans la station, mais elles désenflent la nuit par la seule position horizontale. Le malade reste alors dans un état qui semble moyen entre la santé et la maladie. La durée de cet état incertain est subordonnée à la vigueur de la constitution de l'individu, à la profession qu'il exerce, à ses affections morales, à toutes ses actions.

Mais, après un temps plus ou moins long, de nouveaux symptômes viennent se réunir aux premiers, qui eux-mêmes sont plus marqués; tels sont l'insomnie causée par des rêves effrayans, le malade se figurant être au bord d'un précipice, poursuivi par des assassins, etc. ; les réveils en sursaut, le cochemar, l'augmentation de la difficulté de respirer, des battemens du cœur qui sont fréquens, secs et violens dans l'anévrisme actif, mous et étendus dans les dilatations passives ; irréguliers quand il se forme des rétrécissemens, des ossifications ; inégaux, intermittens, très-changeans dans les cas de rupture des piliers, de végétations ou de concrétions flottantes ; faibles, insensibles quand la substance musculaire est devenue osseuse, ou a éprouvé une dégénérescence graisseuse ou un ramollissement ; les caractères du pouls répondant d'ailleurs assez exactement à ceux des battemens du cœur.

Tels sont les symptômes qui marquent, en quelque sorte, un second temps, auquel succède un nouvel état de maladie de jour en jour plus fâcheux. Ce troisième degré n'est marqué que par l'augmentation de tous les symptômes, et sur-tout de la diathèse séreuse, qui, dans la seconde période, s'était annoncée par l'enflure des extrémités inférieures ; à cette enflure succède une infiltration bien plus considérable qui se propage non seulement aux membres, mais même aux tégumens de tout le corps. L'infiltration augmente à tel point, qu'il se fait quelquefois, sur les extrémités inférieures, des crevasses qui donnent issue à une grande quantité de sérosité. La diathèse séreuse est alors trop établie pour que les cavités séreuses ne s'emplissent pas d'une quantité plus ou moins considérable de liquide. Ainsi la poitrine, le bas-ventre se remplissent d'une quantité variable de sérosité que, par un traitement méthodique que j'indiquerai, on évacue avec une certaine facilité dans les premiers temps de l'épanchement, mais qu'ensuite, et vers la fin de la maladie sur-tout, il est très-difficile, ou plutôt impossible de faire disparaître.

Le temps pendant lequel les malades restent dans l'état avancé dont je viens de tracer l'esquisse est plus ou moins long; mais après plusieurs alternatives de mieux et de pis, les malades, immobiles dans presque tous les cas, le corps courbé en avant, ou dans toute autre attitude forcée, la face bouffie et violette, les lèvres noirâtres, les traits altérés, décomposés, les yeux souvent cachés par le boursoufflement des paupières, la respiration étant courte, entre-coupée, presque impossible, la toux continue, avec crachement de sang ou de mucosités abondantes, les parois de la poitrine et du ventre gonflées, distendues par la sérosité qu'elles renferment, les bras, les jambes déformés par l'infiltration, le pouls inégal, irrégulier, très-intermittent, vacillant, insensible, les malades tantôt ayant un léger délire, d'autres fois dans un état sub-apoplectique, succombent rarement à la rupture d'une tumeur anévrismale, ordinairement à une suffocation prompte, et plus rarement à une agonie lente, pendant laquelle ils semblent s'éteindre par degrés.

Telle est la marche que suivent, dans la plupart des cas, les affections dont j'ai fait l'histoire; il en est cependant où ces maladies, quoique passant, à quelques différences près, par les mêmes degrés, sont marquées par des paroxismes semblables entre eux, et qui se renouvellent avec une périodicité assez régulière pour qu'on puisse les confondre avec certaines affections, qui ont des accès périodiques, comme, par exemple, l'asthme. Pour mettre le lecteur à portée de saisir les points de rapprochement qui peuvent exister entre ces maladies, je vais rapporter l'observation la plus singulière que je connaisse d'un anévrisme de l'aorte, dont les symptômes avaient beaucoup d'analogie avec ceux de l'asthme convulsif.

(Obs. 54.) Un terrassier, âgé de 56 ans, d'un tempérament bilieux, avait, jusqu'à sa cinquantième année, joui constamment d'une bonne santé; à cet âge il fut pris d'un écoulement périodique de sang par l'anus, reparaissant chaque mois pendant deux ou trois jours, après avoir été annoncé par de vives douleurs abdominales, qui se dissipaient dès que l'écoulement commençait à se faire.

Quinze mois avant l'époque à laquelle il se présenta à l'hôpital de la Charité, cet ouvrier avait fait une chute de six pieds de hauteur, qui avait occasionné une douleur vive dans le côté droit de la poitrine. Cette douleur s'était promptement dissipée.

Dans le cours de 1803 il fut attaqué du catarrhe régnant alors à Paris. Après la guérison de cette maladie, il lui resta de la toux, qui depuis le tourmenta toujours.

Cinq mois avant de se rendre à l'hôpital de clinique, ce malade fut, en se promenant, pris d'un étouffement si violent, qu'il fut obligé de s'arrêter tout-à-coup. Cette indisposition se termina après quelques heures, et se changea en un froid général, suivi de chaleur et de sueur. Depuis cette époque les accès de suffocation se renouvelèrent fréquemment.

Deux mois après la première apparition de ce symptôme, et trois mois avant son entrée à l'hôpital, l'évacuation qui, chaque mois, se faisait par l'anus, se supprima; la respiration devint plus difficile, et il se manifesta une espèce de sifflement pendant l'inspiration qui devint tous les jours de plus en plus laborieuse. Enfin, le 27 octobre 1803, il se présenta à l'hôpital de clinique interne, ayant les lèvres injectées, la face pâle et jaunâtre, le corps un peu amaigri, la bouche légèrement pâteuse et la langue blanchâtre; l'inspiration était pénible, sifflante, sur-tout pendant les paroxismes; la poitrine percutée résonnait bien dans tous ses points, excepté vers la région supérieure du sternum; la toux était fréquente, l'expectoration muqueuse, mêlée de quelques stries sanguines; il ne pouvait respirer que sur son séant; le pouls était souple, assez fréquent, développé du côté gauche, et presque insensible à droite. Le ventre était en bon état; les urines coulaient en abondance, les selles étaient rares, le sommeil interrompu par des réveils en sursaut, la cuisse, la jambe et le bras gauches œdématiés.

Quelques-uns des symptômes semblaient indiquer un asthme, ou toute autre affection analogue. Cependant la figure du malade, le lieu du défaut de résonnance de la poitrine, la gêne particulière de la respiration, les caractères du pouls, les réveils en sursaut, ne pouvaient guères laisser de doute sur la nature de la maladie, et j'annonçai l'existence d'un anévrisme de l'aorte.

Le plus grand nombre des symptômes que je viens de décrire existaient à toutes les heures du jour; cependant ils prenaient tous beaucoup plus d'intensité, et constituaient, à certaines heures, de véritables paroxismes, qui n'étaient pas absolument réguliers, dont un pourtant avait le plus ordinairement lieu entre huit et neuf heures du matin.

Pendant le temps que le malade passa à l'hôpital, les accès furent plus ou moins fréquens; il y en eut deux et trois par jour, et autant pendant la nuit; leur durée était d'un, deux ou trois quarts d'heure ; le mouvement les provoquait ordinairement; d'autres fois ils survenaient après que le malade avait pris des alimens ; et ceux du matin, qui étaient les plus réguliers, se reproduisaient sans cause occasionnelle; pendant ces accès, la difficulté de respirer augmentait, l'inspiration était bruyante, sifflante ; le pouls devenait plus petit, plus irrégulier ; il était presqu'insensible à droite. Il y avait, dans le cours de l'accès, des convulsions de tout le corps ; la face se couvrait de sueur et devenait violette. Dans les paroxismes les plus intenses, le malade perdait connaissance. Enfin, après l'accès, la poitrine était long-temps douloureuse. Il pressentait toujours l'arrivée des paroxismes, qui lui étaient annoncés par un étourdissement, un bourdonnement dans les oreilles, de la chaleur vers la tête, etc. Pendant les paroxismes, on sentait encore quelquefois des battemens tumultueux et violens du cœur. Il y avait aussi des éructations fréquentes; il éprouvait des frissons fugaces. Dans le fort de certains accès, il tombait sans sentiment, la tête sur les genoux; enfin, pendant les derniers paroxismes, les urines coulèrent involontairement.

Pendant le séjour que le malade fit dans l'hospice, il s'affaiblit de plus en plus; l'infiltration ne devint pas considérable, elle était remarquable seulement à droite; l'appétit se perdit; enfin il mourut dans un accès, le 25 novembre, à dix heures du soir.

A l'ouverture du cadavre, la figure était blême, le corps amaigri; la percussion de la poitrine ne faisait entendre par-tout qu'un son mat, sur-tout du côté gauche.

Le cerveau était en bon état.

La trachée-artère ouverte au-dessus du bord supérieur du sternum était remplie d'un liquide écumeux, et de lanières fibrineuses fort longues et très-consistantes.

Les poumons étaient sains, crépitans, sans adhérences; il y avait un peu d'eau dans la cavité gauche de la poitrine.

Le cœur était un peu plus volumineux que dans son état naturel.

L'aorte, à sa sortie du ventricule gauche, était dilatée et formait un anévrisme qui aurait pu contenir dans sa cavité un corps plus volumineux que le poing. Les parois de cette poche, formée par les tuniques de l'artère, étaient épaissies; elles n'avaient pas éprouvé de rupture, elles étaient seulement rugueuses sur leur face interne. Cette tumeur pressait la trachée-artère au-dessus de sa division et les bronches elles-mêmes, de sorte que ces conduits étaient très-aplatis; leur surface intérieure correspondante à l'adhérence intime que la tumeur avait contractée avec elles était un peu rouge, sans altération bien marquée du tissu de la membrane interne.

Les vaisseaux qui partaient de la crosse de l'aorte dilatée avaient leur calibre ordinaire; seulement on voyait, assez avant dans l'artère innominée, un ergot calleux, assez étendu, qui pouvait faire l'office de valvule, et empêchait la colonne de sang qui entrait dans ce vaisseau de se porter du côté de la sous-clavière, et la forçait de se diriger toute entière dans l'artère carotide.

L'artère radiale du bras droit était bifurquée vers la partie inférieure du radius, ce qui, joint au peu de sang que recevait la sous-clavière, explique bien les caractères qu'on observait sur le pouls du côté droit.

Tous les autres viscères étaient sains.

Il est très-difficile d'expliquer à quoi tiennent, dans les cas de cette nature, les accès et leur retour périodique, et pourquoi la tumeur opérant sur la trachée-artère une compression permanente, ne causait pas aussi des étouffemens et une suffocation continus. Sans doute ces accès se renouvelaient lorsque la tumeur se remplissait, se gorgeait d'une plus grande quantité de sang; mais à quelle cause attribuer cet engorgement de la tumeur, cette accumulation périodiquement plus grande du fluide sanguin?

Ces paroxismes s'observent plus fréquemment

dans les cas d'anévrismes de l'aorte; mais j'en ai observé aussi plusieurs fois dans les maladies du cœur, sur-tout lorsqu'il existe un rétrécissement à l'un des orifices de cet organe (1).

ARTICLE IV.

Du pronostic des maladies du Cœur.

Que les maladies du cœur prennent un caractère aigu, ou qu'elles suivent une marche chronique, le pronostic est toujours très-fâcheux. Il est cependant des modifications importantes à mettre à la proposition générale que je viens d'émettre.

Pour établir avec précision le pronostic dans les maladies du cœur, il est nécessaire de distinguer ces maladies en plusieurs genres; on peut les diviser, 1° en aiguës, 2° en chroniques organiques, 3° en organiques proprement dites.

1° Les maladies *aiguës* du cœur ne peuvent pas être rigoureusement placées dans le rang des maladies organiques; celles auxquelles je donne cette dénomination sont la *péricardite* aiguë et la *cardite*, ou l'inflammation de la substance même du cœur : nous l'avons déjà dit.

Sous le rapport du pronostic, ces maladies rentrent dans la même cathégorie que toutes les inflammations aiguës en général; le danger plus grand qu'elles entraînent avec elles, dans bien des cas, est

---

(1) Cette observation eût été plus naturellement placée à l'article des anévrismes de l'aorte. La périodicité seule est importante ici comme complément de l'histoire de la marche des maladies du cœur en général.

le seul point sur lequel ce pronostic puisse différer.

Il varie, en général, comme les degrés mêmes de ces inflammations.

Lorsque la *péricardite* aiguë ne s'annonce pas à son début par des symptômes intenses, des accidens graves; qu'un trouble marqué dans l'action du cœur ne fait pas voir que l'organe lui-même est vivement affecté; que les viscères voisins, tels que le poumon, etc., ne paraissent pas participer à l'inflammation; que d'ailleurs le sujet est sain et bien constitué, on peut porter alors un pronostic assez favorable; ainsi il n'est pas très-extraordinaire, mais il est bien rare pourtant, de voir la *péricardite*, qui d'ailleurs est une affection des plus graves, parvenir, par les efforts de la nature et les secours de l'art réunis, à une terminaison heureuse.

Les cas où la solution de la maladie est satisfaisante ne sont donc pas communs; il arrive en effet rarement que cette inflammation se trouve isolée de celles des plèvres costales, diaphragmatiques, médiastines, pulmonaires, de la même affection d'une portion plus ou moins considérable de la substance même du poumon, et de la superficie du cœur lui-même, qui, dans tous les cas, se trouve plus ou moins enflammé; alors, ou la maladie se termine par la mort, ou elle se transforme en une de ces altérations que j'ai désignées sous le nom de *chroniques organiques*, comme la purulence du péricarde, l'adhérence de cette membrane au cœur, ses inflammations chroniques, etc., etc.

Le pronostic de l'inflammation du tissu du cœur, ou de la *cardite*, qu'elle soit réunie à la même affection des autres viscères de la poitrine, ou qu'elle soit exempte de complications, est toujours des plus fâcheux, pour ne pas dire mortel, dans tous les cas. Rarement, en effet, l'inflammation des parties dont la substance musculaire fait la base a lieu, sans qu'elle se termine par la suppuration, et la suppuration des organes renfermés dans les grandes cavités du corps, et sur-tout de celui-ci, survient bien rarement sans être mortelle.

Je ne sais si on a jamais vu la *cardite* aiguë parvenir à une solution parfaite ; je ne le pense pas ; et quand on citerait des observations, tous les doutes ne seraient pas levés ; il pourrait en rester de bien légitimes sur le véritable siège de l'inflammation, qu'il est impossible de bien constater autrement que par l'ouverture, c'est-à-dire quand le malade a succombé.

C'est donc presque toujours malheureusement que doit se terminer cette inflammation ; mais la mort qu'elle cause ordinairement peut arriver avec rapidité ou avec quelque lenteur. Ainsi on a vu des *carditis* devenir funestes en très-peu de jours ; tandis que dans d'autres cas, lorsque la maladie est parvenue à son plus haut degré, on voit les accidens les plus effrayans disparaître en partie, une sorte de convalescence s'établir ; quelquefois même le malade est rendu à un état de santé apparente ; il se flatte alors d'une prochaine et parfaite guérison ; mais le médecin plus clairvoyant n'aperçoit qu'une transformation, qu'une dégénérescence de la maladie en une autre affection plus lente, mais non moins grave, puisqu'il s'établit alors une maladie *chronique organique*, mortelle dans tous les cas.

Dans le rang des lésions aiguës du cœur, considérées sous le rapport du pronostic, je dois placer encore les ruptures partielles dont j'ai parlé dans cet ouvrage, telle que la rupture d'un pilier charnu du cœur, ou celle des tendons valvulaires.

La rupture des piliers charnus du cœur semble prendre tous les caractères d'une maladie aiguë des plus vives; c'est du moins l'induction que l'on doit tirer de la considération de l'ensemble des accidens auxquels succomba le courrier qui fait le sujet de l'observation n° 40, pag. 263.

Le pronostic, dans les cas où on reconnaîtra cette lésion, sera donc désespéré, et le médecin devra annoncer l'issue funeste de la maladie, qui cause la mort d'autant plus promptement, que la lésion arrive subitement dans un organe sain.

La rupture des tendons valvulaires paraît, d'après mes observations, être moins grave et moins promptement funeste que celle d'une portion de la substance musculaire. En effet, dans presque tous les cas où j'ai observé cette rupture, il en est constamment résulté une maladie organique de la totalité du cœur, et non une affection aiguë de ce viscère. *Voy*. l'observation 41, pag. 267.

Je ne dis rien ici du pronostic des ruptures ou déchirures totales de l'une des cavités du cœur; on ne connaît guères ces accidens que par leur effet, qui est une mort subite, ou du moins excessivement prompte.

2° Les maladies du cœur auxquelles je donne le nom de *chroniques organiques* sont presque toutes des produits, des suites ou des dégénérescences des inflammations aiguës dont je viens d'indiquer le pronostic ; de ce nombre sont les épanchemens séreux ou purulens dans le péricarde, les adhérences de cette membrane au cœur, les ulcérations de la surface de cet organe, son inflammation chronique, le ramollissement de son tissu, etc.

Ces diverses affections sont presque toutes, je le répète, les résultats des inflammations aiguës du cœur. Ainsi, quand une *péricardite*, une inflammation aiguë du cœur est arrivée au point où les accidens deviennent ordinairement plus modérés, la maladie semble bien, il est vrai, dans certains cas, perdre de son intensité ; mais on s'aperçoit qu'elle se prolonge plus qu'on n'aurait lieu de s'y attendre ; alors l'affection prend des caractères différens qui, pour être moins vifs, n'en sont pas moins fâcheux aux yeux du médecin exercé. Le pronostic, d'abord incertain, mais toujours grave, même dans le principe de la maladie, moins désavantageux quand l'inflammation, parvenue à son plus haut degré, se modère subitement, devient de plus en plus défavorable, quand le concours de certains signes particuliers annonce que la maladie se juge mal, qu'elle dégénère, qu'il se forme dans le péricarde un épanchement purulent, séreux, ou qu'elle prend toute autre terminaison fâcheuse.

Si le médecin n'a pas été à portée de juger par lui-même de la gravité de l'affection qui a précédé celle dont il veut établir le pronostic, les recherches qu'il sera obligé de faire pour acquérir la connaissance de la maladie elle-même lui apprendront aussi quel pronostic il doit en porter.

3° Si, pour traiter du pronostic des maladies du cœur, j'avais divisé ces maladies en curables et en celles qui ne sont pas susceptibles de l'être; au nombre des premières j'aurais placé, avec les inflammations aiguës, la plupart des maladies *organiques proprement dites* commençantes, qui céderaient, sans doute, aux soins, aux moyens médicinaux, si les premiers symptômes de ces maladies étaient, pour les malades eux-mêmes, assez évidens, assez forts, pour les déterminer à recourir aux conseils de la médecine dès les premiers momens de leur apparition; car, ainsi que je l'ai dit, il y a des signes physiques et rationnels, à l'aide desquels le médecin très-exercé et très-attentif peut en soupçonner légitimement la formation.

Mais si ces lésions organiques sont anciennes, si elles ont fait des progrès marqués, si toutes les fonctions qui sont liées à la circulation se ressentent déjà de l'altération de celle-ci, alors le pronostic est tout-à-fait désespéré; le médecin n'a plus à estimer la gravité de la maladie; au moment où il acquiert la certitude de son existence, il reconnaît une affection mortelle, et son expérience ne peut l'éclairer que dans l'estimation du temps pendant lequel le malade pourra encore traîner une vie languissante, et dans le choix des moyens qui peuvent la lui rendre le moins insupportable possible.

C'est d'après le caractère et l'intensité de la lésion organique, la constitution de l'individu, son genre de vie, etc., etc., qu'il pourra prononcer sur le terme fatal, prochain, ou plus ou moins éloigné du sujet soumis à son observation.

Si l'invasion de la maladie organique a été brusque, si elle a pris, dès le principe, des caractères graves, si un trouble très-grand de la circulation annonce une lésion profonde de l'organe principal de cette fonction, le pronostic sera bien plus fâcheux que si la maladie avait eu une invasion plus modérée, et offrait des caractères différens ou opposés.

Relativement à la constitution de l'individu, si elle est vigoureuse, si le sujet est dans la fleur de l'âge, s'il est exempt des diverses dégénérescences humorales, sans passions violentes, soumis à de bons conseils, etc., on jugera que la terminaison doit être moins promptement funeste que dans les conditions contraires.

Enfin, sous le rapport du genre de vie, si le malade est abandonné au vice, à la débauche; s'il fait des excès en tous genres; si, par état, il est exposé aux intempéries de l'air; s'il se livre à des travaux fatigans, à des exercices pénibles; s'il est indocile, en butte à de vives affections morales, etc., il avancera d'autant le terme de sa vie; tandis qu'au moyen de la sobriété, de la tempérance, et de beaucoup de ménagemens, non-seulement il prolongera ses jours, mais il pourra même assoupir, pendant des années, sa maladie organique, à laquelle pourtant il lui faudra succomber.

ARTICLE V.

Du traitement des maladies du Cœur en général.

D'après ce que j'ai dit de la nature des maladies du cœur et de leur pronostic en général, on a pu se convaincre que leur traitement devait être différent suivant la curabilité ou l'incurabilité reconnues de ces affections; que le même mode de traitement ne pouvait convenir à chacune des espèces de ces maladies en particulier, etc.

Relativement à la nature et aux degrés différens des maladies du cœur, les moyens qu'on peut mettre en usage sont ou *curatifs*, ou simplement *palliatifs*; d'après la considération de leurs espèces différentes, le traitement doit, dans ces affections comme dans toutes les autres, être approprié à la nature même de la maladie. Ainsi, dans un grand nombre de lésions organiques du cœur, dans les anévrismes actifs, par exemple, l'indication à remplir est de diminuer les forces du malade en général, et la vigueur exubérante de l'organe affecté en particulier. Au contraire, dans d'autres affections du même viscère, telles que les dilatations passives, il est bien plutôt besoin de soutenir, de relever les forces de l'individu, pour rendre indirectement au cœur celles qui lui manquent.

Ces considérations m'engagent à suivre, pour faire l'histoire du traitement des maladies du cœur, une marche analogue à celle que je me suis prescrite pour traiter du pronostic. J'examinerai donc successivement les diverses méthodes de traitement convenables, 1° aux maladies *aiguës* du cœur; 2° à celles que j'ai désignées sous le nom de *chroniques organiques*, qui sont le plus souvent des dégénérescences des maladies aiguës; 3° enfin, aux affections organiques, proprement dites, avec excès ou défaut de forces, soupçonnées ou reconnues, compliquées de quelque virus, suivant les degrés auxquels elles sont parvenues, etc., etc. Je terminerai par quelques observations sur le régime, l'exercice et l'influence des passions dans ces différentes maladies.

Ayant, à la fin de chacun des chapitres de l'ouvrage, parlé du traitement des affections dont j'avais fait l'histoire dans les différens articles de ces chapitres, ce que je dirai ici du traitement des maladies du cœur ne doit être considéré que comme une sorte de récapitulation de ce que j'en ai déjà dit.

1° Le traitement de la *péricardite* et de la *cardite* aiguës, seules maladies non organiques et vraiment aiguës du cœur, est composé d'une série de moyens semblables à ceux qu'on met en usage dans les inflammations aiguës des viscères contenus dans la poitrine. Développer la nature du traitement qui doit être dirigé contre l'une de ces phlegmasies, c'est indiquer celui qui convient à toutes; à peine quelques circonstances particulières apportent-elles de légères modifications dans l'emploi des moyens dont l'efficacité est le mieux constatée.

C'est toujours sur l'ensemble des remèdes antiphlogistiques que reposent les bases du traitement de la *péricardite* aiguë; et c'est aussi d'après les mêmes erremens que la *cardite* aiguë doit être traitée. Les saignées générales et locales au début, renouvelées si elles ne produisent pas une amélioration sensible, et si le pouls conserve ses premiers caractères; les vésicatoires sur le point douloureux, appliqués moins dans l'intention d'exciter une suppuration abondante, que de déterminer une puissante révulsion; les boissons aqueuses, adoucissantes, anti-spasmodiques, pour étancher la soif vive, particulière à ces affections, etc., etc., etc.; tels sont les moyens que l'observation indique comme efficaces dans les affections dont je m'occupe.

J'ai placé les saignées générales à la tête des moyens que j'ai indiqués, parce que leur utilité ou plutôt leur nécessité est avouée par tous les praticiens, et qu'elles doivent toujours précéder les locales, pour diminuer l'éréthisme. Je crois cependant devoir observer que j'ai, dans tous les cas d'inflammation aiguë des viscères de la poitrine, fait disparaître plus promptement et plus complètement le point douloureux par des saignées locales, faites sur ce point douloureux même avec des sangsues, que par les saignées générales, après l'emploi desquelles j'ai plus d'une fois été obligé de recourir aux saignées locales, qui produisaient plus promptement les effets que j'obtenais quelquefois difficilement des premières.

Les vésicatoires appliqués sur le point douloureux, dans la *péricardite* et le *carditis*, n'ont pas, en général, une action aussi prompte, aussi salutaire, que dans les pleurésies et les pleuro-péripneumonies; on en obtient cependant, dans presque tous les cas, un soulagement marqué, mais qui n'est pas toujours de durée, et cela est particulièrement remarquable dans l'inflammation de la substance même du cœur. Quelquefois, en effet, malgré l'application sévère et suivie de ces moyens, la maladie dépasse le terme où ses terminaisons favorables arrivent ordinairement; alors, ainsi que je l'ai dit, l'intensité des symptômes diminue, il est vrai, mais c'est pour prendre un caractère de lenteur, de chronicité, qui annonce et la dégénérescence de la maladie, et sa transformation en une de celles dont le traitement doit faire l'objet de ma seconde division.

La rupture d'un pilier charnu du cœur est une affection que j'ai constamment mise au rang des lésions aiguës de cet organe. Les symptômes auxquels elle donne naissance, sa terminaison presque toujours très-prompte, et le traitement qui lui convient, justifient cette place que je lui assigne. Ce seront toujours les moyens propres à combattre une inflammation essentielle qui produiront le plus de soulagement; je ne parle ici que de soulagement, parce que je doute qu'on obtienne jamais une guérison même apparente; l'expérience m'ayant prouvé que cette rupture prenait tous les caractères d'une affection qui doit avoir promptement la terminaison la plus funeste.

2° Du nombre des maladies chroniques organiques sont, comme je l'ai déjà dit, l'inflammation lente du cœur, l'épanchement de pus ou de sérosité dans le péricarde, les adhérences de cette membrane au cœur, etc.

L'inflammation lente du cœur est d'un diagnostic obscur; il est difficile de s'assurer de son existence, et de lui opposer un mode convenable de traitement. C'est plutôt un travail morbifique lent et presque insensible, qui établit une dégénérescence quelconque de la substance de l'organe, qu'une maladie bien caractérisée; on peut cependant reconnaître cette inflammation chronique à une douleur fixe et obtuse dans la région du cœur, qui s'augmente plus par le mouvement musculaire en général, que par l'acte de la respiration; à une petite roideur concentrée et permanente du pouls; à la *diathèse fébriculeuse* qui survient quand l'inflammation existe depuis quelque temps; enfin, aux frissons, aux horripilations, et aux autres signes qui annoncent, dans une période plus avancée, que l'une des dégénérescences dont j'ai parlé s'établit. Si l'on peut s'assurer que le mouvement inflammatoire existe encore, le traitement anti-phlogistique, indiqué dans l'article précédent, peut, avec quelques modifications, être mis utilement en pratique; mais si, au contraire, l'une des dégénérescences est formée, tout porte à croire que ce traitement sera nuisible. Le seul convenable en ce cas, mais toujours insuffisant, est celui qui est propre à combattre la cacochymie, la cachexie, la leucophlegmatie, la diathèse comme scorbutique, la faiblesse, etc., etc., qui s'introduisent à la longue; traitement évidemment palliatif et nécessairement insuffisant, comme je viens de le dire.

En traitant de l'hydro-péricarde j'ai dit, et je répéterai ici, que les moyens qui constituaient son traitement étaient ceux que l'on opposait aux hydropisies en général, et que je décrirai bientôt plus en détail; traitement, au surplus, toujours impuissant et auquel on substitue avantageusement le traitement palliatif ou la médecine des symptômes, sans jamais, pourtant, obtenir autre chose qu'une durée plus longue de la maladie en éloignant plus ou moins la mort. J'ai dit aussi que la ponction qu'on avait proposée, dans ce cas, était une opération dont l'inutilité paraissait prouvée, et par le peu de succès qu'on obtient ordinairement de la paracenthèse des autres cavités séreuses, et par les complications qui rendent toujours beaucoup plus grave l'hydropisie particulière dont je m'occupe. J'ai ajouté, enfin, que l'opération même, considérée abstraction faite de ses suites, ne me paraissait pas exempte de danger et d'incertitude, ainsi que le prouvent incontestablement les résultats de l'opération pratiquée par le célèbre *Desault.*

Le traitement curatif de l'adhérence du péricarde au cœur ne promet pas des résultats plus heureux. Il n'est point de moyens connus de détruire de telles adhérences lymphatiques, cellulaires, de quelque nature enfin qu'elles soient, souvent intimes, toujours plus ou moins anciennes. La médecine, dans ce cas, comme dans la plupart de ceux que j'indiquerai tout-à-l'heure, ne peut guérir le mal qui est inattaquable par les moyens qu'elle a en son pouvoir; mais elle peut être d'une utilité majeure en mitigeant les effets, en parant aux accidens que cette lésion peut déterminer, en enseignant enfin aux malades les règles de conduite et de régime qu'ils ne peuvent enfreindre sans compromettre ou abréger leur existence. La suite de cet article développera ces idées générales.

3° Pour décrire avec précision le traitement des maladies organiques du cœur, il faut bien, ainsi que je l'ai fait pour le diagnostic des anévrismes, reconnaître des degrés différens dans ces maladies; sans cette division que je n'admets que pour la méthode, il serait difficile de bien coordonner la série des moyens qu'on peut mettre en usage pour la curation, soit radicale, soit palliative de ces affections.

Les maladies organiques du cœur du traitement desquelles il me reste à parler, sont principalement les anévrismes soit actifs, soit passifs de cet organe, les rétrécissemens et les ossifications de ses différens orifices, etc., etc.

Premier degré. — J'ai examiné dans un assez grand détail (deuxième classe, chap. III, art. IV) les moyens proposés pour la cure radicale des anévrismes dans leur premier degré, abstraction faite des complications qui souvent mettent un obstacle insurmontable à leur guérison. Après avoir passé en revue quelques causes de maladies du cœur que j'ai regardées comme inattaquables; après en avoir désigné d'autres qui ne sont pas, suivant moi, au-dessus des ressources de l'art, j'ai discuté les avantages et les inconvéniens des diverses méthodes curatives proposées par différens auteurs; j'ai décrit particulièrement la méthode essentiellement débilitante que l'on connaît en médecine sous le nom de *méthode de Valsalva*, et indiqué les cas où son emploi semblait promettre les résultats les plus favorables. J'ajouterai à ce sujet que plusieurs auteurs, dont l'autorité paraît irrécusable, en ont obtenu de grands avantages, et même des succès avérés; mais quelle que soit l'efficacité de ce traitement, l'état de faiblesse extrême, l'anéantissement, pour ainsi dire, auquel il faut réduire un individu, d'ailleurs en apparence bien portant, sont autant de considérations qui prescrivent beaucoup de réserve dans son emploi. Quoique j'aie sans doute trouvé plusieurs occasions de le mettre en pratique, j'ai toujours été retenu par la crainte de hâter le terme d'un homme attaqué, il est vrai, d'une maladie mortelle, mais qui peut ne le conduire que lentement au tombeau.

La considération de ce mode de traitement m'a conduit naturellement à parler de la méthode dérivative conseillée par *Morgagni*.

J'ai apprécié la valeur de ces moyens divers, dont l'emploi isolé, combiné ou modifié, constitue le traitement du plus grand nombre des maladies du cœur dans leur premier degré. J'ai dit, dans un autre article, ce qu'on pouvait espérer du traitement anti-syphilitique appliqué aux cas où l'histoire de la maladie apprendrait qu'une maladie du cœur peut reconnaître une cause vénérienne. J'aurais pu m'étayer, sur ce point, de l'autorité de *Morgagni*, de *Lancisi*, de *Matani* et de plusieurs autres. J'ai passé légèrement sur l'emploi des exutoires dans ces mêmes affections; je les regarde comme pouvant être utiles dans les cas seuls où une humeur habituelle, psorique, dartreuse, ou autre, aurait été supprimée, et dont la suppression coïnciderait avec les premiers symptômes d'une maladie du cœur ou des gros vaisseaux. L'inoculation de la maladie psorique supprimée produirait encore de meilleurs effets; des palpitations violentes, survenues par la suppression de nombreuses pustules galeuses, ont été dissipées en faisant reprendre la gale à la personne chez laquelle elle avait été supprimée.

Les vésicans, les rubéfians, les sinapismes peuvent

encore être d'un grand secours pour le traitement curatif d'une maladie du cœur qui s'annoncerait subitement dans un individu sujet au rhumatisme, à la goutte acquise ou héréditaire; il faudrait, dans ces cas, les appliquer au bras, à la poitrine, et mieux encore sur le siège antérieur, s'il est connu, de la goutte ou du rhumatisme. Les bons effets qu'on retire chaque jour de ces moyens, dans tous les cas de transport d'une humeur goutteuse ou rhumatismale sur les viscères, ne permettent pas de douter que, dans les maladies du cœur produites par les mêmes causes, on n'en obtienne des résultats aussi satisfaisans; l'expérience a d'ailleurs déjà prononcé sur ce point de pratique.

L'exposé des moyens palliatifs qu'on doit opposer à ces affections parvenues dans leur seconde et troisième période m'a paru devoir être renvoyé à cet article des corollaires, parce que ces moyens palliatifs conviennent également aux mêmes degrés de toutes les maladies du cœur. Ce sera donc de ce traitement palliatif seul dont je m'occuperai dans le reste de cet article, en le suivant successivement dans la seconde et dans la troisième période des maladies du cœur.

Deuxième degré. Le second degré des maladies du cœur est celui où les malades se présentent ordinairement dans les hôpitaux; le premier n'a souvent été marqué que par de légères indispositions qui, ainsi que je l'ai déjà dit, ne paraissent pas aux malades eux-mêmes assez graves pour se soumettre volontairement à un traitement rigoureux, et, à plus forte raison, à celui de *Valsalva*, qui les effraie beaucoup plus que la maladie elle-même, dont, à la vérité, ils sont loin de connaître le danger.

Déjà, dans la seconde période, le mal a jeté des racines trop profondes; déjà la médecine ne peut qu'essayer d'empêcher, ou, pour mieux dire, retarder les progrès ultérieurs de l'affection, adoucir les symptômes qui l'accompagnent, et remédier, autant que possible, aux dérangemens qu'elle entraîne.

C'est dans la seconde période que l'injection habituelle de la figure, les étourdissemens, les palpitations, une sorte de pléthore périodique, nécessitent l'emploi assez fréquent des saignées, soit par l'instrument tranchant, soit par l'application des sangsues à l'anus, qui produisent, en général, chez ces malades, un dégorgement plus prompt et plus salutaire. Le soulagement qu'ils en obtiennent les porte à désirer d'y recourir souvent; mais on doit toujours employer ces saignées avec beaucoup de discrétion; il en est de ce moyen comme de la ponction dans les cas d'hydropisies ascites, suite d'une maladie du foie ou de tout autre organe; au soulagement momentané qui en résulte, succède bientôt un épanchement plus considérable, un état plus fâcheux. De même l'usage peu réservé des saignées, dans la seconde période des maladies du cœur, détermine une faiblesse trop considérable, avance ou augmente la diathèse séreuse à laquelle ces malades ne sont déjà que trop disposés.

La méthode de *Morgagni*, l'immersion fréquente

des bras dans l'eau chaude, les bains de pieds, enfin tout ce qui peut opérer une révulsion et une dérivation sanguine, en déterminant, par l'engorgement sanguin des membres, la déplétion des gros vaisseaux et du cœur, trouve encore ici une application d'autant plus utile, que ces moyens peuvent, jusqu'à un certain point, suppléer aux saignées dans les cas où il est prudent de ne pas les mettre trop fréquemment en usage; mais, je le répète, tous ces moyens ne procurent qu'un soulagement bien éphémère.

La constriction de la gorge, quelques vomissemens comme spasmodiques, des accès de toux convulsive, enfin un état particulier d'irritation générale, sont des symptômes que l'on observe fréquemment dans le second degré, et qu'on peut combattre avec succès par les anti-spasmodiques et les calmans, dont les formules sont familières à tous les praticiens.

Déjà les urines deviennent rares, les extrémités inférieures s'œdématient, le ventre se boursouffle; mais ces accidens cèdent encore, à cette époque, avec facilité, aux diurétiques, aux boissons aqueuses nitrées, à l'hydromel, dans la préparation duquel on fait entrer la scille.

En général, ce second degré est marqué par des alternatives continuelles de maladie et de santé apparente. Les malades entrent dans les hôpitaux ayant la figure injectée, violette, la tête douloureuse, la respiration difficile, les battemens du cœur forts, étendus, déréglés, etc., etc., suivant le genre de lésion; mais par l'emploi bien entendu des moyens énumérés plus haut, ou de quelques autres analogues indiqués par des circonstances particulières, des purgatifs hydragogues, par exemple, dans les cas où un embarras gastrique se joint aux autres symptômes, ou bien lorsqu'une constipation opiniâtre les aggrave, on parvient le plus souvent à rendre au malade un état de santé qu'il est toujours disposé à prendre pour une guérison parfaite, mais qui est promptement troublée par la moindre fatigue, par les erreurs dans le régime; en un mot, par les causes les plus légères.

Troisième degré. Dans le grand nombre des symptômes des maladies organiques du cœur parvenues au troisième degré, il en est quelques-uns seulement dont il est important de faire la médecine, et contre lesquels le traitement palliatif, le seul qui puisse être employé alors, doit être plus particulièrement dirigé.

La disposition subapoplectique, les palpitations fréquentes, les battemens violens du cœur, les étouffemens continus ou périodiques, l'hydropisie des cavités, la leucophlegmatie générale, tels sont les principaux symptômes auxquels il est important de remédier.

A cette époque de la maladie, malheureusement, les moyens dont l'efficacité est la mieux prouvée dans les autres circonstances deviennent, dans celle-ci, trop souvent inutiles ou insuffisans.

Les moyens connus propres à adoucir ou à faire disparaître les symptômes dont j'ai fait plus haut l'énumération, peuvent être considérés collectivement sous deux points de vue principaux : 1° c'est par des moyens analogues et même semblables qu'il est possible d'apporter remède à l'état subapoplectique, aux palpitations fréquentes, aux battemens violens du cœur, ainsi qu'aux étouffemens continus ou périodiques; 2° les hydropisies générales et particulières, consécutives aux maladies du cœur, demandent l'emploi d'autres médicamens que je dois également indiquer.

Au nombre des moyens propres à être opposés aux premiers symptômes, qui semblent plus particulièrement dus moins à une pléthore générale, qu'à un engorgement sanguin des vaisseaux cérébraux, pulmonaires, et des cavités même du cœur, on doit placer l'application très-réservée de tous les moyens que j'ai regardés comme particulièrement utiles dans le second degré. Ainsi, les saignées générales et locales légères, rares, faites aux bras, à l'anus, par les sangsues, au col, par le même moyen, quand l'état subapoplectique est menaçant; à la poitrine, quand elle est généralement douloureuse, comme je l'ai observé quelquefois.

Dans les mêmes circonstances et d'après les mêmes indications, on doit aussi tenter l'immersion fréquente des bras dans l'eau chaude, les pédiluves; c'est particulièrement lorsque des paroxismes se renouvellent souvent que ces moyens sont assez utiles; on en obtient quelques heureux effets, surtout s'ils sont secondés par les anti-spasmodiques et par quelques calmans, employés pour prévenir les accès, ou les modérer lorsqu'ils existent.

Il est extrêmement rare que, dans cette période,

la diathèse séreuse ne soit pas réunie aux symptômes précédens; dans la plupart des cas même, elle est au plus haut degré; non-seulement les extrémités sont distendues, déformées par de la sérosité, mais les principales cavités en sont également plus ou moins abreuvées.

Les médicamens qui, dans la seconde période, agissaient encore avec efficacité, refusent le plus souvent leur secours dans celle-ci; on est forcé de recourir à des remèdes plus actifs, et dont les effets sont beaucoup moins satisfaisans. Cependant on emploie avec une sorte de succès, toujours éphémère il est vrai, les boissons amères, toniques, nitrées, telles que l'*hydromèle composé* et *nitré*, du formulaire de l'hôpital de la Charité, dans la composition duquel entrent la racine d'aulnée, les sommités d'hysope et de lierre terrestre, le miel blanc; les *préparations scillitiques*, comme l'*oximel*, le *vin scillitique*. J'ai, dans le plus grand nombre des cas, employé avec un avantage marqué le *vin amer et diurétique* du même formulaire, composé de quinquina, d'écorce de Winter, de celle de citron, de racine d'angélique, de scille sèche, de feuilles d'absynthe et de mélisse, de baies de genièvre, le tout infusé dans le vin blanc; ce médicament rétablit assez facilement le cours de l'urine, et diminue d'autant la diathèse séreuse générale, et tous les accidens qu'elle entraîne à sa suite. Souvent encore j'ai prescrit les *bols de savon composés*, dans la confection desquels entrent le savon blanc, le jalap en poudre, l'aloès et le sirop de nerprun; j'ai aussi fait usage des *pilules toniques de Bacher*, faites avec l'extrait de myrrhe et d'ellébore noir, et la poudre de chardon bénit; enfin je me suis fréquemment servi du *sirop de nerprun*, et en général de tous les remèdes hydragogues, modifiés suivant les indications variées de la maladie.

Par l'administration de ces moyens différemment combinés et modifiés, souvent je suis parvenu à faire disparaître en assez peu de temps l'infiltration, la leucophlegmatie des membres, et à diminuer les épanchemens qui existaient dans les cavités, soit thorachiques, soit abdominales, en rendant les évacuations de l'urine plus abondantes, et les déjections alvines séreuses, copieuses et fréquentes.

Quelquefois encore j'ai favorisé l'évacuation de la sérosité infiltrée par de légères mouchetures pratiquées aux cuisses ou aux jambes, quand il ne s'y était pas fait de crevasses spontanées; j'ai toujours cependant employé ce moyen avec beaucoup de réserve, parce que j'ai observé que les plaies produites par ces mouchetures devenaient très-fréquemment gangreneuses, et conservaient même ce caractère jusqu'à la mort, malgré les pansemens les plus soignés.

Mais, dans le plus grand nombre des cas, l'amélioration procurée par ces divers moyens est peu durable; le calme trompeur qui succède à leur emploi ne peut séduire que les malades, qui, se croyant tout-à-fait rendus à la santé, reprennent, tant bien que mal, leur genre de vie, leurs exercices et leurs travaux accoutumés. Mais, après un temps plus ou moins long, et souvent très-court, les mêmes symptômes se renouvellent, l'état du malade se détériore de plus en plus; deux, trois et quatre fois l'administration des mêmes remèdes lui procure un soulagement égal, auquel succède une nouvelle rechute, plus grave encore que les précédentes; enfin, après des rechutes plus ou moins nombreuses, en raison de la vigueur, de la constitution du sujet, etc., la mort vient mettre fin à une suite de symptômes contre lesquels les secours de la médecine sont devenus tout-à-fait impuissans.

Le régime, dans les maladies du cœur, doit être sévère; les alimens légers et pris en petite quantité à la fois, sont les seuls convenables : les malades doivent s'abstenir de liqueurs fortes, etc., etc. Ce sont presque toujours les erreurs dans le régime qui déterminent les rechutes si fréquentes dans les périodes avancées de ces maladies; le temps, à la vérité, suffirait seul pour les produire, puisque la maladie n'est pas guérie : mais rarement elle suit son cours naturel; sa marche est, dans presque tous les cas, précipitée par les erreurs dans le régime, dans l'exercice, et par les affections morales; tandis qu'en suivant un régime bien ordonné, en s'abstenant de tout exercice violent, de travaux fatigans, par la tranquillité de l'esprit, le calme des passions, les personnes attaquées de lésions organiques du cœur pourraient, dans quelques cas, dépasser le terme auquel elles succombent presque toutes. Au surplus, quelques mois, un très-petit nombre d'années même, passés à l'aide de toutes les privations et d'un calme moral à peine possible, peuvent-ils constituer un état de vie supportable; et une mort anticipée par des écarts presque impossibles à éviter ne vaut-elle pas mieux que quelques instans de plus passés dans les privations de tout genre, dans l'amertume des douleurs, et dans l'attente perpétuelle du terme fatal?

ARTICLE VI.

Des signes qui peuvent faire distinguer les lésions organiqnes du Cœur d'avec certaines maladies de la poitrine.

§. Ier.

Moyens de distinguer les affections aiguës du Cœur d'avec diverses inflammations aiguës de la poitrine.

Les inflammations aiguës du péricarde, ou du cœur lui-même, se rapprochent, par leurs symptômes, des caractères de la pleurésie, ou de la péripneumonie avec lesquelles elles sont d'ailleurs très-souvent compliquées.

Mais, que ces maladies aiguës du cœur soient isolées, ou que les complications que je viens d'indiquer existent, il est des signes à l'aide desquels on doit reconnaître et leur existence dans l'état d'isolement, et leurs différens degrés de complications.

Dans le premier article de la première classe je me suis assez étendu sur la considération de ces signes distinctifs, pour être dispensé d'y revenir dans celui-ci. J'ai de même établi, page 262, un parallèle assez étendu entre les signes des ruptures subites d'un ou de plusieurs piliers charnus du cœur, et ceux de la péripneumonie et du carditis. Je me contenterai donc de renvoyer à ces différens articles, et je ne m'occuperai, dans celui-ci, que des signes qui doivent faire distinguer les asthmes, ou les dyspnées analogues, et l'hydrothorax d'avec les lésions organiques du cœur avec lesquelles je les ai vu confondre si souvent.

§. II.

Moyens de distinguer les lésions organiques du Cœur d'avec les différens asthmes.

La compression du poumon, par une tumeur ou une dilatation anévrismale, l'engorgement sanguin du même organe, sont, dans les maladies du cœur ou des gros vaisseaux, les causes matérielles de la difficulté de respirer, et de l'essoufflement qui les accompagne constamment. Cette gêne particulière de la respiration est un des premiers symptômes qui frappent l'observateur, lorsqu'il aborde un individu attaqué de maladie du cœur. Un médecin peu exercé, ou qui se contente d'un examen superficiel pour établir son diagnostic, ou bien prévenu pour tel ou tel genre de maladie, ne manque pas, d'après l'observation seule de ce principal symptôme, et du degré même auquel il semble parvenu, de prononcer que le malade pour lequel il est appelé est attaqué d'un asthme sec ou humide, ou de toute autre lésion chronique de la respiration, sous les noms de dyspnée, d'orthopnée, etc.; il commet cette erreur avec d'autant plus de facilité, que, persuadé de la justesse de son premier jugement, il néglige de faire ultérieurement les recherches qui pourraient lui faire reconnaître son erreur et la véritable nature de la maladie.

C'est dans la constitution de l'individu, dans sa physionomie, dans l'histoire des accidens préalables du mode de l'invasion, du développement de l'affection, dans l'observation des phénomènes du pouls hors les temps de la toux, dans les résultats de la percussion de la poitrine, que le médecin qui voudra ne pas porter un jugement inconsidéré trouvera tous les signes particuliers qui lui fourniront des notions précises sur la nature de l'affection.

Par l'histoire du développement de la maladie, il apprendra quel est celui des deux organes (le cœur ou le poumon) qui a donné le premier des signes de l'altération de la fonction dont il est l'agent. Ainsi la maladie, dans le cas où elle appartiendrait au cœur, aura commencé par des battemens irréguliers, des palpitations, des serremens de cet organe, etc.

Dans le cas d'asthme, au contraire, c'est le poumon qui, sans que la circulation ait paru sensiblement troublée, aura montré les premiers signes de son affection, par une lésion de la respiration qui se manifeste quelquefois lentement, et d'autres fois avec assez de promptitude; qui augmente ensuite insensiblement, et parvient enfin au point d'être suffocative pendant les accès.

En frappant la poitrine, on s'assurera que, dans les asthmes, cette cavité, loin d'annoncer, par son défaut de résonnance, le développement d'un organe, la présence d'un corps étranger, soit solide, soit liquide, paraît au contraire résonner, quelquefois même mieux que dans l'état naturel; tandis que, dans presque toutes les affections du cœur, la région de la poitrine occupée ordinairement par ce viscère, quelquefois même les environs, ou la région des gros vaisseaux qui partent du cœur, ne résonnent que très-mal, et souvent point du tout.

L'observation attentive du pouls est sans doute le moyen le plus utilement applicable à la distinction que je veux établir de ces maladies différentes.

Comment confondre, en effet, la régularité jointe à la vitesse, qui sont les caractères que le pouls affecte pendant les paroxismes de l'asthme, avec sa force ou sa faiblesse trop grande, sa dureté, sa vibrance, son irrégularité, son inégalité, son insensibilité, etc., et tant d'autres manières d'être variées, que l'on retrouve dans les cas de lésions de l'organe central de la circulation, même hors les temps des soi-disant paroxismes?

Donnera-t-on la périodicité des paroxismes comme un des caractères propres à faire distinguer l'asthme d'avec la maladie à laquelle je le compare ? Mais, dans plusieurs cas, ce moyen deviendra infidèle, parce que les affections du cœur ou des gros vaisseaux ont aussi quelquefois des paroxismes très-prononcés, et qui suivent même une marche périodique, parfois imperturbable, comme je l'ai prouvé dans l'article consacré à décrire la marche que suivent, dans leur développement, dans leur cours, et dans leur terminaison, les maladies organiques du cœur.

Il résulte de ce que je viens de dire que la dyspnée, dont les sujets attaqués de maladie du cœur sont tourmentés, ne doit pas être confondue avec les différens asthmes qui dépendent de l'altération du tissu, des propriétés ou des nerfs de l'organe pulmonaire ; que, quoiqu'on ait souvent confondu ces deux maladies, dont l'une est purement symptomatique, secondaire et consécutive, il est cependant des moyens faciles et certains de les distinguer; que ces signes distinctifs sont fournis principalement par l'histoire du développement de la maladie et de sa marche, par l'emploi de la percussion du thorax, et par la comparaison des phénomènes différens que présente le pouls dans ces diverses affections, quand ce parallèle est établi par un médecin exercé, clair-voyant, et qui interroge les phénomènes sans prévention et sans préoccupation. Je n'exclus par conséquent point absolument la complication possible de ces deux maladies ensemble. Je pense même que les dyspnées chroniques, de quelque nom qu'on les appelle, sont souvent cause de maladies organiques du cœur ou des gros vaisseaux, ce que l'histoire du malade doit toujours apprendre.

§. III.

Moyens de distinguer les lésions organiques du Cœur d'avec l'hydropisie de poitrine.

Faute de connaissances précises sur les signes des maladies organiques du cœur, on a souvent confondu ces affections avec l'hydrothorax, maladie sur laquelle on n'avait guères de données plus exactes et plus sûres. Cette méprise, qui a été commise par un grand nombre de médecins, est facile à reconnaître dans certains ouvrages, où l'on trouve citées, comme observations d'hydropisies de poitrine, de véritables histoires de lésions organiques du cœur, reconnaissables à l'ensemble des symptômes particuliers à ces affections; tandis que l'hydrothorax, regardé comme essentiel, n'était, dans ce cas, que consécutif.

Si l'on compare l'invasion, la marche et la terminaison de l'hydrothorax bien constaté, avec les signes des maladies du cœur observées dans les mêmes périodes, on trouve dans le diagnostic une multitude de différences qui ne permettent pas de confondre ces maladies; et le rapprochement des symptômes que j'ai observés dans un grand nombre de cas d'hydrothorax essentiels ne me laisse aucun doute sur la facilité qu'on doit trouver à distinguer ces deux maladies qui ne se ressemblent en rien; établissons-en le parallèle : en effet;

Dans l'hydrothorax essentiel, confirmé, *non compliqué*, la figure est pâle, fatiguée, amaigrie, sans bouffissure; les yeux sont ternes, languissans, les lèvres pâles et comme amincies. — Dans toutes les maladies du cœur, elle est rouge, violette, bouffie, souvent même infiltrée; les yeux sont rouges, vifs, larmoyans, les lèvres gonflées, violettes, noirâtres.

Dans l'hydrothorax, la poitrine, du côté de l'épanchement, est ordinairement plus bombée, plus arrondie; les espaces intercostaux sont constamment, sur la fin de la maladie, élargis par l'écartement des côtes; il y a aussi œdème de ce côté. — Rien de semblable n'a lieu dans les maladies du cœur et des gros vaisseaux; on voit bien quelquefois une tumeur anévrismale soulever les parois de la poitrine, et faire saillie au-dehors; mais la tuméfaction que cette maladie produit n'existe que dans une seule région, et n'occupe jamais tout un côté de la poitrine, comme dans le premier cas. D'ailleurs les battemens distincs de cette région ne permettent, dans aucun cas, de confondre ces deux maladies.

Dans l'hydrothorax, les tégumens de la poitrine du côté malade sont, sur la fin sur-tout, œdémateux, infiltrés, et cette infiltration, réunie, dans un petit nombre de cas, à celle du bras du même côté, est isolée de celle des extrémités inférieures, et de la diathèse séreuse générale. — Dans les maladies du cœur, les parois de la poitrine ne sont infiltrées qu'autant que la maladie, par son ancienneté, a déterminé la leucophlegmatie générale.

Dans l'hydrothorax, la percussion de la poitrine, pratiquée en faisant mettre le malade sur son séant, ou dans une position horizontale, donne toujours, pour résultat, un bruit semblable à celui que fait entendre la cuisse quand on la frappe du plat de la main; ce défaut de résonnance s'observe sur le seul côté malade de la poitrine, et quand la cavité n'est qu'en partie remplie, l'absence du son ne s'observe, le malade étant sur son séant, que jusqu'au niveau du liquide épanché. — Dans les maladies du cœur, la percussion donne des résultats tout différens. La poitrine ne résonne pas en devant vers la région du cœur, dans une étendue plus ou moins considérable; mais sur tout le reste des parois de la poitrine, même à gauche et en arrière, le son est ordinairement naturel, parce que, dans ces diverses régions, se trouvent les poumons qui ne sont altérés que dans le plus petit nombre des cas, ou bien à moins que, vers la fin, la diathèse séreuse n'ait donné lieu à un épanchement plus ou moins fort dans cette cavité.

Dans l'yhdrothorax, les malades se couchent toujours horizontalement, tantôt sur le côté de l'épanchement, quelques-uns sur le côté sain, le plus grand nombre sur le dos; il n'y a rien d'exclusivement constant à cet égard. — Dans les maladies du cœur, jamais le coucher n'est horizontal; les malades, étendus sur le dos, élèvent leur poitrine et leur tête de manière à être, pour ainsi dire, assis dans leur lit; d'autres fois ils restent tout-à-fait sur leur séant, souvent encore courbés en avant. Il est extraordinaire d'en voir, quoiqu'assis, se mettre sur l'un ou l'autre côté, excepté quand ils sont près d'expirer.

Dans l'hydrothorax, le malade jouit, jusqu'à la mort, de tous ses sens, de toutes ses facultés intellectuelles. — Dans les maladies du cœur, sur-tout vers la fin, il arrive assez souvent que les malades ont des rêvasseries, et même un léger délire; quelquefois ils sont dans un état subapoplectique, et meurent dans une agonie particulière souvent très-pénible.

Dans l'hydrothorax, on sent à la région du cœur des battemens mous, faibles, tranquilles, réguliers, quelquefois lents ou un peu fréquens; il n'y a jamais de palpitations. — Dans les maladies du cœur, ces battemens sont secs, vibrans, étendus, fréquens, irréguliers, intermittens, bruissans, variables comme les lésions elles-mêmes; il y a toujours des palpitations plus ou moins fortes et plus ou moins fréquentes, sur-tout dans la maladie un peu avancée.

Dans l'hydrothorax, le pouls est le plus souvent plein, un peu mou, lent, tranquille et régulier; plus faible et plus fréquent à mesure que la maladie avance, mais toujours remarquable par sa régularité. — Dans les maladies du cœur, le pouls présente des caractères opposés; il est dur, plein, vibrant, fréquent, irrégulier, très-intermittent, ondulant, très-changeant, presque insensible, etc., etc.

Dans l'hydrothorax, la respiration, quoique courte et gênée, se fait cependant avec assez de tranquillité; la toux est peu considérable, sèche ou sans expectoration abondante, ni remarquable par aucun caractère particulier; il n'y a jamais de réveils en sursaut. Les urines sont presque toujours naturelles. — Dans les maladies du cœur, la respiration est toujours difficile, entrecoupée et très-agitée, surtout quand la maladie est dans une période avancée; la toux est souvent violente, opiniâtre, et très-fatigante; l'expectoration très-abondante, muqueuse, visqueuse, quelquefois sanguinolente, sanglante même; le sommeil est à chaque instant troublé par des réveils en sursaut. Les urines sont souvent presque complètement supprimées; leur sécrétion se fait toujours très-irrégulièrement; elles sont troubles, jumenteuses, sédimenteuses, briquetées.

Dans l'hydrothorax, la maladie marche lentement, régulièrement, sans alternatives ni fréquentes ni bien marquées de bien et de mal; les symptômes sont toujours les mêmes; le malade arrive à sa fin paisiblement, comme par degrés, sans agitation, sans anxiété, sans angoisses très-considérables. — Dans les maladies du cœur, le malade est tantôt bien, tantôt mal; il y a des intermittences, quelquefois même très-longues, dans les symptômes, ou plutôt dans leur gravité; la marche de la maladie est inégale, excepté vers sa fin; la mort survient après une effrayante et pénible agonie, presque jamais avec une remarquable tranquillité, quelquefois subitement; d'autres fois le malade est dans un état subapoplectique, souvent dans un état horrible d'anxiété.

Dans les cas d'hydrothorax, on trouve, après la mort, à l'extérieur, la figure amaigrie, décolorée, la poitrine plus arrondie du côté de l'épanchement, les tégumens du même côté infiltrés, l'abdomen exempt d'épanchement, les extrémités maigres, sans infiltration; à l'intérieur, une quantité toujours considérable de sérosité est accumulée dans l'une ou l'autre cavité de la poitrine, quelquefois même elle est exactement remplie; le poumon est affaissé, refoulé en proportion du liquide épanché, peu ou point crépitant, pâle, comme macéré; le cœur est plutôt amaigri qu'augmenté de volume, vide, sans lésion intérieure; il n'y a que très-rarement épanchement dans l'abdomen. — Dans les maladies du cœur, après la mort, la figure est large, bouffie, violette, infiltrée; les veines du col sont souvent saillantes; les parois abdominales sont soulevées par la sérosité que la cavité renferme, tous les tégumens du corps gonflés par l'infiltration, remarquable surtout aux extrémités supérieures et inférieures; la quantité d'eau épanchée dans la poitrine est ordinairement peu considérable, et quand il existe un hydrothorax consécutif un peu notable, il y a toujours en même temps épanchement séreux dans l'abdomen, et leucophlegmatie générale; les poumons sont violets et gorgés de sang; le cœur offre toujours des preuves irrécusables d'une lésion quelconque.

Si je compare maintenant l'ensemble des symptômes que je viens d'indiquer pour l'hydrothorax non compliqué avec ceux que des auteurs recommandables, *Cullen*, par exemple, ont décrits comme propres à cette affection, il me sera facile de prouver qu'il s'est mépris, comme eux, dans bien des cas.

En effet, des hydropisies de poitrine dans lesquelles on observerait plusieurs des caractères qu'il assigne à cette maladie, ne seraient, j'ose l'affirmer, que de véritables maladies organiques du cœur compliquées dans quelques cas, et dans leurs dernières périodes, d'un hydrothorax consécutif, presque jamais isolé, comme je l'ai dit plus haut, de l'hydropisie des autres cavités, et de la diathèse séreuse générale.

La plupart des caractères que l'auteur cité attribue aux hydropisies de poitrine sont ou insignifians ou faux. J'appelle insignifians quand ils sont isolés, tels que la dyspnée et la pâleur du visage, qui se retrouvent dans bien d'autres maladies de la poitrine, ainsi que l'œdème des extrémités qui s'observe d'ailleurs très-rarement dans l'hydrothorax. Je regarde comme caractères faux, dans la même maladie, les réveils en sursaut, les palpitations, l'irrégularité, l'intermittence du pouls, même dans une période avancée, le décubitus *obligé* sur le côté affecté, symptôme que l'on n'observe pas constamment, si ce n'est peut-être sur la fin de la maladie.

Cullen avoue ne s'être jamais aidé, dans le diagnostic de l'hydrothorax, de la percussion de la poitrine; il s'est privé, par cette omission, d'un moyen qui, certainement, l'aurait mis à portée de rectifier ses observations sur ce point de médecine-pratique.

La distinction que j'ai faite entre l'hydrothorax essentiel et l'hydropisie de poitrine consécutive, le plus souvent, aux maladies du cœur, m'a paru importante à établir, parce que, dans la première de ces affections, les remèdes généraux contre les épanchemens aqueux, ainsi que ceux qu'on peut particulièrement appliquer dans le cas d'hydrothorax, peuvent être employés avec quelques succès; on peut même, dans certains cas, hasarder la paracentèse ; tandis que, dans l'hydrothorax reconnu consécutif, on ne peut espérer guérir cette affection, puisqu'il faudrait commencer par attaquer la lésion organique, dont la cure est le plus ordinairement impossible.

Ces deux espèces d'hydropisie de poitrine diffèrent encore par leurs causes.

Celles de l'hydrothorax essentiel sont souvent obscures; pourtant l'observation en a constaté quelques-unes qui paraissent agir dans le plus grand nombre des circonstances; telles sont la transpiration supprimée, les humeurs répercutées, les boissons à la glace lorsque le corps est en sueur, les saignées très-répétées, et sur-tout les inflammations des parties voisines de la plèvre; enfin, tout ce qui peut rompre directement l'équilibre qui doit naturellement exister entre l'exhalation et l'absorption de la surface de la plèvre.

Dans les hydrothorax consécutifs, la cause effective est bien la même; c'est toujours probablement le défaut d'équilibre dans l'action des exhalans et des absorbans; cette altération de l'action naturelle de ces vaisseaux est peut-être produite par l'influence qu'exercent sur les parties voisines les lésions du cœur, dont l'hydrothorax est si fréquemment l'effet; ou plus sûrement encore par l'éversion des lois de la circulation générale, de celles des capillaires, et, par suite, des exhalans ; par la dégénérescence séreuse que contracte le sang; car cette dégénérescence est toujours antécédente au dérangement de l'exhalation, etc.

Mais comment les lésions organiques du cœur ont-elles une influence si puissante sur le développement de la diathèse séreuse en général, et de l'hydrothorax en particulier? Est-ce parce que ne circulant pas librement dans les gros vaisseaux, et dans ceux du système capillaire, le sang les engorge, les distend; qu'alors leurs pores étant plus ouverts, la sérosité du sang filtre et s'épanche en plus grande quantité ? Ce phénomène ne tiendrait-il pas plutôt en grande partie à une sorte de décomposition du sang, résultat nécessaire de l'interversion de la circulation, de la respiration et de la concordance de ces deux fonctions, peut-être même à toutes ces causes réunies ? Malgré les progrès faits dans les sciences physiologiques, l'histoire des exhalations accidentelles, morbifiques, ne me paraît pas encore assez avancée pour expliquer ces faits d'une manière bien satisfaisante.

Si la différence des causes de l'hydrothorax essentiel et de l'hydrothorax symptomatique fournit des moyens de distinguer ces affections, on en trouve sur-tout de péremptoires dans le nombre des signes des maladies du cœur, signes qui se reproduisent dans tous les cas d'hydrothorax consécutif à ces maladies. Le parallèle complet que j'ai établi plus haut de ces affections me semble l'avoir prouvé jusqu'à la démonstration.

D'après ce qui a été dit dans cet article, on peut avancer que, sur un individu donné, les signes de l'hydrothorax en général étant reconnus, c'est seulement par des signes négatifs, par l'absence de tous les signes propres aux maladies du cœur, qu'on peut déterminer si l'hydrothorax est véritablement essentiel; car si un seul ou plusieurs de ces signes existent, on peut assurer, sans crainte d'erreur, que l'épanchement n'est que consécutif.

§. IV.

Moyens de distinguer les palpitations symptomatiques des maladies du Cœur d'avec les autres palpitations.

Dans le plus grand nombre des maladies du cœur dont j'ai traité dans cet ouvrage, on a pu voir que les palpitations étaient des symptômes qui se reproduisaient avec plus ou moins de force dans presque tous les cas de ces affections. Beaucoup d'auteurs ont considéré les palpitations comme des maladies essentielles, dont ils ont fait même des espèces distinguées par leur nature ou par les causes qui les avaient produites. D'autres, sans les regarder précisément comme essentielles, se sont évertués à en trouver les causes qu'ils ont attribuées, tantôt à l'épaississement ou à l'acrimonie du sang, tantôt à l'excès ou à la mauvaise qualité de la bile. Ceux-ci ont accusé le mauvais état de l'estomac et de plusieurs autres viscères abdominaux; ceux-là ont regardé les palpitations comme presque toujours produites par les nerfs, etc., etc.; chaque auteur a eu, sur ce sujet, une opinion différente.

Je suis loin de nier les influences sympathiques des organes les uns sur les autres, et par conséquent celles des différens viscères de la poitrine ou du bas-ventre sur le cœur en particulier; mais, dans le cas qui nous occupe, la théorie des sympathies, toujours obscure malgré les recherches des modernes, me paraît avoir été mise trop fréquemment à contribution pour fournir des explications que le défaut de connaissances précises sur les maladies du cœur empêchait de chercher et de trouver dans l'existence même ces maladies.

On pourrait avec raison m'accuser d'exagération, si, attribuant presque toutes les palpitations aux maladies du cœur, je n'établissais ici une distinction entre les palpitations légères, faibles, fugaces, dont la cause, ordinairement morale, est connue, et les palpitations fortes, violentes, fréquentes, presque continues pendant des mois, des années, dont les causes sont souvent obscures et presque toujours anciennes, et qui sont, je le répète, des signes de maladies du cœur.

Regarder les palpitations généralement et dans tous les cas, comme des signes de maladies du cœur existantes ou futures, serait encore donner dans une erreur qu'un praticien attentif et impartial ne peut pas commettre; erreur d'autant plus condamnable d'ailleurs, qu'elle porterait le désespoir dans l'ame d'une foule de personnes momentanément affectées de palpitations qui n'ont aucun caractère de gravité.

Indiquer, autant que possible, les caractères précis qui doivent faire distinguer les deux genres de palpitations dont je viens de parler, est, je pense, un point dont l'importance est prouvée par les raisons que j'ai déjà déduites, et par la considération du mal que pourrait occasionner celui qui, méconnaissant les différences qui existent dans la nature des diverses palpitations, n'en apporterait aucune dans leur traitement.

Les causes des palpitations peuvent, dans bien des cas, établir entre elles des signes distinctifs assez concluans. En effet, les affections morales, les exercices violens, les obstacles momentanés à la circulation, occasionnent chez tel sujet des palpitations qui disparaissent aussi promptement que la cause elle-même; tandis que sur d'autres les mêmes causes produisent des palpitations qui, par leur vivacité, leur durée, leur permanence, etc., prouveront bientôt que l'organisation du cœur a été altérée par la cause qui les a fait naître.

Parmi les causes des palpitations, il en est quelques-unes qui paraissent dans tous les cas agir avec plus de force, et produire des effets plus marqués, et qui pour ces raisons doivent faire plus mal augurer de leurs suites. Telles sont, par exemple, les palpitations produites par le transport d'une humeur quelconque sur le cœur, par des affections morales extrêmement vives et prolongées, par la suppression déjà ancienne d'une évacuation sanguine habituelle, etc., etc. En général on peut avancer que la gravité des palpitations, ou pour mieux dire le danger qu'elles entraînent après elles, est toujours proportionné à la vivacité, à la violence, à la permanence des causes qui les ont déterminées.

C'est donc dans la nature des palpitations elles-mêmes qu'on trouve les signes les plus propres à faire connaître les distinctions que j'ai dit devoir être établies; mais combien de variétés, combien de nuances n'observe-t-on pas dans les palpitations depuis les battemens violens, vifs, bruyans, déréglés, convulsifs, d'un cœur affecté d'un anévrisme actif, jusqu'aux faibles trémoussemens produits par une affection morale, douce, agréable, jusqu'au tremblement du cœur vide de sang après les hémorrhagies abondantes ou continues!

En donnant à ces considérations toute l'attention qu'elles méritent, il sera presque toujours possible de distinguer les palpitations fugaces, légères, ordinairement isolées de tout autre accident, le plus souvent produites par des causes morales légères, par un état pléthorique momentané, etc., d'avec les palpitations symptomatiques qui accompagnent la plupart des maladies du cœur, et qui, par leur ancienneté, leur violence, leur fréquence, leur continuité, leur coïncidence avec une foule d'autres symptômes propres aux mêmes maladies, ne laissent le plus souvent aucun doute sur la cause à laquelle elles appartiennent, sur les dangers qu'elles entraînent avec elles, et sur les moyens de curation qui peuvent leur être appliqués avec plus ou moins de succès.

Ce serait m'écarter de mon sujet que de m'occuper ici du traitement du premier genre de palpitations, de celles qui tiennent seulement à des causes légères, qui n'ont pas de caractères graves, et qui enfin ne constituent ou ne supposent qu'un état spasmodique pur et simple, c'est-à-dire sans lésion organique; je ne puis que renvoyer le lecteur aux nombreux auteurs qui en ont écrit, l'avertissant toutefois de se tenir en garde contre la multiplicité dangereuse et l'emploi souvent peu rationnel des moyens indiqués et préconisés contre ces accidens, tels que les saignées, les antispasmodiques, les fortifians, les préparations martiales, les stomachiques, les purgatifs, etc., etc., moyens tour à tour employés par différens médecins, suivant l'opinion qu'ils se sont formée des causes des palpitations; moyens efficaces cependant, quand les indications de leur emploi ont été bien saisies.

§. V.

Moyens de distinguer l'engorgement sanguin du Foie, consécutif aux maladies du Cœur, d'avec les autres affections du Foie.

Par suite des dérangemens de la circulation, et particulièrement du dégorgement difficile de la veine cave inférieure dans l'oreillette droite, le foie, dans les maladies du cœur, éprouve des altérations particulières qui, dans les cas où la diathèse séreuse est devenue générale, ont pu en imposer quelquefois.

Dans presque tous les cas de maladies du cœur, en effet, le foie devient le siège d'un engorgement sanguin que j'ai souvent constaté sur les cadavres, et qui donne à ce viscère, sur-tout dans les dernières périodes de ces affections, un volume beaucoup plus considérable que dans l'état naturel. Alors il est facile de sentir cette tuméfaction à travers les parois abdominales; elle devient même quelquefois si considérable, que le bord tranchant du foie dépasse souvent de beaucoup le bord inférieur des parois de la poitrine, tandis que la convexité de ce même organe, refoulant le diaphragme, et remontant vers la cavité droite de la poitrine, empêche la région inférieure de cette cavité de résonner par la percussion.

Un médecin appelé près d'un malade attaqué de lésion organique du cœur, dont l'effet a déjà déterminé un épanchement dans la cavité abdominale, peut, s'il ne s'éclaire par l'histoire de l'invasion et de la marche de la maladie, prendre cet engorgement consécutif du foie pour une affection organique essentielle de ce viscère, et regarder l'hydropisie, suite de la maladie du cœur, comme produite par l'altération ou, comme on le dit trop souvent, par l'obstruction du foie, dont il s'est cru assuré par le toucher : j'ai vu commettre de ces erreurs.

Cette méprise n'entraîne pas, il est vrai, de grands inconvéniens dans le cas d'engorgement sanguin indolent, tel que celui dont je viens de parler; mais quand, ainsi que je l'ai observé plusieurs fois, cet engorgement est accompagné de douleur, quelquefois même assez vive, dans la région du foie, douleur qu'on augmente encore par le toucher de cette région, il pourrait se faire que, dans ce cas, on croie reconnaître une inflammation soit aiguë, soit chronique de ce viscère, que l'on entreprendrait vainement de traiter par les saignées répétées, générales ou locales, et les autres moyens anti-phlogistiques. Une telle méprise pourrait avoir des suites funestes pour le malade, qu'un traitement anti-phlogistique rigoureux et long ne peut que fatiguer beaucoup, sur-tout dans cette période avancée de la maladie, dont il accélèrerait même le terme : quelques sangsues suffisent pour produire un soulagement qui, d'ailleurs, ne peut jamais être que passager.

Il sera toujours possible d'éviter ces erreurs, 1° en ne se formant pas, au premier aspect d'une maladie de cette espèce, l'idée exclusive d'une hydropisie essentielle, occasionnée par des obstructions, ou accompagnée d'un état inflammatoire, ou de toute autre affection analogue; 2° en s'informant avec soin des causes connues, du genre d'invasion, et de la marche de la maladie ; 3° en considérant avec attention, dans tous les cas d'hydropisies générales ou particulières, les phénomènes de la circulation, soit dans les battemens du cœur, soit dans les caractères du pouls.

ARTICLE VII.

État du cadavre des sujets qui succombent aux maladies du Cœur.

Lorsque la mort, terme trop fréquent des maladies du cœur, est arrivée, quelques-uns des signes qui caractèrisent ces affections pendant leur cours se retrouvent encore sur le cadavre des individus qui en ont été les victimes. Ainsi, dans un certain nombre de cadavres de personnes mortes de diverses maladies, un médecin instruit et exercé pourrait presque certainement reconnaître celui d'un individu mort d'une maladie du cœur, d'après la seule inspection de l'état extérieur du cadavre; il est donc en quelque sorte utile, pour compléter la connaissance de tout ce qui tient à ce genre de maladie, d'indiquer les caractères particuliers que présentent les cadavres des sujets qui en étaient affectés. Je considérerai d'abord l'état extérieur du cadavre, et je ferai ensuite un résumé succinct de ce qu'on observe le plus communément à l'intérieur.

§. Ier.

État extérieur des Cadavres.

La figure ordinairement bouffie, vultueuse, conserve à peu près la couleur qu'elle offrait pendant la maladie; elle est rouge, violette, marbrée en noir, livide; dans d'autres sujets elle est plus pâle, et c'est seulement sur les lèvres, les ailes du nez, les paupières et sur le lobule et le bord postérieur des oreilles, qu'on aperçoit cette couleur violette et marbrée: les lèvres paraissent gonflées, renversées, plus épaisses que dans l'état ordinaire, et d'un violet plus ou moins fort.

Sur le col, on voit souvent des vergetures fort violettes, et la saillie des veines jugulaires externes gonflées par une quantité de sang telle, que j'ai pu souvent, en les piquant, en faire jaillir le sang, et même ce jet fournir plusieurs palettes de sang, avec une force et une continuité très-rares dans cette saignée pendant la vie. Ce phénomène ne pourrait-il pas en imposer quelquefois, et faire regarder un instant une mort réelle comme seulement apparente? Dans les temps d'ignorance et de superstition on eût fait le procès à l'anatomiste qui aurait poursuivi une semblable ouverture : on sait quel fut le sort de *Vésale*.

L'examen extérieur de la poitrine montre quelquefois une tumeur très-prononcée dans les cas d'anévrismes de l'aorte. En frappant les parois de cette cavité, on obtient constamment les différens résultats que l'on a déjà obtenus sur le vivant, et dont le principal est l'absence du son dans une étendue plus ou moins grande vers la région du cœur, selon son volume, etc.

Les parois de l'abdomen sont ordinairement soulevées, et présentent tous les signes réunis de l'hydropisie de cette cavité. Il est cependant quelques individus qui succombent à une maladie du cœur, et chez lesquels l'épanchement n'a pas lieu, parce que la marche de la maladie a été trop rapide pour laisser à la diathèse séreuse le temps de s'établir, et de donner naissance aux hydropisies particulières.

Les membres supérieurs et inférieurs sont aussi, le plus souvent, tuméfiés et infiltrés; mais cette disposition s'observe moins fréquemment sur les bras que sur les extrémités inférieures, qui présentent quelquefois des crevasses qu'on n'observe jamais sur les membres supérieurs.

§. II.

État intérieur des Cadavres.

Cavité du crâne. — Les organes contenus dans le crâne ne présentent pas, à la suite des maladies du cœur, des caractères particuliers qu'on puisse dire être propres à ces affections, puisque le peu de sérosité qu'on trouve quelquefois entre les méninges, dans les ventricules du cerveau, vers la base du crâne, un certain degré de mollesse dans la substance cérébrale, sont des phénomènes que l'on observe également à la suite de quelques maladies aiguës, et de presque toutes les maladies chroniques, où la diathèse séreuse s'est développée.

Dois-je tenir un compte plus important d'une assez grande quantité de sang ordinairement fluide, qui est fourni souvent par le dégorgement des divers sinus de la dure-mère ? Quoique cette accumulation soit le résultat de la gêne du cours du sang, produite par la maladie du cœur, et qu'il en résulte assez souvent, pendant la vie, un état subapoplectique, et, rarement à la vérité, des apoplexies complètes, on ne peut l'attribuer exclusivement à ces affections, puisqu'on la retrouve dans plusieurs autres, primitivement ou consécutivement.

Cavité de la poitrine. — La cavité thoracique renfermant l'organe essentiellement et primitivement affecté, son examen éclaire sur-tout les recherches du médecin; il découvre en effet dans l'état du péricarde, dans l'organisation du cœur et des gros vaisseaux, des altérations de toutes espèces : ici, des épanchemens séreux, purulens, l'épaississement, l'érosion, etc., des surfaces ; là, des anévrismes, soit actifs, soit passifs du cœur ; tantôt des rétrécissemens des orifices, des endurcissemens des valvules et leurs végétations ; enfin une foule d'affections diverses dont j'ai donné des descriptions étendues dans les différens articles de cet ouvrage.

Pour éviter encore des répétitions, je ne crois pas devoir m'étendre davantage sur l'endurcissement et sur l'engorgement sanguin des poumons, sur l'infiltration, la macération, et l'espèce d'aplatissement de ces organes et de la trachée dans les cas de tumeurs, de dilatations anévrismales, et d'épanchement séreux plus ou moins considérable dans les cavités de la plèvre.

Pour rendre ces recherches plus complètes, il aurait fallu tenter un examen plus approfondi de l'état du poumon par diverses injections : il aurait fallu sur-tout faire la dissection exacte des nerfs cardiaques, et la répéter dans les diverses affections organiques du cœur. Peut-être aurait-on rencontré une manière d'être ou une altération quelconque de ces nerfs, soit entre eux, soit par rapport à l'organe, soit enfin dans leurs relations avec les plexus pulmonaires, etc., qui aurait jeté quelque jour sur la cause prochaine de quelques unes de ces maladies. Je regrette bien de ne m'être point occupé de cet objet dans le temps où j'aurais pu le faire.

Cavité abdominale. — Je ne crois pas devoir non

plus revenir sur l'épanchement séreux fréquent dans la cavité abdominale, sur l'espèce de macération que subissent quelquefois les intestins, sur leur couleur noirâtre qui paraît provenir de cette macération, etc. Car, outre cette macération, on doit aussi ranger parmi les causes de cette couleur l'injection et l'engorgement des vaisseaux capillaires des intestins par suite de l'engorgement sanguin du foie, de la veine-porte, des veines mésentériques, etc. Cet état particulier cadre bien avec les observations analogues rapportées dans la *Maladie bleue*, dont j'ai donné un extrait, et confirme de plus en plus l'engorgement plus ou moins grand du système veineux général, de celui du foie en particulier, à la suite des maladies du cœur, et sur-tout à la suite de celles des cavités droites de cet organe.

Je m'arrêterai seulement ici à quelques réflexions sur deux principaux phénomènes qui me paraissent mériter une attention particulière: c'est, 1° la présence, peu fréquente cependant, dans l'estomac et dans le reste du canal alimentaire, d'une matière coagulée, d'un brun-rougeâtre, et paraissant n'être autre chose que du sang qui a subi un certain degré d'altération; 2° l'engorgement sanguin du foie, qui rend ordinairement cet organe plus volumineux, et cause en partie la couleur noirâtre des intestins dont je viens de parler, et lui donne même, pendant la vie du sujet, une sensibilité telle quelquefois, que le moindre attouchement sur la région de cet organe devient assez douloureux. De là l'erreur, que j'ai vue en pratique, de médecins qui accusaient la présence d'une maladie du foie, faute de diagnostic, à la faveur de laquelle ils expliquaient l'hydropisie, la gêne de respiration par le tiraillement du diaphragme, etc., etc., erreur que j'ai déjà relevée dans l'art. VI, §. V de ces corollaires.

1° Sur plusieurs cadavres d'individus morts à la suite de maladies du cœur, j'ai trouvé l'estomac en grande partie rempli de caillots sanguins de couleur foncée, qu'on retrouvait aussi dans toute l'étendue des intestins grêles. Plusieurs fois, de même, j'ai observé, dans les cas de squirrhe de l'estomac, que cet organe renfermait un liquide épais assez analogue au précédent; mais, examiné avec plus d'attention, il présentait quelques différences : il n'était pas en effet coagulé comme dans le premier cas, et il ressemblait bien plutôt à un liquide noirâtre, qui tiendrait en suspension une grande quantité de flocons fuligineux, ou couleur de café brûlé.

Si, dans les cas de squirrhes ulcérés de l'estomac, cette matière était reconnue sanguine, on pourrait croire qu'elle a été fournie par les vaisseaux de la surface squirrheuse ulcérée; mais quand on trouve cette sorte d'épanchement sanguin à la suite des maladies du cœur, le mode de leur formation est plus difficile à expliquer.

Je sais qu'on a accusé les vaisseaux courts de fournir des épanchemens sanguins de cette nature, par le moyen des communications qu'ils établissent entre la rate et le grand cul-de-sac de l'estomac; mais, en cherchant à me rendre compte de la valeur de cette explication, j'ai peine à concevoir comment une aussi grande quantité de liquide sanguin pourrait s'épancher dans l'estomac sain par des porosités vasculaires. Jamais, en effet, lorsque j'ai observé ces épanchemens singuliers, je n'ai pu, quelque soin que je misse dans mes recherches, découvrir les orifices par lesquels ces épanchemens auraient dû s'être faits. Ne serait-il pas plus raisonnable de penser que le foie qui est toujours, dans les affections du cœur, dans un état d'engorgement plus ou moins considérable; que le foie, dis-je, par le moyen des communications directes des artères et des veines hépatiques avec les pores biliaires, se dégorge, quand l'accumulation du sang est trop considérable dans le conduit hépatique, qui verse ensuite ce liquide sanguin dans le commencement du duodénum, d'où il peut refluer en partie dans la cavité de l'estomac? Je donne, au surplus, cette idée comme hasardée et pour ce qu'elle vaut.

Quelle que soit, au surplus, l'opinion que l'on adopte à ce sujet, ces faits et ces réflexions sont peut-être propres à jeter quelque jour sur la maladie noire des anciens, dans laquelle encore je n'ai jamais pu retrouver aucune trace de communication des vaisseaux courts dans l'estomac, etc.

2° L'engorgement sanguin du foie est le second phénomène sur la considération duquel je dois m'appesantir. Cet engorgement existe dans presque toutes les maladies du cœur; mais on ne le trouve pas toujours au même degré. Je l'ai vu porté à un tel point, qu'il suffisait d'une incision assez peu profonde au foie pour faire ruisseler en quantité un sang noir, et quelquefois très-épais. Presque toujours le volume de l'organe en est sensiblement augmenté. Cet engorgement peut se reconnaître pendant la vie même, et quelquefois alors le malade ressent une douleur ordinairement faible, mais qui peut devenir très-vive par une pression peu ménagée.

Cet engorgement sanguin du foie, dont j'ai parlé plus haut, peut, au surplus, très-bien s'expliquer par le dégorgement difficile de la veine cave dans l'oreillette droite, des veines hépatiques dans l'une et l'autre; de là la couleur marbrée noirâtre du foie; de là une série rétrograde d'engorgemens des veines mésaraïques, coliques, hémorrhoïdales, capillaires des intestins, leur couleur noirâtre parfois; de là enfin le soulagement momentané que procure presque toujours l'application des sangsues.

ARTICLE VIII.

De l'état du sang après la mort des sujets qui succombent aux maladies du Cœur; des concrétions polypiformes.

L'altération des divers tissus du cœur produit, dans l'action de cet organe, des dérangemens qui entraînent nécessairement le trouble de la circulation elle-même. Cette fonction troublée dans son point central, par suite dans les grands vaisseaux artériels et veineux, et dans les capillaires, entraîne des changemens chimiques et physiques dans l'état du sang; et ce sont ces changemens chimiques et physiques qu'il me reste à considérer, et qui méritent d'autant plus d'attention, que quelques-unes des altérations physiques, telles que la coagulation d'une portion du sang avant la mort, ont elles-mêmes été mises au rang des maladies du cœur.

Il est hors de doute que la composition chimique du sang ne soit altérée par les affections organiques du cœur. Nous manquons, il est vrai, sur ce point, d'une suite d'expériences qui prouvent aux yeux la vérité de mon assertion; mais tout milite en sa faveur. Comment concevoir, en effet, que le sang conserve ses conditions naturelles, quand la circulation, pendant plusieurs mois, plusieurs années même, est troublée, et, pour ainsi dire, intervertie? Comment concevoir qu'il soit indifférent à la constitution physique et chimique de ce liquide, à la qualité, à la quantité, aux proportions de ses élémens, à sa fluidité, à sa plasticité, aux lois de sa formation, de sa réparation, etc., d'être ou de n'être pas mû par une force d'une mesure et d'une règle données? Ne peut-on pas assurer, au contraire, que plus cette mesure, cette règle s'écarteront des lois naturelles et nécessaires, plus l'état du fluide sera interverti, plus les sécrétions, excrétions, assimilation ou nutrition, etc., etc., seront troublées?

Les élémens du sang, en effet, ne sont-ils pas altérés, au moins dans leurs proportions respectives, quand on voit ce liquide aqueux et à peine coloré, sur-tout si l'on compare cet état au même liquide qui, dans certaines maladies du cœur, engorge le foie et présente alors une consistance presque sirupeuse, et une couleur presque noire?

Si, tous les jours, dans les maladies autres que celles dont je m'occupe, on trouve le sang dans un état d'altération telle, qu'il ne conserve rien de sa couleur ni de sa consistance naturelles, à plus forte raison encore son altération chimique doit avoir lieu lors de l'existence des maladies du cœur, qui, par les dérangemens de la circulation, entraînent toujours l'imperfection, et même le désordre complet de la sanguification. *Senac* a vu sur un malade qu'il faisait saigner « le jet du sang se condenser en sortant du vaisseau; il tombait sur une palette comme une corde qu'on aurait dévidée : sa surface était blanchâtre. » *Bichat* a trouvé le sang contenu dans tout le système de la veine-porte altéré et *visiblement décomposé*. J'ai moi-même observé une altération, une décomposition plus générales. Dans le fait cité par *Bichat*, la dépravation manifeste de ce liquide était bornée au système de la veine-porte; dans l'observation qui m'est propre, la dégénérescence du sang était générale, puisque, chez l'individu qui en est le sujet, le sang, dans les cavités du cœur, ainsi que dans les gros troncs artériels, et les plus petites artères des membres, avait par-tout la couleur violette pâle, et la consistance grumeleuse de la lie de vin. Quelques auteurs disent avoir vu ce liquide très-épais, totalement décoloré, etc. Je n'insiste pas davantage sur ces sortes d'alterations, parce que, dans la plupart des cas que j'aurais à citer, il n'est pas mention qu'il existât une affection quelconque de l'organe de la circulation. Je n'ai d'ailleurs voulu faire cette sorte de digression que pour mettre le lecteur à portée d'apprécier l'opinion trop hardie, qui exclut avec assurance toute idée de dégénérescence humorale, et de celle du sang en particulier, dans quelque cas que ce soit.

Je n'invoque point, pour expliquer mieux ces divers états du sang, tant dans les maladies du cœur que dans une infinité d'autres, les secours de la chimie positive ; les tentatives me paraissent si difficiles, les expériences si délicates, les analogies si douteuses, que je me persuade aisément que les résultats ne seront de long-temps, ou jamais peut-être, tels qu'on a droit de les exiger d'une science exacte.

L'état du sang, trouvé dans le cœur des individus morts à la suite des affections de cet organe, semble être assez constamment le même dans les divers cas de lésions analogues. Ce que m'a appris de plus certain une série d'observations faites sur ce point à l'hospice de clinique interne, est renfermé dans ce qui suit :

A. Après les affections organiques du cœur, le sang est amassé dans les cavités de ce viscère en quantité plus ou moins considérable ; je ne sache pas que, dans aucun cas de maladie du cœur, il ait jamais été trouvé tout-à-fait vide de sang.

B. Sa quantité, peu remarquable dans certains cas, est, chez la plupart des sujets, portée au point de remplir, de distendre même les diverses cavités de cet organe, et de lui donner une dureté qu'il est difficile de surmonter en pressant ce viscère avec les doigts.

C. Quelque considérable que soit la quantité de sang contenu dans le cœur, il est encore différent sous le double rapport de sa couleur et de sa consistance. Lorsque la maladie a duré assez long-temps pour déterminer la diathèse séreuse, que les cavités du corps sont remplies de liquide épanché, le sang participe toujours à l'état séreux général du corps ; alors les cavités du cœur renferment du sang liquide, décoloré, diffluent. Ce fait n'est cependant pas constant, et l'état opposé a lieu quelquefois : tant il est rare et difficile d'avoir des observations assez constantes pour asseoir un jugement solide ! *Judicium difficile*. Chez un sujet mort à la suite d'une dilatation passive du ventricule gauche, j'ai vu ce liquide si faiblement coloré, qu'il ne teignait que très-légèrement en rouge un linge blanc qui en était imbibé.

D. D'autres fois, et ce cas n'est pas le moins fréquent, lorsque le malade n'a pas été long-temps tourmenté par la maladie, ou lorsque la décomposition séreuse n'a pu se former, tout le sang contenu dans le cœur est pris dans chacune de ses cavités en un caillot dont les débris sortent avec peine, quand on fait la section des gros troncs veineux, ou artériels, ou enfin des oreillettes, ou des ventricules. La couleur de ces caillots est ordinairement d'un rouge tirant sur le noir. On ne saurait donner une idée plus exacte de cet état qu'en le comparant, pour la couleur, la consistance et la ténacité, à de la gelée de groseille un peu trop cuite.

On a avancé que la couleur du sang était toujours différente dans les deux côtés du cœur. Cette différence, que l'on observe sur le vivant, dans le sang des artères et des veines, n'existe pas sensiblement dans le cœur après la mort ; c'est du moins ce que m'a appris la comparaison du sang des deux côtés du cœur, sur un très-grand nombre de cadavres.

La mort, à la suite des maladies organiques du cœur, et après tant d'autres, serait-elle immédiatement due à la présence de ce sang noir dans les cavités gauches, à son action délétère sur le cerveau, ou à son défaut d'action stimulante sur le cœur et sur ses nerfs, etc.? Pourquoi, puisqu'il a nécessairement et préalablement traversé les poumons, a-t-il cessé d'y prendre la couleur rouge, etc., etc.? Cette physiologie pathologique m'est trop peu connue pour que j'ose entreprendre de décider ces questions d'une manière absolue et tranchante, quoique je sois très-porté à l'adopter, d'après les expériences des modernes, et particulièrement de Bichat.

Tels sont les états les plus fréquens du fluide sanguin à la suite des maladies organiques du cœur; mais il en est un dont je ne me suis pas encore occupé, et qui mérite cependant d'autant plus de fixer l'attention, qu'il a été un sujet de discussions entre les médecins, discussions qui n'ont pas encore invariablement fixé les opinions.

Des Concrétions polypiformes.

Les concrétions polypiformes observées par le plus grand nombre des praticiens ont été regardées, par les uns, comme un effet constant de la mort; par les autres, comme des substances morbifiquement formées pendant la vie. Ces deux opinions diffèrent essentiellement, comme on le voit, puisque dans l'une ces corps sont des effets de la mort, tandis que dans l'autre ils peuvent en être, et en sont souvent la cause. Cette diversité d'opinions vient sans doute de ce que l'on a considéré de part et d'autre ces concrétions sous un point de vue trop général, et que l'on n'a pas su distinguer le polype dont la formation est récente et postérieure à la mort d'avec ceux dont la naissance date d'un temps plus ou moins long où l'individu jouissait encore de la vie. Les bornes dans lesquelles cet essai doit être circonscrit ne me permettant pas de m'étendre beaucoup sur la discussion de ces opinions ; je crois devoir cependant émettre celle qui me paraît la plus conforme à l'observation ; c'est d'après elle que je divise ces concrétions en trois espèces : 1° celles qui sont d'une date plus ou moins ancienne, et qui sont reconnaissables à leur couleur de chair pâle, à leur densité, à leur organisation comme fibreuse ou fibrineuse, enfin à la force de leur adhérence à quelque partie des cavités du cœur.

2° Les concrétions comme polypeuses formées dans les derniers jours de la vie des malades : celle-ci sont reconnoissables à leur couleur lymphatique jaunâtre, quelquefois rougeâtre, à une disposition tant soit peu fibrineuse par place, mais essentiellement coagulée, à des adhérences infiniment faibles d'application légère plutôt que d'implantation.

3° Cette sorte de *magma* ou de *coagulum* que j'ai comparé à la gelée de groseille mal cuite, qui s'écrase sous les doigts, qui ne tient à rien, qui n'a rien de fibreux ou d'apparence analogue, qui se forme après la mort, par le repos et le refroidissement, par des attractions électives spontanées, variables selon l'âge, le tempérament, la durée de la maladie, la crase particulière et dégénérée du sang. J'avouerai volontiers que cette distinction n'est pas rigoureuse, et présente plutôt trois dégrés ou états d'une même chose, que des espèces bien tranchées : je n'en crois pas moins cette division strictement exacte en observation, et utile dans la pratique.

Voici des observations qui prouvent l'existence des polypes de la première espèce, d'après la division que je viens d'établir :

(Obs. 55.) Dans un cœur dont le ventricule droit était affecté d'un anévrisme avec amincissement des parois de l'organe, j'ai vu, à l'hospice de clinique interne, l'intérieur de ce ventricule droit doublé dans tous les points de sa surface interne, d'une couche lymphatique blanche, épaisse, fibreuse, et ayant une ténacité singulière; cette substance, enlacée avec les colonnes charnues du ventricule droit, avait contracté des adhérences si intimes avec ces parties, qu'elle semblait faire corps avec elles, et qu'il était très-difficile de les séparer entièrement. Le sang contenu dans cette poche polypeuse était moitié diffluent et moitié coagulé. On pouvait vider la cavité du sang liquide et des caillots qui y étaient contenus, la bien laver, et voir la surface interne de la couche polypeuse qui était lisse, et à peine teinte par le sang qu'elle renfermait auparavant.

(Obs. 56.) Sur un autre sujet mort dans le même hôpital à la suite d'une maladie du cœur, je trouvai, dans la cavité du ventricule gauche, une concrétion lymphatique épaisse, dure et très-adhérente à la partie moyenne de la surface de la cloison des ventricules. Après avoir détaché cette substance, ce que je ne fis qu'avec beaucoup de peine, je vis qu'à l'endroit où ces adhérences s'étaient formées les colonnes charnues étaient effacées dans une étendue proportionnée à la concrétion polypiforme que j'ai décrite; ce qui prouve bien que cette substance s'était formée et implantée dans ce lieu long-temps avant la mort, et qu'à force de pression de la part de l'organe en contraction sur le sang à expulser, les réseaux charnus avaient disparu; la pression nécessaire pour effacer ainsi entièrement les colonnes charnues a certainement dû être longue et permanente.

Dans plusieurs autres circonstances, j'ai montré aux élèves des concrétions polypiformes ordinairement d'un blanc jaunâtre, de structure fibrineuse, si consistantes, si tenaces, si intimement adhérentes aux fibres intérieures du cœur, que je ne peux me refuser à admettre, comme un fait constaté par l'expérience, la formation de ces concrétions, antérieure, de long-temps, à la mort des individus sur lesquels je les ai observées; concrétions dont j'ai quelquefois annoncé la présence avant l'ouverture des cadavres, d'après la nature des symptômes propres à la maladie de ces sujets.

Assurément, à l'inspection de cette substance, de sa consistance, de la solidité de son implantation, de ses enlacemens, etc., on ne pouvait se défendre de l'idée de la croire formée très-anciennement: pour mon compte, je n'en ai jamais fait aucun doute.

Ces corps, par leur présence, peuvent en effet donner naissance à des symptômes de maladies du cœur; mais ils ne me paraissent pas assez tranchés pour mettre le praticien en état d'établir, dans tous les cas, un juste diagnostic de cette affection. Assez ordinairement la présence des concrétions polypiformes dans le cœur ne fait naître que des symptômes momentanés et irréguliers dans leur retour. Quand elles sont flottantes dans les cavités de ce viscère, elles ne causent de dérangement notable dans les phénomènes de la circulation qu'autant que le flot du sang les porte, soit à l'orifice auriculo-ventriculaire, soit à l'embouchure des gros vaisseaux. Bouchant alors en partie ou en totalité le diamètre de ces ouvertures, ils occasionnent des palpitations, des lipothymies, qui ne sont le plus souvent que momentanées, parce qu'elles cessent au moment même où ces concrétions abandonnent les orifices qu'elles oblitéraient, pour flotter, comme auparavant, et plus ou moins librement, selon l'étendue de leur implantation aux parois du cœur, dans l'intérieur de la cavité qui les renferme.

Mais quand quelques-uns de ces corps polypeux ont leur implantation fixe sur certains points, alors ils occasionnent des symptômes constans. C'est ce qui arrive sur-tout lorsque, ainsi que je l'ai observé plusieurs fois, quelqu'une de ces concrétions s'enlace dans les cordes valvulaires et dans les valvules elles-mêmes, auxquelles elles adhèrent fortement; alors elles doivent empêcher la liberté des fonctions de ces voiles membraneux, en les rendant presque immobiles par les adhérences contre nature qu'elles établissent entre elles et les parois du cœur, auxquelles ces concrétions adhèrent de l'autre part.

L'accumulation du sang, son séjour plus prolongé dans les cavités du cœur, une disposition particulière de ce liquide opposée à l'état séreux dans lequel on le voit quelquefois, paraissent être les causes principales de la formation des polypes. Cette accumulation plus grande, ce séjour plus prolongé du sang dans le cœur, sont le plus souvent occasionnés par une maladie organique de ce viscère, ou de ses annexes, qui gêne le libre cours de la circulation. Il peut se faire aussi que la diminution de l'excitabilité de l'organe, ou la diminution de la vertu stimulante du sang, soient encore des causes de l'accumulation et de la coagulation du sang dans le cœur, qui, dans l'un et l'autre des cas supposés, n'imprime à ce fluide qu'une impulsion extrêmement faible, et insuffisante pour que le cœur puisse se vider et se remplir alternativement aussi complètement et aussi facilement que le suppose la plénitude de la santé.

D'après ce qui a été dit, il ne doit pas être très-difficile de distinguer les concrétions polypeuses formées long-temps avant la mort, et qui peuvent être considérées comme maladie de l'organe, en raison des accidens qu'elles occasionnent, d'avec les coagulations formées, soit dans les derniers instans de la vie, quand le cœur ne se vide presque plus, soit immédiatement après la mort, et dans l'espace de temps qu'on laisse entre elle et l'ouverture des cadavres.

L'existence de ces deux dernières espèces est

tellement fréquente dans un grand nombre de maladies, ou à leur suite, que je crois inutile d'en apporter des exemples, si communs d'ailleurs dans la plupart des cadavres.

Ces dernières coagulations, rouges, et le plus souvent gélatineuses, ressemblent, sous quelques rapports, aux premières; mais elles en diffèrent cependant essentiellement, en ce qu'il est beaucoup plus facile de les écraser sous les doigts, et en ce qu'elles n'ont aucune texture comme fibreuse qui permette de les déchirer en lanières, et qu'elles contractent rarement des adhérences avec la surface interne de l'organe, ou que ces adhérences sont extrêmement légères.

Ce n'est pas seulement dans les cavités du cœur qu'on retrouve ces coagulations; dans bien des cas, et dans beaucoup d'autres maladies que celles de cet organe, on observe des lanières lymphatiques ou fibrineuses, blanchâtres, tantôt cylindriques, tantôt aplaties, ordinairement beaucoup moins volumineuses que le diamètre du tube qui les renferme, se prolongeant dans l'aorte, dans les artères qui en partent, et même dans les ordres inférieurs des vaisseaux; coagulations qui sont, comme les dernières dont on vient de parler, produites, dans les derniers momens de la vie, par les attractions électives des molécules d'un fluide qui n'est plus suffisamment agité par l'action mourante de l'organe, ou quand elle vient de s'éteindre pour toujours.

CONCLUSION SOMMAIRE.

Si l'histoire des maladies dont j'ai traité dans cet ouvrage n'est pas complète (comme le démontrent les observations qui se multiplient tous les jours), elle suffit du moins, et même surabondamment, à prouver que les maladies organiques du cœur sont d'une variété très-grande, d'une complication presque constante entre elles, et d'une fréquence presque désespérante;

Que la *Nature, cet être par-tout si mal défini et encore plus mal connu,* dont on exalte trop la prévoyante sagesse, fournit, dès l'abord, la preuve de ses propres erreurs, dans les désorganisations héréditaires ou innées qui donnent lieu à ces maladies;

Que les causes excitantes en sont extrêmement multipliées, et impossibles à éviter pour la plupart; et que l'homme physique comme l'homme moral trouve dans ces deux conditions-là de la vie la source malheureuse, fréquente et nécessaire de ces espèces d'affections, et de la mort, qui en est l'effet presque inévitable;

Que l'empire de toutes ces causes est d'autant plus puissant, et leur action d'autant plus nécessairement funeste, qu'elles cachent leur naissance ou qu'elles l'enveloppent d'une telle obscurité, que l'art ne fournit aucun moyen d'apercevoir d'une manière sûre cette action naissante;

Qu'une fois qu'elles ont donné naissance aux

causes prochaines, c'est-à-dire à l'endurcissement, à l'épaississement, à l'ossification, à l'oblitération, etc., etc., etc., d'une partie quelconque de l'organe, le mal, perceptible seulement alors, est déjà presque au-dessus des efforts de l'art;

Que nul âge, aucun sexe n'est à l'abri de ces affections, plus rares cependant dans l'enfance et chez les femmes (la délicatesse, la souplesse, la rigidité moins active par conséquent de leurs fibres, des humeurs plus douces peut-être, une énergie d'ossification moins grande, une mobilité plus grande et par conséquent des passions plus vives, mais des affections moins profondes, moins fixes; des professions qui exigent rarement autant de fatigues, et sur-tout de force que chez les hommes, rendent raison de la fréquence moins grande de ces maladies chez les femmes et les enfans;)

Que le diagnostic, dans les lésions organiques du cœur, a atteint aujourd'hui un dégré de précision rare, qui laisse peu à désirer, et auquel celui de beaucoup d'autres maladies est encore loin d'être parvenu, et, j'ose le dire, ne parviendra jamais: (j'en trouve la raison dans ce que le dérangement d'action des divers autres organes sera toujours plus difficile à apercevoir, par la nature même de leurs fonctions et des phénomènes qui les décèlent, que ne l'est le dérangement de l'action du cœur (1);)

Que le pronostic, dans le mal confirmé, est

---

(1) Cette vérité est susceptible de grands développemens qui n'entrent point dans mon plan.

d'une certitude malheureusement trop grande, et que c'est alors que la vérité de l'épigraphe du livre trouve son application aussi rigoureuse que lamentable : *Hœret lateri lethalis arundo;*

Que le traitement ne peut avoir lieu quand le mal ne décèle pas encore sa présence; que dans les premiers temps qu'il se laisse apercevoir la médecine pourrait être secourable, et même quelquefois curatrice, si les hommes étaient plus raisonnables, plus dociles à la voix des vrais ministres de l'art, qu'obscurcissent ou qu'étouffent de ridicules préjugés, une fausse honte, une vanité puérile, une incrédulité déraisonnable, une absurdité fatale de jugement, d'où dérivent une incurie, une négligence à la faveur desquelles la maladie hâte sa marche; et les malades en proie aux regrets, agités par la colère, abattus par le désespoir périssent bien avant le terme qu'ils auraient pu atteindre, accusant, avec une injustice, qui afflige plus le cœur qu'elle ne blesse l'amour-propre, le médecin sensible et éclairé dont les conseils prudens et salutaires ont été repoussés alors qu'ils auraient pu être utiles.

FIN.

TABLE
DES CHAPITRES
contenus dans ce volume

DÉDICACE .... pag. v
AVERTISSEMENT .... vij
DISCOURS PRÉLIMINAIRE 9

PREMIÈRE CLASSE

Assertions pour lesquelles on a été brûlé
  sous 5
Considérations sur 13

CHAPITRE PREMIER.

Article premier. A ....
  sous ....
§ II. ....
§ III. ....
Art. II. De ....
  sous ....
Art. III. ....

TABLE

DES CHAPITRES

CONTENUS DANS CE VOLUME.

DÉDICACE.................... Pag. v
AVERTISSEMENT................. vij
DISCOURS PRÉLIMINAIRE........ xiij

PREMIÈRE CLASSE.

AFFECTIONS DES ENVELOPPES MEMBRANEUSES DU CŒUR................................ 1
CONSIDÉRATIONS GÉNÉRALES............. *Ib.*

CHAPITRE PREMIER.

ARTICLE PREMIER. *De la Péricardite en général*............................ 4
  §. Ier. *De la Péricardite aiguë*...... 6
  §. II. *De la Péricardite chronique*... 24
ART. II. *De l'adhérence du péricarde au cœur*.................................. 30
ART. III. *Des taches blanches qu'on observe à la surface du cœur*............ 42

CHAPITRE II.

De l'Hydro-péricarde.............. Pag. 45

DEUXIÈME CLASSE.

AFFECTIONS DE LA SUBSTANCE MUSCULAIRE DU
COEUR. 61
CONSIDÉRATIONS GÉNÉRALES. .... *Ib.*

CHAPITRE PREMIER.

ARTICLE PREMIER. *Des Anévrismes du cœur
en général*......................... 63
ART. II. *De l'Anévrisme actif du cœur, ou
avec épaississement de ses parois en général*. 65
ART. III. *De l'Anévrisme actif du cœur,
ou avec épaississement de ses parois, affectant la totalité de cet organe*. 68
ART. IV. *De l'Anévrisme actif du cœur,
ou avec épaississement de ses parois, affectant le ventricule gauche*........... 71
ART. V. *De l'Anévrisme actif du cœur, ou
avec épaississement de ses parois, affectant le ventricule droit*................. 80
ART. VI. *De l'Anévrisme actif du cœur,*

ou avec épaississement de ses parois, affectant les oreillettes............ Pag. 84

CHAPITRE II.

ARTICLE PREMIER. *Des Anévrismes passifs du cœur, ou avec amincissement de ses parois en général*................... 90
ART. II. *De l'Anévrisme passif du cœur, ou avec amincissement de ses parois, affectant l'ensemble des cavités de cet organe.* 92
ART. III. *De l'Anévrisme passif du cœur, ou avec amincissement de ses parois, affectant le ventricule gauche.* 102
ART. IV. *De l'Anévrisme passif du cœur, ou avec amincissement de ses parois, affectant le ventricule droit.* 104
ART. V. *De l'Anévrisme passif du cœur, ou avec amincissement de ses parois, affectant l'oreillette droite.* 110
ART. VI. *De l'Anévrisme du cœur, ou avec amincissement de ses parois, affectant l'oreillette gauche.* 119

CHAPITRE III.

ARTICLE PREMIER. *Des signes des Anévrismes du cœur en général.*........... 124

PREMIER DEGRÉ. *Examen extérieur*.... Pag. 128
— *Fonctions du cerveau*. .... *Ib.*
— *Circulation*............. *Ib.*
— *Respiration*............. 129
— *Digestion*............... *Ib.*
— *Sécrétions et exhalation*.. 130

DEUXIÈME DEGRÉ. *Examen extérieur*........ 132
— *Fonctions du cerveau*..... *Ib.*
— *Circulation*............. *Ib.*
— *Respiration*............. 134
— *Digestion*............... *Ib.*
— *Sécrétions et exhalation*... 135

TROISIÈME DEGRÉ. *Examen extérieur*....... 136
— *Fonctions du cerveau*..... 137
— *Circulation*............. *Ib.*
— *Respiration*............. 138
— *Digestion*............... *Ib.*
— *Sécrétions et exhalation*... 139

ART. II. *Des signes propres à chacun des deux genres (actifs et passifs) d'Anévrismes*................................. 140

ART. III. *Des signes d'après lesquels on peut juger quelle est la cavité du cœur qui se trouve affectée d'Anévrisme*.......... 145

ART. IV. *Du traitement des Anévrismes du cœur, suivant leur nature, et les périodes auxquelles ils sont parvenus*..... 149

CHAPITRE IV.

Article premier. *De l'endurcissement du Tissu musculaire du cœur.*...... Pag 160

Art. II. *De la transformation du Tissu musculaire en substance cartilagineuse et osseuse.*.................................. 167

Art. III. *Du Sphacèle des membres considéré comme effet des anévrismes du cœur ou des gros vaisseaux.*................. 173

Art. IV. *De l'Apoplexie considérée dans ses liaisons avec les anévrismes du cœur, ou des gros vaisseaux.*............... 177

Art. V. *De la dégénérescence graisseuse du tissu musculaire du cœur.*........... 182

TROISIÈME CLASSE.

Affections des parties tendineuses ou fibreuses du cœur.................. 187

Considérations générales............... *Ib.*

CHAPITRE PREMIER.

Article premier. *De l'endurcissement ou de l'ossification des parties fibreuses en général.*................................ 191

Art. II. *De l'endurcissement et de l'ossification des bandes blanchâtres situées au pourtour des orifices auriculo-ventriculaires*.................... Pag. 194

§. Ier. *Rétrécissement des orifices auriculo-ventriculaires en général*........ *Ib.*

§. II. *Rétrécissement de l'orifice auriculo-ventriculaire gauche*............ 197

§. III. *Rétrécissement de l'orifice auriculo-ventriculaire droit*............. 201

Art. III. *De l'endurcissement cartilagineux ou osseux des valvules auriculo-ventriculaires*..................... 204

Art. IV. *De l'endurcissement cartilagineux ou osseux des valvules semilunaires ou sygmoïdes en général*........ 208

CHAPITRE II.

Des végétations des valvules auriculo-ventriculaires et des semi-lunaires......... 217

Article unique. *Des signes propres aux rétrécissemens des orifices*................ 227

QUATRIÈME CLASSE.

Affections qui intéressent a la fois divers tissus du coeur.......................... 236

ARTICLE PREMIER. *Du Carditis*..... Pag. 236
  §. Ier. *Terminaison par suppuration.* 251
  §. II. *Gangrène du Cœur.* 252
  §. III. *Ulcères du Cœur.* 257
ART. II. *De la rupture du Cœur.* 258
  §. Ier. *De la rupture complète du Cœur.* 259
  §. II. *De la rupture de quelque partie du Cœur.* 262
ART. III. *Des tumeurs au Cœur, et autres états contre nature de cet organe.* 271
  §. Ier. *Tumeurs au Cœur.* .... *Ib.*
  §. II. *Perforation de la cloison des ventricules.* 276
Considérations et réflexions sur la Maladie bleue. 292
  §. III. *Occlusion du trou ovale dans le fœtus.* 304
  §. IV. *Des vers trouvés dans le Cœur.* 306

CINQUIÈME CLASSE.

DES ANÉVRISMES DE L'AORTE.............. 307
CONSIDÉRATIONS GÉNÉRALES. .... *Ib.*
  ARTICLE PREMIER. *De l'Anévrisme* faux *de l'aorte.* 308
  ART. II. *De l'Anévrisme* vrai *de l'aorte...* 316
    §. Ier. *Considérations générales.* ...... *Ib.*

§. II. *Des causes des Anévrismes de l'aorte*.................................. Pag. 318

§. III. *Des effets des Anévrismes de l'aorte*.................................. 332

§. IV. *Des signes des Anévrismes de l'aorte*.................................. 337

§. V. *Du traitement des Anévrismes de l'aorte*.................................. 348

Art. III. *De la couleur rouge de la membrane interne de l'aorte*.................. 350

COROLLAIRES.

Article premier. *Des causes des maladies organiques du Cœur en général*........ 352

Art. II. *Des signes des maladies du Cœur.* 370
Facies propria, *état extérieur, moyens externes de diagnostic*.......................... 371
État de la circulation............................ 379
État de la respiration........................... 387
De l'état de la digestion, des sécrétions et des fonctions du cerveau.................... 390

Art. III. *Marche qu'affectent les maladies du Cœur*.................................. 391

Art. IV. *Du pronostic des maladies du Cœur*.................................. 403

Art. V. *Du traitement des maladies du Cœur en général*.......................... 409

Art. VI. *Des signes qui peuvent faire distinguer les lésions organiques du Cœur d'avec certaines maladies de la poitrine.* .... Pag. 426

§. Ier. *Moyens de distinguer les affections aiguës du Cœur d'avec diverses inflammations aiguës de la poitrine*...... *Ib.*

§. II. *Moyens de distinguer les lésions organiques du Cœur d'avec les différens asthmes*............................ 427

§. III. *Moyens de distinguer les lésions organiques du Cœur d'avec l'hydropisie de poitrine*............................ 430

§. IV. *Moyens de distinguer les palpitations symptomatiques des maladies du Cœur d'avec les autres palpitations*...... 439

§. V. *Moyens de distinguer l'engorgement sanguin du foie, consécutif aux maladies du Cœur, d'avec les autres affections du foie*........................ 443

Art. VII. *État du cadavre des sujets qui succombent aux maladies du Cœur*...... 445

§. Ier. *État extérieur des cadavres*... 446

§. II. *État intérieur des cadavres. — Cavité du crâne*...................... 448
— *Cavité de la poitrine*............... *Ib.*

Art. VIII. *De l'état du sang après la mort*

des sujets qui succombent aux maladies du Cœur.................... Pag. 453
Des Concrétions polypiformes. 458

Conclusion sommaire.................... 465

FIN DE LA TABLE.

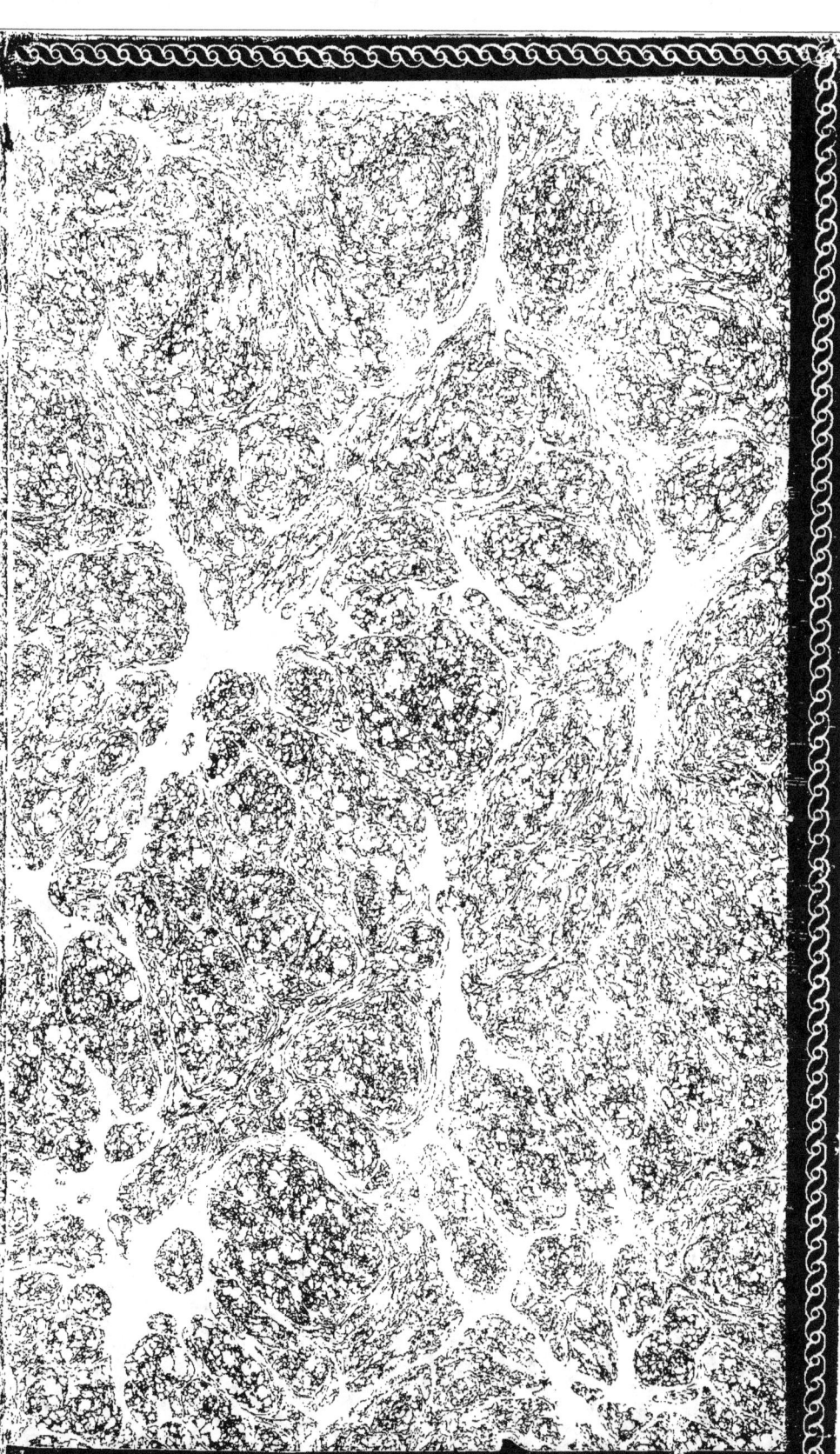

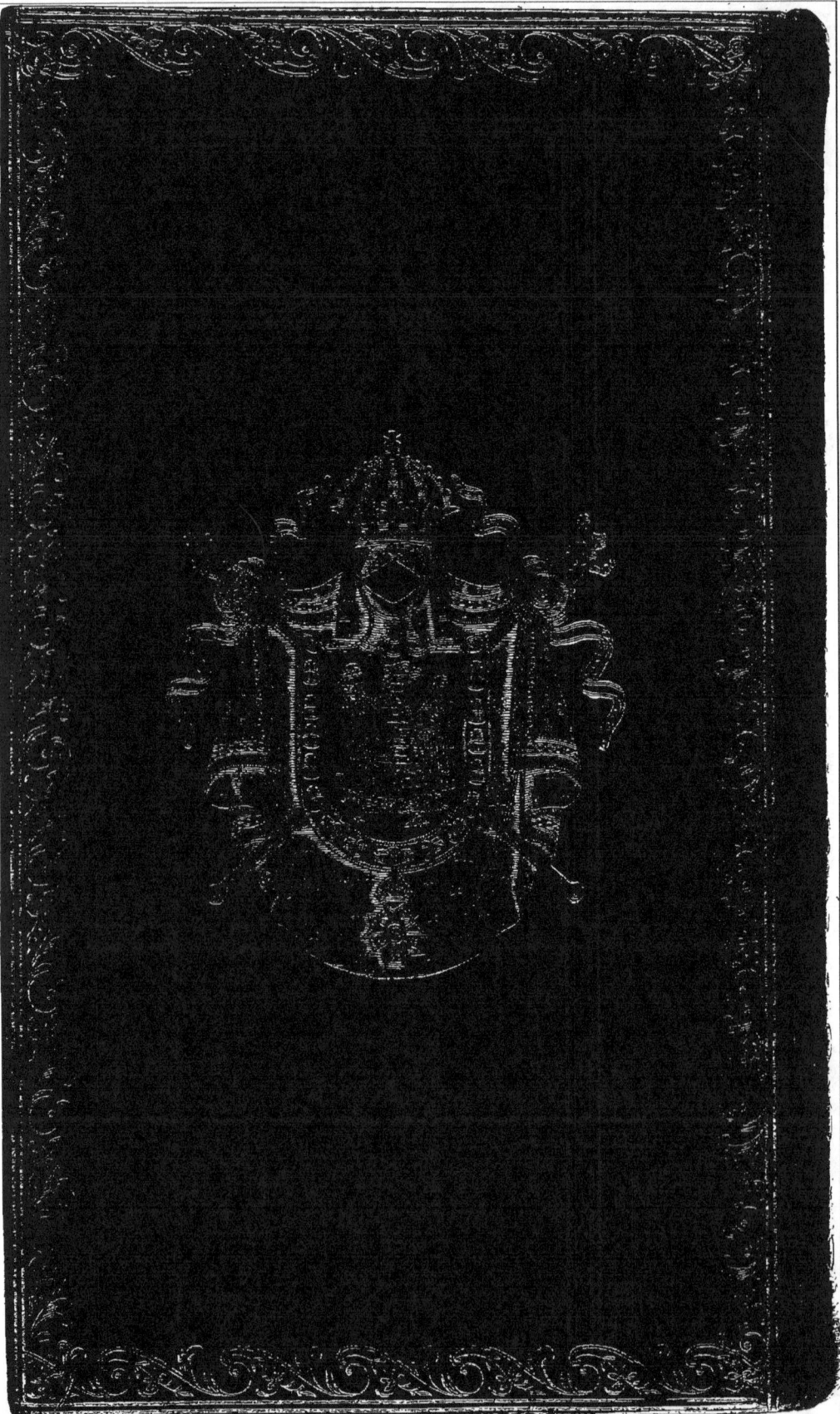

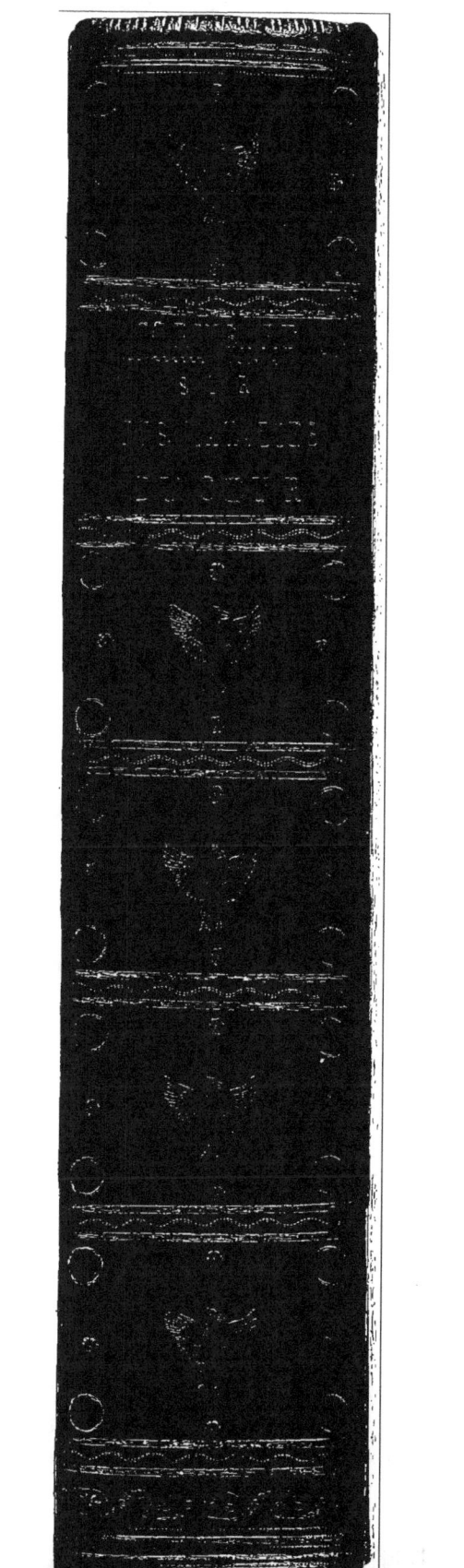

www.ingramcontent.com/pod-product-compliance
Lightning Source LLC
Chambersburg PA
CBHW051353230426
43669CB00011B/1625